DIE AUGENHEILKUNDE

DES

IBN SINA

AUS DEM ARABISCHEN

ÜBERSETZT UND ERLÄUTERT

VON

J. HIRSCHBERG UND J. LIPPERT

LEIPZIG
VERLAG VON VEIT & COMP.
1902

DIE AUGENHEILKUNDE

DES

IBN SINA

AUS DEM ARABISCHEN ÜBERSETZT UND ERLÄUTERT

VON

J. HIRSCHBERG UND J. LIPPERT

LEIPZIG
VERLAG VON VEIT & COMP.
1902

Druck von Metzger & Wittig in Leipzig.

HERRN KARL EDUARD SACHAU

ZUGEEIGNET

VON DEN VERFASSERN

Inhalt.

---

[1] Fan = Abschnitt.

[2] Die Abtheilung der Kapitel findet sich im arabischen Text, die Numerirung nur in der lateinischen Uebersetzung.

Tractat III.

Von den Erkrankungen des Lids und ihren Begleit-Erscheinungen.

Tractat IV.

Von den Zuständen der Sehkraft und ihren Thätigkeiten.

Einleitung.

In der Geschichte der Kultur, also auch der Heilkunde, des Mittelalters begegnen wir zunächst den Arabern. Diese haben zuerst die hellenistische Bildung aufgenommen und verarbeitet und später den Völkern des Abendlandes überliefert. Die Leistungen der Araber werden verschieden beurtheilt, neuerdings mit wachsender Anerkennung; doch sind unsre Kenntnisse von denselben noch recht oberflächlich. Die arabische Literaturgeschichte, sei es die allgemeine, sei es die besondere ärztliche, bewegt sich bis heute noch hauptsächlich auf dem bio- und biblio-graphischen Gebiete.

Das ungeheure handschriftliche Material der arabischen Werke über Heilkunde ruht noch im Staube der Bibliotheken. Wir wissen nicht einmal, ob und wie weit die Herausgabe desselben sich verlohnen würde. Nur wenige Schriften[1] (von al-Razi über die Pocken, von demselben über den Blasenstein, der Kanon des Ibn Sina und die Chirurgie des Abul-Kasim) sind arabisch[2] herausgegeben; nur das Werk von Abul-Kasim und

[1] I. Rhazis liber de variolis et de morbillis arabice et latine, cura J. Channing, London 1776. II. Traité sur le calcul dans les reins et dans la vessie par Abu Bekr .... Traduction accomp. du Texte par P. de Konig, Leyde 1896. III[a]. Al qanun fi'l tibb li-Abī Ali Ibn Sina, Romae 1593, in typographia Medicea. III[b]. Al qanun fi'l tibb li-Abī Ali Ibn Sina, Bulaq 1294 (d. H., d. i. 1877, zu Cairo). IV. Abulcasis de chirurgia, arab. et latine, cura J. Channing, Oxonii 1778.

[2] Erwähnen könnte man noch das persische Werk des Abu Mansur über die pharmakologischen Grundsätze, das sowohl von Seligmann herausgegeben, als auch von Achundow in's Deutsche übertragen ist. Vgl. Histor. Studien aus dem pharmakol. Inst. d. Kais. Univ. Dorpat, her-

die Abhandlung über den Blasenstein liegt in moderner Uebersetzung vor.[3]

Der Kanon des Ibn Sina, die Chirurgie des Abul-Kasim und noch eine grössere Zahl andrer Werke von arabischen Aerzten sind etwa im 12. Jahrhundert n. Chr. in's Lateinische übersetzt und um die Wende des 15. Jahrhunderts, sowie noch später, zum Theil in zahlreichen Ausgaben, gedruckt worden. Diese barbarisch-lateinischen Uebersetzungen sind nicht lesbar. Viele Sätze geben keinen Sinn, auch wenn wir jedes einzelne Wort verstehen. Der gelehrte Kasiri nannte sie perversiones potius quam versiones. Diejenigen Geschichtsforscher, welche nur an diese lateinischen Texte sich hielten, haben zahlreiche Irrthümer nicht vermeiden können.

Wir haben es unternommen, aus dem arabischen Text des Kanon denjenigen Abschnitt, welcher von der Augenheilkunde handelt, möglichst getreu, nicht möglichst elegant, in's Deutsche zu übertragen, und hoffen dadurch sowohl Aerzten und Augenärzten und allen, die für Kultur-Geschichte sich interessiren, ein inhaltlich wichtiges Büchlein zu liefern, als auch denjenigen Kennern des Arabischen, welche mit der Sprache der exakten Wissenschaften sich vertraut machen wollen, einen brauchbaren Uebungstoff an die Hand zu geben. Denn leicht ist die Lectüre des Kanon keineswegs. Gebildete „Araber“, welche Lehrer ihrer Muttersprache sind, haben dies zugestanden. Der Abschnitt über Augenheilkunde ist auch für den letztgenannten Zweck recht wohl geeignet, da wir die hier in Betracht kommenden Begriffe und ihre Darstellung in der griechischen Literatur als gut bekannt ansehen können.

---

ausgeg. v. Dr. R. Kobert, Prof. d. Gesch. d. Med. u. d. Pharmak. III. Halle a. S. 1893: Die pharmakol. Grundsätze des Abu Mansur Muwaffak bin Ali Harawi, zum ersten Male nach dem Urtext übersetzt und mit Erklärungen vers. von Abdul-Chalig Achundow aus Baku. — Hierher gehört auch das Werk: Zusammengesetzte Heilmittel der Araber, nach dem 5. Buch des Kanon von Ebn Sina aus dem Arabischen übersetzt von Dr. Sontheimer, Freiburg i. B. 1845. (Die Uebersetzung ist mittelmässig.)

[3] Abulcasis, Chirurgie, traduite par Lucien Leclerc, Paris 1861. L. wollte auch die Augenheilkunde des Ali ben Isa übersetzen, hat sie aber nicht veröffentlicht. Das 1. Buch derselben findet sich lateinisch in Hille, Ali ben Isa monitorii oculariorum specimen, Dresd. et Lips. 1845.

Ueber Ibn Sina und sein Werk mögen hier wenige Worte genügen.

980 in der Nähe von Boḫārā als Sohn eines Gouverneurs geboren, studirte er Philosophie und Heilkunde, wirkte als Lehrer und hoher Beamter (Wezîr), entfaltete auf den verschiedensten Gebieten der Wissenschaft, besonders in der Philosophie und Medizin, eine ausserordentliche Fruchtbarkeit und hat, obwohl seine Originalität gering ist, auf das wissenschaftliche Studium nicht blos im Morgenland, sondern auch in Europa einen nachhaltigen Einfluss ausgeübt.[4] Er starb, im 58. Jahre, 1037.

Ibn Sina war im Mittelalter dem Albertus Magnus, dem Thomas von Aquino, dem Johannes Scotus fast der grösste Philosoph; er ist es noch heute jedem gebildeten Araber. In der Heilkunde hatte er für seine Landsleute dieselbe Bedeutung, wie Galen für die griechische Welt; und besass in Europa im 12.—16. Jahrhundert unbestrittene Geltung. Julius Scaliger stellte ihn noch über Galen.[5]

Der Kanon ist ein durch Ordnung und Genauigkeit ausgezeichnetes, vollständiges Lehrgebäude der gesammten Heilkunde, einschliesslich der Chirurgie, — fast ohne Gleichen. Von den Griechen besitzen wir nur Sammlungen, Auszüge, Compilationen. Der Kanon ist ein Werk aus einem Guss. Heutzutage braucht man ein ganzes Collegium von Aerzten, um ein entsprechendes Werk zu schaffen.

Obwohl Ibn Sina von besonderen Augenärzten (Kaḥḥālin) spricht, nicht immer zu ihrem Lobe; so ist in seiner Darstellung der besondere Zweig der Augenheilkunde organisch mit dem ganzen System verbunden. Wir wählten Ibn Sina's Abhandlung von der Augenheilkunde gewissermaassen als Paradigma der ara-

[4] Vgl. Brockelmann's Gesch. d. arab. Literatur I, S. 452. Ferner Wüstenfeld, Gesch. d. arab. Aerzte u. Naturforscher, 1840, N. 128. Leclerc, Hist. de la méd. arabe, 1876, I, S. 466—477.

[5] Der Herausgeber der lat. Ausgabe des Kanon, J. P. Mongius, äussert sich folgendermaassen: constaret profecto luce meridiana clarius ⟨Avicennam⟩ non solum in aemulandis Graecorum studiis, quotquot ipsum praecessere, judicium adhibuisse gravissimum, verum etiam in iis amplificandis suo marte in ordinemque redigendis acerrimo valuisse ingenio... Venet. 1563.

bischen Darstellungsweise, weil dieselbe in einem guten Druck vorliegt und einerseits ausführlicher, andrerseits geordneter ist, als die der andren arabischen Lehrbücher der gesammten Heilkunde.[6]

Vergleichen wir diese arabische Darstellung mit der griechischen, wie sie in den Compilationen[7] des Oreibasios, Aëtios[8], Paulos[9] u. A. uns überliefert ist; so können wir nicht umhin, der ersteren den Vorzug der Vollständigkeit, Genauigkeit, Ordnung zuzugestehen, obwohl sie ja keineswegs original ist, sondern im Wesentlichen auf dem von den Griechen überlieferten Stoff aufgebaut ist. Natürlich werden, nach der Sitte der Zeit, im Text nur wenige Vorgänger namhaft gemacht; aber diese sind um so wichtiger für unsre Betrachtung und sollen in einem besonderen Register zusammengestellt werden. Der genauere Nachweis im Einzelnen über die Abhängigkeit der arabischen Darstellung von griechischen Quellen wird in den Anmerkungen zu unsrer Uebersetzung geliefert werden und stellt einen Haupttheil unsrer Arbeit dar.

Wenden wir uns nunmehr zu dem arabischen Text, so ist zunächst zu bemerken, dass die handschriftliche Ueberlieferung im Ganzen besser zu sein scheint, als etwa bei den uns erhaltenen griechischen Aerzten. Das ist auch einleuchtend, da das Arabisch, welches Ibn Sina schreibt, von seinen Tagen bis heute die Schriftsprache geblieben in der ungeheuren Ausdehnung der mohamedanischen Welt. Keinem Abschreiber einer arabischen Handschrift im Mittelalter war die Sprache seiner Schrift so fremd und unverständlich, wie dies für die Abschreiber griechischer Handschriften so vielfach der Fall gewesen. Allerdings hat (im 16. Jahrhundert) Andreas Alpago (aus Belluno) im Morgenland alte Handschriften des Kanon gesammelt und danach „die Fehler der lateinischen Uebersetzung

---

[6] Später gedenken wir die hauptsächlichste arabische Sonderschrift über Augenheilkunde, die des Isa ben Ali, deutsch herauszugeben.

[7] Leider besitzen wir kein griechisches Original-Werk über Augenheilkunde. Vgl. Gesch. d. Augenheilk. im Alterth. von J. Hirschberg, 1899, S. 351 flg.

[8] Vgl. d. Augenheilk. d. Aët. von J. Hirschberg, 1899.

[9] Vgl. Gesch. d. Augenheilk. im Alterth., S. 370 flg.

von Gerard aus Cremona verbessert". Wenn man aber diese Verbesserungen, welche in der Venet. Ausgabe, von der wir gleich sprechen werden, als Rand-Noten erscheinen, mit dem Text vergleicht; so erkennt man leicht, dass sie recht häufig nicht eine falsche Lesart der arabischen Handschrift, sondern eine irrige Uebersetzung derselben richtig stellen.

Also des Bellunensis alte Handschriften aus Syrien, die gleichfalls alten, welche dem Gerard in Toledo, etwa 100 Jahre nach dem Tode des Ibn Sina[10], für seine Uebersetzung vorlagen, der ältere Druck des arabischen Textes zu Rom (1593), der neue zu Bulaq-Cairo (1877) geben uns schon ein genügendes Material zur Beurtheilung der handschriftlichen Tradition des Kanon, — ein besseres, als wir von den meisten griechischen Schriften ähnlicher Art besitzen.[11]

Nehmen wir z. B. den Paulos von Aegina, der um 668 n. Chr. wirkte: 1528 und 1538 ist sein Werk griechisch gedruckt; die Handschriften, welche der kritischen Ausgabe seiner Chirurgie von R. Briau (Paris 1855) zu Grunde liegen, stammen aus dem 11. bis 16. Jahrhundert: da ist doch eine Lücke von etwa 400 Jahren in der Ueberlieferung, zwischen der Zeit des Verfassers und der der ältesten Abschrift. Wie viel grösser wird diese Lücke, wenn wir zu Galen, vollends zu Hippokrates emporsteigen! Allerdings ist für die Bulaqer Ausgabe des Kanon, die bezüglich der benutzten Handschriften keine Nachricht enthält, zu bemerken, dass sie verschiedene durch Stil, Inhalt (und auch durch ihr Fehlen in den lateinischen Uebersetzungen) leicht erkennbare kasuistische Zusätze eines nicht sehr alten, nicht sehr kenntnissreichen, abergläubischen, in Aegypten lebenden Arztes dem Schluss der betreffenden Kapitel unorganisch anfügt; wir haben diese leicht kenntlichen Einschiebsel durch [eckige] Klam-

---

[10] Ibn Sina's Schriften fanden ihren Weg nach Spanien etwa 100 Jahre nach ihrer Abfassung; Gafiki (um 1100 n. Chr.) citirt ihn. (Steinschneider, Die hebr. Uebersetz. des Mittelalters, 1893, S. 677, Note 173.)

[11] Natürlich würde dies Material noch wesentlich vervollständigt werden, wenn Jemand sich die Mühe geben wollte, die grosse Anzahl der Handschriften des Kanon in den Bibliotheken (des Escurial, zu Oxford, Florenz, Rom, Paris u. a.), die Wüstenfeld (S. 71) aufzählt, und auch die hebräischen Handschriften sowie den Druck (Neapel 1491) zu vergleichen.

mern[12] eingeschlossen. Hie und da ist auch die Spur eines älteren Einschiebsels nachweisbar. Von kritischer Verwerthung verschiedener Lesarten der Handschriften ist nicht die Rede: nur *einmal* in unsrem Text-Abschnitt erhebt sich die Bulaqer Ausgabe zu der Randbemerkung, dass in „andren Handschriften" noch ein „nicht" stehe. In kulturgeschichtlicher Hinsicht interessant ist die grosse Zahl von (*griechischen*) *Fremdwörtern*[13], die in dem arabischen Kanon sich finden, zur Bezeichnung von Krankheiten und von Heilmitteln. Wir werden dieselben in unsren Registern der Krankheiten und der Heilmittel namhaft machen[14], die vielleicht in lexicalischer Hinsicht einiges Interesse bieten, und auch die Frage kurz erörtern, welche Worte wohl ursprünglich orientalischen Ursprungs gewesen und in das Griechische eingedrungen sein mögen.

Beiläufig sei bemerkt, dass die Zahl der *persischen* Worte im Kanon *gering* ist, obwohl ja Persisch Ibn Sina's Muttersprache gewesen sein dürfte; immerhin muss man bei denjenigen Worten, die arabisch sich nicht deuten lassen, auf persischen Ursprung gefasst sein.[15]

Am Schluss unsres Buches werden wir in einem kurzen *Anhang* über die folgenden Punkte noch berichten:

1. Ueber die zahlreichen, wenn auch meist leicht erkennbaren *Druckfehler* der Bulaqer Ausgabe, von denen manche ja allerdings auf entsprechenden *Schreibfehlern* der Handschriften beruhen *könnten*.

2. Ueber die Fehler des Römischen Drucks, die noch zahlreicher und schlimmer sind.

3. Ueber die Handschriften des Kanon, welche in der Königl. Bibliothek zu Berlin vorhanden sind. (6269—71.)

---

[12] Also [ ] bedeutet ein *Einschiebsel*, das nicht von *Ibn Sina* herrührt. Dagegen bedeutet < > die von *uns* in der Uebersetzung, behufs grösserer Deutlichkeit, eingeschobenen Worte; und ( ) die Erläuterung eines übersetzten Wortes oder Begriffes.

[13] Hingegen in dem Sanskrit-Werk über Heilkunde, Suçruta's Ayurveda, fast keines! Vgl. Gesch. d. Augenheilk. im Alterth., S. 34.

[14] Viele sind in dem arabischen Text arg verstümmelt, so dass ihre Identificirung nur aus dem Vergleich der griechischen Texte, oder durch eine etwas kühne Conjectur, in einzelnen Fällen gar nicht möglich war.

[15] Vgl. im Arznei-Verzeichniss rušnaja und schibjar.

Weiterer Vergleich von Handschriften und Herstellung einer kritischen Text-Ausgabe liegt nicht in unsrem Plan.

Ueber die lateinische Uebersetzung des Kanon, die uns immerhin zu dem Verständniss des arabischen Textes, namentlich auch zur Auffindung einiger Druckfehler der Bulaqer Ausgabe, werthvolle Dienste geleistet hat, sei kurz das folgende berichtet.

Sie rührt her von Gerard aus Cremona (1114—1187), der zum Studium der arabischen Sprache sich nach Toledo begab und dort, wie es heisst, auf Befehl des Kaisers Friedrich I., die hauptsächlichen Schriften der arabischen Aerzte (al-Razi, Ibn Serafiûn, Abul-Kasim, Ibn Sina) in's Lateinische übersetzte. Ibn-Sina's Kanon war in Spanien erst 100 Jahre nach dem Tode des Vf.'s, also um 1140 n. Chr., bekannt geworden.

Wir können wohl nicht annehmen, dass Gerard solcher Hilfe sich bedient, wie z. B. Nicolaus Massa,[16] der die arabische Lebensbeschreibung des Ibn Sina von dem zu Damascus lebenden Dolmetscher der Venetianischen Kaufleute in's Italienische übersetzen liess und diesen Text in's Lateinische übertrug.[17]

Aber, wer auch immer diese sogenannte Gerardische Uebersetzung des Kanon verfertigt hat, die uns heute in dem lateinischen Text gedruckt vorliegt, — er besass das feinste Verständniss für arabische Grammatik und hat den grössten Fleiss auf eine sklavische Wiedergabe des Grundtextes an den Tag gelegt. Vielleicht war seine Kenntniss der Heilkunde, namentlich auf unsrem Gebiet, nicht ganz so gross, wie die der arabischen Sprache. Allerdings kann man dieser lateinischen Uebersetzung vom Kanon des Ibn Sina nicht anmerken, dass die Urschrift wegen des eleganten Stils berühmt gewesen! Die barbarisch-lateinische Uebersetzung giebt die Gedanken des arabischen Textes so unvollkommen wieder, wie wenn ein feines Marmor-Bildwerk in grobem Sandstein nachgebildet worden. Das Studium der lateinischen Uebersetzung ist eine physische

[16] Dies ist nur ein Beispiel von mehreren. Simon Januensis hat um 1300 die Werke des Ibn Serafiûn „unter Interpretation des Juden Abraham von Tortosa" in's Lateinische übersetzt.

[17] Baseler Ausgabe, Vorrede.

Qual. Die zahlreichen Arabismen entziehen sich dem Verständniss des gewöhnlichen Lesers. Die Interpunction ist geradezu irreleitend. Natürlich ist dies weder ein Fehler des arabischen Textes, der ja keine Interpunction kennt, noch der lateinischen Handschrift, sondern hauptsächlich der Drucklegung. Eine ungeheure Zahl von arabischen Worten in dem lateinischen Text hemmt den Fortschritt des Lesers, wie wenn zahllose Sümpfe den Pfad des Wandrers kreuzen. Einige dieser arabischen Worte hat der Uebersetzer aus Bequemlichkeit oder Nachlässigkeit beibehalten; andre wohl absichtlich, weil sie ihm feiner oder pompöser vorkamen: beides thun heutige Aerzte ja vielfach mit griechisch-lateinischen Worten. Ein dritter Theil blieb deshalb unübersetzt, weil es sich um seltne Worte handelte, z. B. um Bezeichnungen von Pflanzen, Thieren u. dgl., deren genaue Uebertragung nicht gleich zu machen war, zumal im 12. Jahrhundert brauchbare Wörterbücher für diesen Zweck nicht existirten, wohl auch nicht im 16. Jahrh. Nicht unerörtert soll die Thatsache bleiben, dass zahlreiche und wichtige Namen der heutigen Anatomie aus diesen lateinischen Uebersetzungen des Ibn Sina und al-Razi herstammen und sogar in die Nomenclatur der anatomischen Gesellschaft (herausgegeben von Prof. His, Leipzig 1895) übergegangen sind.

Wir haben zwei Ausgaben der Uebersetzung von Gerard benutzt, die nur wenig von einander abweichen:

1. Avicennae ... libri in re medica omnes .... a Joann. Paulo Mongio Hydruntino et Joann. Costaeo Laudensi recogn. Venetiis, ap. Vinc. Valgrisium 1564. Diese Ausgabe enthält den Text des Gerard; die Verbesserungen des Andreas Alpago Bellunensis (und Andrer) sind am Rande verzeichnet.

2. Avicennae ... liber Canonis .... a Benedicto Rinio Veneto .... illustr. Basileae per Joannes Hervagios, 1556. Diese Ausgabe enthält den von Alpago verbesserten Text des Gerard.

Der schon mehrfach erwähnte Andreas Alpago war im Anfang des 16. Jahrhunderts zu Belluno geboren; als begeisterter Anhänger des Ibn Sina begab er sich nach dem Orient (Cypern, Syrien, Aegypten), um die arabische Sprache zu studiren und Handschriften des Ibn Sina zu sammeln und gab 1547 die von ihm verbesserte Uebersetzung des Gerard heraus, die Grundlage der beiden erwähnten Ausgaben. (Ueber eine dritte vgl. den Anhang.)

Da auch den grössten Verehrern des Ibn Sina nicht unbekannt bleiben konnte, dass sein System und überhaupt die arabische Heilkunde aus der griechischen geschöpft ist; so haben sie sich bald daran gemacht, aus den lateinischen Uebersetzungen der uns erhaltenen Reste der griechischen Aerzte die Parallel-Stellen aufzusuchen. Die Venetianische Ausgabe enthält in den Anmerkungen zu allen wichtigen Kapiteln jenen Hinweis, die Erörterung der Uebereinstimmung oder Abweichung, lediglich vom Standpunkt eines gläubigen Dogmatismus. Die Baseler Ausgabe enthält eine förmliche Real-Concordanz zwischen Ibn Sina und den Griechen.

Diese Citate waren uns von grossem Nutzen, obwohl ja auch ohne dieselben die meisten der betreffenden Stellen leicht hätten aufgefunden werden können. Wir haben aber in unsren Anmerkungen einen ganz andren Zweck verfolgt. Wir wollten nachweisen, wo der Araber auf den Pfaden griechischer Ueberlieferung sich bewegt. Da genügte uns nicht die Angabe des Buchs, sogar nicht des Kapitels der griechischen Schrift; wir brauchten die Worte des griechischen Textes. Manche Citate der lateinischen Ausgaben hatten für unsren kritischen Standpunkt gar keinen Werth; andre, die wir selber fanden, einen sehr grossen. Oreibasios und Aëtios haben wir weit ausgiebiger benutzt, als unsre lateinischen Vorgänger, aus Galen eine reiche Nachlese gehalten und einige erst neuerdings gefundene Schriften (die sogenannte Augenheilkunde des Alex. Trall. und die Uebersicht des Leo u. A.) in den Kreis unsrer Betrachtungen gezogen. Natürlich konnten wir bei diesem Bestreben nur eine gewisse untere Grenze erreichen, d. h. nachweisen, welche Krankheits-Begriffe, Heil-Arten, Arzneien sicher in den Hauptwerken der Griechen niedergelegt und offenbar von den Arabern übernommen waren. Da aber von der Unzahl ärztlicher Schriften der Griechen nur ein so kleiner Theil zu uns herüber gerettet worden, so mag manches noch als Eigenthum der Araber erscheinen, was doch nur erborgt ist. Trotzdem ergiebt sich mit grosser Wahrscheinlichkeit ein gewisser Rest, den wir den Arabern zuschreiben müssen, da in den lückenlos erhaltenen Abhandlungen der Griechen über Augenheilkunde keine Spur oder Andeutung davon zu finden ist. Dieser Nachweis ist ein Hauptpunkt unsrer Arbeit. Ferner ist kulturgeschichtlich interessant, in welche Form die Araber jene von den Griechen übernommenen Begriffe und Gedanken umgegossen und ausgeprägt haben.

Was nun von den rein arabischen Gedanken und Begriffen dem Ibn Sina, was seinen Vorgängern und namentlich dem genialen al-Razi zuzuschreiben ist, kann heute noch nicht mit Bestimmtheit ausgesagt werden; namentlich ist dazu eine kritische Durcharbeitung des ungeordneten al-ḥāwī (Continens) unerlässlich.

Dass wir die griechischen Citate nicht übersetzt haben, trotzdem viele Aerzte dies ausdrücklich begehren, möge man uns verzeihen, da sonst unsre Schrift ungebührlich lang und vielleicht langweilig geworden wäre. Dagegen haben wir uns erlaubt, den überlieferten griechischen Text an einzelnen Stellen, wo es uns nöthig schien, zu verbessern und richtig zu stellen.

Kanon,
drittes Buch, dritter Theil, über die Anatomie des Auges und seine Zustände und seine Krankheiten.

Das sind vier Abschnitte, der erste ⟨enthält⟩ allgemeine Vorbemerkungen über das Auge und über die Entzündungen des Auges.

Erstes Kapitel.

Von der Anatomie des Auges.[1]

Die Sehkraft und der Stoff des Seh-Geistes[2] dringt in das Auge auf dem Wege der beiden hohlen[3] Nerven, welche Du bereits in der Anatomie[4] kennen gelernt hast.

Indem die Nerven und die Häute, welche mit ihnen verbunden sind, zur Augenhöhle herabsteigen, erweitert sich das Endstück eines jeden derselben und füllt sich und vergrössert sich derart, dass es die Feuchtigkeiten umfassen kann, die in der Pupille sich finden. Von diesen ist die mittlere die eisartige[5] (Krystall-ähnliche). Das ist eine durchsichtige Feuchtigkeit, wie ein Hagelkorn. Sie ist rund von Gestalt. Doch ver-

---

[1] Dieselbe ist wohl nach Galenos gearbeitet, aber doch keine Übersetzung aus dessen Schrift vom Nutzen der Theile (X. Buch, A. v. Kühn, B. III, S. 759—819). Vgl. Gesch. d. Augenheilk. im Alterth., S. 192.

[2] πνεῦμα ὀπτικόν des Galenos und seiner Nachfolger, Oreibasios, Aëtios, Paulos, Joannes.

[3] Über diese von Erasistratos geschaffene Lehre vgl. Rufus (S. 185), Galenos (VII, 89) und a. a. O. Ferner Gesch. d. Augenheilk. im Alterth., S. 201.

[4] Kanon, Buch I, Fan 1, Doctr. 5, Summ. 3, c. 2.

[5] τὸ κρυσταλλοειδὲς ὑγρόν, Galen, a. a. O. c. 1 u. a.

ringert sich ihre Rundung durch Zusammenpressung von vorn[6]; zusammengedrückt ist sie, damit in ihr die Abbildung reichlicher[6a] an Maass sei, und damit die kleinen Seh-Gegenstände einen grossen Abschnitt finden, in dem sie sich abbilden. Und ihre Hinterfläche ist deshalb ein wenig zusammengezogen, damit ihre Bedeckung gut sei in den Körpern, die sie aufnehmen[7]: und diese 〈letzteren〉 sind ausgehöhlt und nach der Zusammenziehung erweitert, dass sie 〈den Krystall〉 auch gut aufnehmen.

Diese 〈Krystall-〉Feuchtigkeit ist in die Mitte des Auges gestellt, weil dies, in Beziehung auf Schutz, der sicherste Ort ist. Hinter ihr befindet sich eine andre Feuchtigkeit, welche vom Gehirn zu ihr herabgelangt, um sie zu ernähren; denn zwischen der ersteren und dem reinen Blut bildet die letztere 〈gewissermaassen〉 eine Mittelstufe.[8] Diese letztgenannte Feuchtigkeit ähnelt dem geschmolzenen Glase.[9] Die Farbe 〈dieses〉 geschmolzenen Glases ist klar, neigt aber zu einem schwachen Roth[10] hin. Klar ist sie, da sie Klares 〈den Krystall〉 zu ernähren hat; einen Anflug von Roth hat sie, da sie aus der Substanz des Blutes herstammt. Und sie wird nicht vollständig ähnlich dem, was rein[11] 〈d. h. ohne Blut〉 ernährt wird. Und diese 〈Glas-〉Feuchtigkeit liegt hinter jener 〈krystallenen〉, weil sie die Sendung des Gehirns zu jener, vermittelt durch die Netzhaut, darstellt: darum ist es nöthig, dass der 〈Glaskörper〉 dem 〈Krystall〉 benachbart sei. Und diese Feuchtigkeit überragt die von der Hinterfläche 〈gebildete〉 Hälfte des Krystalls bis zu dessen grösstem Kreise (Aequator).

Vor dem 〈Krystall〉 befindet sich eine dritte Feuchtigkeit, ähnlich dem Eiweiss[12], und so, nämlich die eiweiss-artige,

---

[6] Galen, a. a. O., X, c. 6.

[6a] Andre Lesart: passend u. s. w.

[7] Galen, a. a. O. *ἐδέξατ᾿ ἄν.*

[8] Galen, c. 1. *τὸ ὑαλοειδὲς, ὅσῳ παχύτερον καὶ λευκότερον αἵματος, τοσοῦτον τοῦ κρυσταλλοειδοῦς ἀπολειπόμενον ὑγρότητί τε καὶ φανότητι.*

[9] Galen, c. 1. *ὥσπερ τις ὕαλος ὑπὸ θερμοῦ κεχυμένη.*

[10] Ibn Sina: „neigt aber etwas nach Roth hin“. Galen, c. 1, etwas anders: *ὀλίγου μέλανος λευκῷ πολλῷ κραθέντος.*

[11] Galen, c. 1. *κατὰ διάδοσιν τρέφεται*, durch Uebertragung (Endosmose) wird sie ernährt.

[12] *ὑγρὸν λεπτόν, ὑ. ὠοειδές*, Galen.

benannt. Sie ist wie eine Absonderung, die aus dem Krystall hervorkommt. Aber die Absonderung des Klaren ist klar. Sie befindet sich vor dem Krystall, infolge einer primären Ursache und infolge einer ergänzenden. Die primäre Ursache liegt darin, dass der abgesonderte Theil eine entgegengesetzte Lage haben muss, wie der ernährende. Und die ergänzende Ursache liegt darin, dass das Eindringen des Lichts in den Krystall abgestuft werde, und dass dem letzteren gewissermassen ein Schirm geschaffen werde. Weiter umfasst die End-Ausbreitung des ⟨Seh-⟩Nerven den Glaskörper und den Krystall bis zur Grenze zwischen diesem letzteren und der Eiweiss-Feuchtigkeit, — die Grenze, bis zu welcher der Glaskörper gelangt, liegt am Kranz, — gerade so wie ein Netz den Fang umschliesst; deshalb wird diese ⟨End-Ausbreitung des Seh-Nerven⟩ Netzhaut[13] genannt. Es entspringt aus ihrem ⟨vorderen⟩ Ende ein Spinngewebe[14], aus welchem ein feines Häutchen[15] sich erzeugt, mit dem auch gleichzeitig Fäden eindringen aus der Aderhaut[16], die wir gleich nennen werden. Und jenes feine Häutchen bildet die Grenze zwischen dem Krystall-Körper und der Eiweiss-Feuchtigkeit, damit zwischen dem Dünnen und dem Dichten etwas Trennendes bestehe, und damit es ⟨selber⟩ Nahrung empfange von vorn her, welche von der Netzhaut und Aderhaut her gelangt. Und dünn ist ⟨jenes Häutchen⟩, wie Spinngewebe, nur deshalb, weil, wenn es dicht wäre, gerade vor dem Krystall, dasselbe möglicherweise durch seine Zustands-Aenderung den Licht⟨-Strahl⟩ auf dem Wege durch den Krystallkörper zum Eiweiss hin zu hemmen im Stande wäre.

Was nun das Ende der vorher genannten weichen Haut betrifft, so füllt sie sich mit und verzweigt sich in Blutadern, wie die Nachgeburt: sie in der That lässt die Nahrungsstoffe eindringen. Doch ist es nicht unumgänglich, dass alle Theile derselben hergerichtet seien zum Nutzen des Ernährbaren, son-

[13] Galen, c. 2. ἀμφιβληστροειδὴς (χιτὼν δ' οὐδαμῶς ἐστιν).

[14] Zonula, das Aufhängeband der Krystall-Linse.

[15] Vordere Linsen-Kapsel.

[16] Galen, c. 2. Von der Aderhaut in die Netzhaut gehen διατεταμένοι σύνδεσμοι.

dern nur der hintere Theil derselben, der eben Aderhaut[17] genannt wird. Derjenige Theil hingegen, welcher die eben erwähnte Grenze nach vorn zu überschreitet, wird zu einer Haut von einiger Mächtigkeit[18], himmelfarbig zwischen Weiss und Schwarz, um die Sehkraft zu sammeln, und um das Licht durch seine Wirkung zu regeln[19], wie wir die Sehe zu bedecken pflegen bei der Ermüdung, die ihre Zuflucht nimmt zur Dunkelheit oder zur Vereinigung von Finsterniss und Licht (zum Halbdunkel); und um eine Grenzscheide zu bilden einerseits zwischen den Feuchtigkeiten und andrerseits zwischen der Hornhaut, die eine so grosse Härte besitzt, und als ausgleichende Vermittlerin ⟨zwischen beiden⟩ dazustehen; und endlich um die Hornhaut zu ernähren[20] mit dem, was sie selber von der Aderhaut empfangen hat. Nach vorn zu greift sie nicht vollständig herum, um nicht das Eindringen der Bilder auszuschliessen; vielmehr lässt sie in ihrem vorderen Theil ein Fenster und Loch, wie es in einer Beere[21] bleibt, wenn man von ihr den Stiel ausreisst. In dieses Loch fällt ⟨von den Seh-Strahlungen⟩, was

---

[17] Galen, *χοριοειδὴς χιτών*.

[18] Regenbogenhaut. Galen, c. 3, *ῥαγοειδής*.

[19] Obwohl die alten Griechen sowohl bleibende als auch vorübergehende Veränderungen der Pupillen-Breite gekannt und beschrieben haben, so finden wir doch die klare Angabe, dass die gesunde Pupille im Dunklen sich erweitert, im Hellen sich verengert, nicht in den erhaltenen Resten der griechischen Aerzte, sondern zuerst bei dem Araber al-Razi (Ad Almans. I, 8): Constringitur, cum lumen est multum, et dilatatur, cum est in obscuro. Hoc autem foramen est pupilla.

[20] Galen, c. 3. *θρέψοντα τὸν κερατοειδῆ*.

[21] Im Arabischen steht Traube. Auch die Griechen haben auf diesem Gebiete öfters Traube mit Beere verwechselt, z. B. in *σταφύλωμα*. Nicht dieses Bild der Weinbeere mit vorn ausgerissenem Stengel hatten die Griechen im Auge, als sie (nach Herophilos) entweder die Aderhaut mitsammt der Regenbogenhaut oder die letztere allein als *ῥαγοειδής*, d. h. beerenartige Haut, bezeichneten. Rufus (S. 135), *ῥαγοειδής, ὅτι ἔοικε ῥαγὶ τῇ ἔξωθεν λειότητι καὶ τῇ ἔνδοθεν δασύτητι*. S. 171: *τὸ δὲ τετρημένον σῶμα λεῖον μέν ἐστιν ἔξωθεν . . . δασὺ δὲ ἀπὸ τῶν ἀπεστραμμένων, ὥς φησιν Ἡρόφιλος, δορᾷ ῥαγὸς σταφυλῆς ὅμοιον*. Ebenso Galen, c. 4, der *οἶμαι* hinzufügt. Aëtios etwas anders (c. 1): *ἔοικε γὰρ ῥαγὶ σταφυλῆς τὸ σχῆμα καὶ τὴν χρόαν*. (Vgl. H.'s Wörterbuch der Augenheilk. S. 10 u. 99; Gesch. d. Augenheilk. im Alterth. S. 196.) Seit den lat. Uebersetzungen der Araber ist das Wort uvea aufgekommen.

ankommt; wenn dasselbe sich verschliesst, wird das Sehen aufgehoben.

Auf der inneren Fläche dieser Beerenhaut befindet sich eine weiche Falten-Bildung, da wo sie an den Krystall grenzt, damit sie ⟨daselbst⟩ einem lockeren, weichen Körper ähnlicher sei, und so jede Schädigung seitens ihrer Berührung vermieden werde.[22] Härter aber ist ⟨die Beerenhaut⟩ an ihrer vorderen (äusseren) Fläche, da wo sie der harten Hornhaut benachbart ist[23]; und ebenfalls da, wo sie durchbohrt wird, damit der Umkreis des Loches fester sei. Und dieses Loch ist voll von Feuchtigkeit, zu dem schon erwähnten Nutzen; und ferner auch von Luft[24]; das letztere folgt aus der Runzelung ⟨des Auges⟩[25], welche beim Herannahen des Todes vor dem Sehloch hervortritt.

Die zweite[26] Haut des Auges ist sehr fest, um guten Halt zu gewähren. Ihr hinterer Theil heisst die harte[27] Haut und die dicke. Ihr vorderer Theil überfängt die ganze Pupille und ist ⟨licht-⟩durchlässig geschaffen, um nicht das Sehen zu verhindern. Deshalb besitzt er die Färbung einer Horn-Scheibe, welche durch Feilen und Schaben verdünnt ist und wird daher Hornhaut genannt.[28] Am dünnsten ist sie aber in ihrem vordersten Abschnitt. Und sie ist wirklich gewissermassen aus vier

---

[22] Galen, c. 4.

[23] Ebendas.

[24] Ausführlich bei Galen, c. 5 (*καὶ ὅτι πνεύματος πλήρης ἐστὶν ὁ κατὰ τὴν κόρην τόπος*).

[25] *εὐθὺς δ' ἂν ἅπας ὁ ὀφθαλμὸς ῥυσσὸς γένοιτο*, Galen, c. 5.

[26] Da Ibn Sina die Netzhaut nur als Endausbreitung des Sehnerven, nicht als besondere Haut betrachtet, — auch Galen sagt, c. 2, *χιτὼν δ' οὐδαμῶς ἐστιν*, — so ist Ader- und Regenbogen-Haut die erste Haut des Auges, Leder- und Horn-Haut die zweite, Bindehaut die dritte. Anders bei Rufus (S. 135). Ihm ist Horn- und Leder-Haut die erste, Ader- und Regenbogen-Haut die zweite, Netzhaut die dritte; übrigens die Linsen-Kapsel die vierte. Noch anders in den pseudogalenischen Schriften.

[27] *σκληρὸς χιτών* oder *σκληρὰ μῆνιγξ* bei Galen, c. 2, dura bei den Uebersetzungen der Araber.

[28] *κερατοειδής*, Galen, c. 3, der von dünn geschnittenen Hornblättchen spricht; ebenso schon Rufus, auch Celsus, der die Uebersetzung in's Lateinische nicht wagt, während der schwülstige Plinius (XI, 37, 55) sagt: Media cornua (oculorum).

feinen Schichten[29] zusammengesetzt, die mit übereinander gelegten Schalen zu vergleichen sind, damit, wenn eine von ihnen abgeschält wird, nicht <gleich> ein allgemeiner Schaden eintritt[30], zumal in dem Theil der Haut, welcher dem Sehloch gegenüber liegt, da diese Stelle am meisten des Schirms und Schutzes bedarf.

Die dritte Haut mischt sich mit den Muskeln der Bewegung des Auges[31] und ist ganz von weissem und festem Fleisch durchwachsen, um das Auge und das Lid weich zu betten und um ihre Vertrocknung zu verhindern. Diese Haut wird in ihrer Gesammtheit Bindehaut[32] genannt. Die den Augapfel bewegenden Muskeln haben wir schon in der Anatomie erwähnt.[33]

Die Wimperhaare sind dazu geschaffen, um abzuweisen, was gegen das Auge fliegt, und was gegen dasselbe vom Kopf herabfällt; und um das Licht zu mildern durch ihre Schwärze.[34] Ihre Wurzel steckt in einer Art von Haut, die einem Knorpel[35] ähnlich ist, damit jene darauf einen festen Halt finden, und nicht herabsinken wegen Nachgiebigkeit des Einpflanzungs-Ortes; und damit der Muskel, welcher das Auge eröffnet, einen Stützpunkt gewinne, wie an einem Knochen, so dass seine Function gut von Statten geht. Die Theile des Lids sind: die Decke, dann eine Schicht der Bindehaut, dann sein Fett, danach seine Muskeln[36], hierauf die hinterste Schicht. So ist es am oberen Lid. Dem unteren fehlt der Muskel. Und der Ort, bei dessen

---

[29] Schon bei Rufus (?, S. 171), *κτηδόνες*. Aetios (c. 31, S. 60): *συνέστηκε γὰρ ὁ κερατοειδὴς ἐκ τεττάρων οἷον ὑμενωδῶν σωμάτων.*

[30] Im Arabischen steht noch: [Einzelne behaupten, dass es drei Schichten sind.] Dies ist, als Rand-Bemerkung, wieder aus dem Text zu entfernen. In den latein. Uebersetzungen (Basil., Venet.) fehlt dieses Einschiebsel, das übrigens an späterer Stelle noch einmal wiederkehrt.

[31] Arabisch steht hier Pupille für Auge.

[32] Galen, c. 7, *περιόστιος ὑμήν*, an andren Stellen auch *ἐπιπεφυκώς* (B. XII, S. 711); bei Rufus *ἐπιδερμίς*. Arabisch multaḥim, sich vereinigend, conjunctiva.

[33] Lib. 1, Fan 1, Doctr. 5, Summ. 2, c. 4.

[34] Im arab. Text [da die Schwärze das Licht des Blicks sammelt] scheint eine Rand-Bemerkung zu sein.

[35] Galen, c. 7.

[36] Galen, c. 10.

Spaltung Bedenken besteht,[37] ist derjenige, der seinem Winkel benachbart ist, beim Anfang des Muskels.[38]

Zweites Kapitel.

Ueber die Diagnose der Zustände und Temperamente des Auges und allgemeine Besprechung seiner Krankheiten.[1]

Die Diagnose in Betreff des ⟨Auges⟩ wird gemacht aus seiner Berührung, aus seiner Bewegung und aus seinen Blut-Adern und aus seiner Farbe und Gestalt und Grösse und aus seinen specifischen Thätigkeiten und aus der Beschaffenheit seiner Absonderungen und aus der Beschaffenheit seiner Leiden.

Die Diagnose aus der Berührung hat zu beurtheilen, ob man das Auge warm oder kalt, oder hart und trocken oder weich und feucht findet.[2]

Was die Diagnose aus seiner Bewegung anlangt, so musst du betrachten, ob seine Bewegung leicht erfolgt; und dies bedeutet Wärme oder Trockenheit desselben, was auch schon die Berührung erkennen lässt: oder ob sie schwer von Statten geht, was Kälte und Feuchtigkeit anzeigt.

Bei der Diagnose aus den Blut-Adern muss man beurtheilen, ob jene dick und weit sind, was Wärme bedeutet; oder ob sie dünn und zusammengezogen sind, was auf Kälte hindeutet; oder ob sie leer sind, was Trockenheit anzeigt; oder ob sie voll sind, was Anhäufung von Materie im Auge kennzeichnet.

---

[37] Nämlich, dass regelrechte Verwachsung ausbleibe, wegen Fehlens des Muskels. (Aristot. *Ζιγ*, c. 11, S. 518ª 1.)

[38] Die Uebersetzung dieses Kapitels hat nicht unerhebliche Schwierigkeiten bereitet. Doch muss man zugestehen, dass Ibn Sina's Anatomie des Auges klar und genau ist; lesbarer, als die von Galen, in der Schrift vom Nutzen der Theile, und einfacher, als des Oreibasios Auszug aus dem Galen. (B. III, S. 294—304.)

[1] Gleichfalls nach griechischen Büchern, hauptsächlich nach Galen bearbeitet, aber nicht die Uebersetzung eines uns bekannten Textes.

[2] Galenos (die ärztl. Kunst, c. 9, B. I, S. 329): *ὅσοι μὲν ⟨ὀφθαλμοὶ⟩ ἁπτομένοις ἐναργῶς εἰσι θερμοί, καὶ κινοῦνται ῥᾳδίως τε καὶ πολλάκις, καὶ φλέβας εὐρείας ἔχουσι, θερμοὶ σύμπαντές εἰσι . . .*

Die Beurtheilung des Auges nach seiner Farbe fusst darauf, dass die Verfärbung desselben die entsprechende Feuchtigkeit als vorherrschend anzeigt, je nachdem erstere roth oder citrongelb oder bleigrau oder dunkel ist.

Die Diagnose aus der Gestalt desselben hat zu berücksichtigen, dass ein gutes Aussehen eine angeborene starke Natur verräth, ein krankes Aussehen das Gegentheil. Die Anlage seiner Grösse und Kleinheit ist ebenso zu beurtheilen, wie das, was wir in Bezug auf den Schädel gesagt haben.[3]

Die Diagnose aus seiner specifischen Thätigkeit besteht darin, dass, wenn das Auge einen ganz kleinen Gegenstand aus der Entfernung erkennt und gleichzeitig auch aus der Nähe, und wenn es dabei nicht von den Strahlen, die von grellen Gegenständen zurückgeworfen werden, belästigt wird, dasselbe von kräftigem Temperament und normal sein muss.[4] Wenn die Sehkraft schwach ist, im entgegengesetzten Zustand zu dem ebengenannten, dann besteht in seiner Mischung und in seiner Anlage ein Fehler. Wenn dasselbe fähig ist, nahe Gegenstände zu erkennen, auch wenn dieselben klein sind; dagegen nicht im Stande ist, Entfernteres zu erfassen: dann ist der Sehgeist klar, gesund, aber gering; und die Aerzte erklären, dass er nicht genügt für die Ausbreitung nach aussen, wegen seiner Feinheit.[5] Sie bezeichnen damit die Seh-Strahlung, die nach ihrer Meinung von der Menge des ⟨Seh-⟩Geistes herrührt, und dass er austritt und den sichtbaren Gegenständen begegnet. Wenn das Auge nicht zu schwach ist, Entfernteres zu erfassen, dagegen kleine Gegenstände, die in die Nähe gerückt werden, nicht sieht; diese aber wiederum erkennt, wenn sie bis zu entsprechender Entfernung abgerückt werden: dann ist der ⟨Seh-⟩Geist reichlich, aber trübe, weder klar, noch fein, vielmehr feucht; und die Mischung des Auges ist feucht. Die Aerzte

---

[3] Fan I, Tr. 1, c. 10.

[4] Galen, von den Ursachen der Symptome I, 2 (B. VII, S. 86 flg.). Vgl. Gesch. d. Augenheilk. im Alterth. § 208 flg.

[5] Galen, ebendas. c. 2. *ἐὰν δὲ ⟨τὸ πνεῦμα τὸ ψυχικὸν⟩ ὀλίγον μὲν ᾖ, καθαρὸν δὲ, τὰ μὲν ἔγγυς ἀκριβῶς διαγινώσκει, τὰ πόῤῥωθεν δὲ οὐχ ὁρᾷ.* Paul. Aeg. III (c. 22, § 42): *⟨μυωπίασις⟩ ὑπὸ ἀσθενείας γινομένη τοῦ ὀπτικοῦ πνεύματος.*

meinen, dass jener nur durch Bewegung in die Ferne verfeinert und geklärt werde: wenn die Seh-Strahlung fortschreitet in der Bewegung, wird sie verfeinert und verdünnt. Wenn drittens Schwäche nach beiden Richtungen hin besteht, dann ist der Sehgeist sowohl sparsam, als auch trübe.[6]

Die Diagnose aus der Art der Absonderungen ist folgendermassen. Wenn das Auge trocken ist und keinen Augenfluss bewirkt, dann hat es eine trockne Mischung; und umgekehrt, wenn es reichlich Augenfluss bewirkt, dann ist es selbst von sehr feuchter Beschaffenheit.

Die Diagnose aus seinen Veranlagungen zu Krankheiten gestaltet sich folgendermassen. Wenn ihm die Wärme schadet und die Kälte wohl thut, dann hat es den Fehler des heissen Temperaments; und den entgegengesetzten, wenn ihm das entgegengesetzte ⟨das Kalte⟩ schadet.[7] Wissen soll man, dass das mittlere in jeder Veranlagung dieser Art das normale ist, — ausser dem Ueberfluss in der Güte des Sehens: denn dieser ist das normale.[8]

Es befallen nun das Auge alle möglichen Erkrankungen: materielle und reine und zusammengesetzte und organische und allgemeine (dem ganzen Körper angehörige). Die Augen-Symptome in der Form des Blinzelns und des Lidschlusses und der Oeffnung und der Verfärbung und dem Thränen liefern Beurtheilungen, welche sich beziehen auf akute ⟨Allgemein-⟩Erkrankungen[9], und man muss nach ihnen forschen. Ferner sind die Krankheiten des Auges manchmal ihm allein eigen und manchmal stehen sie im Zusammenhang mit dem ganzen Körper. Was aber am nächsten mit ihm zusammenhängt, ist das Gehirn und der Kopf und dessen äussere Hüllen und die inneren, und ausserdem der Magen. Eine jede Augen-Krankheit, die von den äusseren Hüllen her fortgepflanzt wird, ist leichter zu heilen, als die gegentheilige.

---

[6] Vgl. Galen (a. a. O.) und Gesch. d. Augenheilk. im Alterth. § 211.

[7] Galen, von d. ärztl. Kunst, c. 9: *καὶ βλάπτονται ὑπὸ τῶν ὁμοίων αἰτιῶν τῇ κράσει ῥᾳδίως.*

[8] Eine richtige Bemerkung.

[9] Vgl. die Hippokratische Prognostik, c. 2 und Gesch. d. Augenheilk. im Alterth., S. 122 flg.

Drittes Kapitel.

Ueber die Zeichen der Augenkrankheiten.[1]

Als Zeichen einer mit dem Gehirn im Zusammenhang[2] stehenden Augen-Erkrankung <gilt die Thatsache>, dass im Gehirn gewisse Anzeichen seiner Schädigung, die schon erwähnt wurden, vorhanden sind. Denn, wenn seine inneren[3] Häute als Vermittler gedient, wird man beobachten, dass die Schädigung und der Schmerz von der Tiefe des Auges ihren Ausgang nehmen. Und wenn heisse Materie <dabei im Spiele> ist, wird man Niessen und Jucken in der Nase antreffen; und, wenn sie kalt ist, wird man kalten Ausfluss merken.

Nur selten wird diese Verbindung bestehen mit dem Fehler einer einzelnen Mischung. Und wenn Zusammenhang besteht mit den äusseren Häuten, und die Materie von diesen ausgegangen ist; wird <der Kranke> eine gewisse Spannung fühlen, welche von der Stirn und den äusseren Blut-Adern ausgeht und die Schädigung wird sich mehr in dem Theil zeigen, der auf das Lid folgt.

Wenn <das Augenleiden> im Zusammenhang steht mit dem Magen, so werden jene Symptome auftreten, die wir in dem Kapitel über die Wechselbeziehungen zwischen Gehirn und Magen erwähnt haben.[4] Und, wenn dabei Gesichtstäuschungen[5] auftreten, die durch den Magen verursacht werden, so wird man bei Leere des Magens eine Verminderung derselben, und bei Sättigung eine Vermehrung beobachten.

Dagegen sind die Symptome der von einer Materie[6] ab-

---

[1] aḥwāl, *διάθεσις*.

[2] Galen, von den örtl. Leiden, IV, c. 2 (B. VIII, S. 217).

[3] Cels., VII, VII, 15; Galen, Syst. d. Heilkunst, XIII, c. 22 (B. X, S. 940).

[4] Fan I, tr. 1, c. 15.

[5] *Φαντάσματα* bei Galen. Vgl. die berühmte Stelle, von den örtl. Leiden, IV, c. 2 (B. VIII, S. 221 flg.).

[6] Vgl. Ioann. Akt. *περὶ διαγνώσεως παθῶν ζ'* (Ideler, Phys. u. med. Graec. min., II, S. 444; Hirschberg, Arch. f. Ophth. XXXIII, 1, S. 51): *ἢ γὰρ μόνου αἵματος ἢ μόνης χολῆς ἢ φλέγματος ἢ ὀξέος ἢ ἁλυκοῦ ἢ ὁποιουδήτινος ἄλλου ἢ ἐκ διαφόρων καὶ συμπεπλεγμένων τὸ ῥεῦμα* <*τῶν ὀφθαλμῶν*> *γίνεται.* (Ioann. Akt. lebte ja nach Ibn Sina, hat aber aus älteren Griechen geschöpft.) Vgl. auch Kap. 7, wo die entsprechenden Stellen aus Alexand. Trall. u. A. angeführt sind.

hängenden, auf das Auge selbst beschränkten Erkrankung derartig, dass ein vom Blut ausgehendes Leiden gekennzeichnet wird durch Schwere und Röthung und Thränen und Anschwellung und strotzende Fülle der Blut-Adern, Pulsation an den Schläfen, Verklebung, Augenfluss, Wärme bei der Berührung; zumal wenn sich gleichzeitig Zeichen, die vom Blut herrühren, am Kopf zeigen.

Die durch Schleim hervorgerufene ⟨Augen-Erkrankung⟩ wird gekennzeichnet durch starkes Gefühl der Schwere, undeutliche Röthung mit blei-ähnlicher Verfärbung, Verklebung der Lider, Augenfluss, Schwellung und geringes Thränen. Die von der Galle herrührende ⟨Augen-Erkrankung⟩ wird gekennzeichnet durch Stiche und Entzündung mit Röthung, die in's gelbliche übergeht und welche nicht so, wie die blutige Röthung, aussieht; und durch Dünne der scharfen Thränen und durch geringe Verklebung ⟨der Lider⟩ und Wärme bei der Berührung. Die von der schwarzen Galle herrührenden Erkrankungen werden gekennzeichnet durch Schwere mit Veränderung der Farbe und geringe Verklebung. Die reinen Mischungen werden gekennzeichnet durch Schwere mit Austrocknung und mit der Anwesenheit derjenigen Zeichen, die wir schon in dem ⟨zweiten⟩ Kapitel über die Diagnose erwähnt haben. Jeder einzelnen der organischen und allgemeinen Krankheiten wird ein besonderes Kapitel gewidmet werden.

Viertes Kapitel.

Allgemeine Grundregeln über Heilung von Augen-Erkrankungen.[1]

Die Behandlungen des Auges sind entgegengesetzt den Erkrankungen des Auges.[2] Und, da die Krankheiten[3] entweder

---

[1] Vgl. Galen, System der Heilkunst, XIII, c. 22 (B X. S. 935) und Gesch. d Augenheilk. im Alterth., S. 339. Aber die Darstellung des Ibn Sina ist keineswegs eine einfache Uebersetzung aus Galen, sondern eine dogmatische Erörterung nach galenischen Grundsätzen.

[2] Allgemein, Hippokr., Sprüche II, 22: . . . ἴηται . . . ἡ ὑπεναντίωσις. Besonders, in Beziehung auf das Auge, Galen, System der Heilkunst, II, c. 22 (B. X, S. 939): ἐνδεικνυμένην δὲ θεραπείαν ἐναντίαν ἑαυτῇ.

[3] Vgl. Galen, System d. Heilkunst, II, c. 6 (B. X, S. 125) und a. a. O.,

materiell oder rein oder zusammengesetzt sind oder in Aufhebung des Zusammenhangs beruhen; so muss auch die Behandlung des Auges entweder in einer Entleerung bestehen, — und hierfür kommt in Betracht die Behandlung der Entzündungen, — oder in einer Aenderung der Mischung oder in einer Verbesserung der Gestalt, — wie bei der Glotzäugigkeit, — oder in der Verheilung und Fleisch-Anbildung.

Aus dem Auge wird nun Materie in zwiefacher Weise entleert[4]: entweder auf dem Wege der Ablenkung von ihm fort oder auf dem Wege der Beseitigung aus ihm heraus.

Die erstere geschieht zunächst aus dem ganzen Körper, falls dieser gefüllt ist; dann aber aus dem Gehirn, mit denjenigen Mitteln, welche du bezüglich der Reinigung des letzteren bereits kennen gelernt hast.[5] Dann folgt die Ablenkung von ihm fort auf dem Wege der Nase und durch die dem Auge benachbarten Blut-Adern, wie die Blut-Adern der beiden Augenwinkel. Aber die Herausbeförderung aus ihm geschieht durch Augenmittel, welche das Thränen hervorrufen.[6] Eine Veränderung der Mischung kann man ebenfalls durch besondere Mittel bewirken.

Eine Lösung des Zusammenhangs, die bei dem Auge hervortritt, wird gehoben durch Mittel, welche austrocknen, jedoch nicht zu stark, und weit davon entfernt sind zu beissen. Du wirst diese Mittel kennen lernen bei unsrer Besprechung der Augen-Entzündung und der übrigen materiellen Erkrankungen des Auges. Ferner soll man wissen, dass bei den materiellen Augen-Erkrankungen eine Verminderung der Nahrung vorzuschreiben ist, und Zulassung dessen, was guten Saft erzeugt, und Vermeidung dessen, was Dünste macht und schwer zu verdauen ist.

Wenn die Materie aus einem Gliede herstammt, so ver-

---

bes. B. VI, S. 409; Oreibas. B. III, S. 1; Gesch. d. Augenheilk. im Alterth. S. 318, Anm. 4. — Galen unterscheidet: I. Materielle Erkrankungen des Auges, 1. des ganzen Organs, 2. seiner gleichartigen Theile; II. reine Functions-Störungen der licht-strahlenden Innervation.

[4] Hippokr., von d. Säften, I, und Galen's Comment., B. XVI, S. 105.

[5] Fan 1, t. 1, c. 29.

[6] ἀποδακρυτικά, Galen, XVI, S. 148, Cass. Problem 18 (Ideler I, S. 151), Aët. S. 8. Z. 15, Gesch. d. Augenheilk. im Alterth., S. 343.

suche den Aderlass an diesem Gliede. Und, wenn die Materie von der äusseren Haut herstammt, so musst du Schröpfköpfe setzen und zurücktreibende Mittel auf die Stirn anwenden. Zu diesen gehört die Melonen-Rinde, wenn die Materie heiss ist, und weisser Vitriol, wenn dieselbe kalt ist.

Von den Blut-Adern, die bei Augen-Erkrankungen zum Aderlass gewählt werden, ist zunächst die cephalica zu erwähnen. Danach die Venen, welche in den Gegenden des Kopfes verlaufen. Diejenigen, welche vorn gelegen sind, helfen am besten, wenn man die Materie versetzen will.[7] Die hinten verlaufenden helfen besser, wenn man jene heranziehen will. Und wisse, dass dasjenige, was von Materien am Auge ⟨entsteht⟩, auch der Fortschaffung aus letzterem nach einem andren Gliede hin bedarf. Und in diesem Falle ist die Nase[8] das Organ, nach dem hin man am besten ableitet, und zwar, wenn sie nicht auf dem Wege des Ergusses zum Auge liegt. Diese Ablenkung geschieht nur durch die Schnupf- und Riech-Mittel, die wir schon an andren Orten erwähnten, als wir von dem Heilplan gegen Kopfschmerzen sprachen.

Von den ⟨örtlichen⟩ Mitteln des Auges[9] aber sind einige, welche die Mischung ändern. Sie wirken kühlend, wie der Saft der Fuchs-Traube (des Nachtschattens) und des Hirten-Stabs und Cichorien-Wasser und Saft des Lattich und Rosen-Wasser und Saft der letzteren und der Schleim des Flohkrauts. Andre erwärmen, wie Moschus und Pfeffer und Kalmus- und Schöllkraut. Andre haben eine austrocknende Wirkung, wie ⟨weisser⟩ Galmei und Antimon und gelber Galmei. Andre sind stark zusammenziehend, wie die Salbe aus Schöllkraut und Aloë und Kreuzdorn und Safran und Rosen. Und andre sind lindernd wie Milch und Mandel-Milch und Eiweiss und ⟨Pflanzen-⟩Schleim. Und andre sind reifend wie Lilien, und Bockshorn-Wasser und

---

[7] Ueber Aderlass bei Augenleiden s. Hippokr., Sprüche, VI, 31, Cels. VI, 6, Galen's Comment. zu Hippocr. (XVIIa, S. 45), Aët. c. 8 (S. 18). Vgl. Gesch. d. Augenheilk. im Alterth., S. 75.

[8] Hippokr., von den Volkskrankh., VI, II, 16; von den Orten § 13, Galen XVIIa, S. 965. Vgl. Gesch. d. Augenheilk. im Alterth., § 40.

[9] Vgl. Galen, von d. örtlichen Mitteln, IV (B. XII, S. 699), Paul. Aeg. VII, 16 u. A. — Gesch. d. Augenheilk. im Alterth., § 148.

Safran-Wasser und eingekochter Wein, besonders derjenige, in den Brot getaucht worden. Andre sind auflösend, wie persisches Gummi und Fenchel-Wasser. Andre sind betäubend, wie der Saft von Liebes-Aepfeln (Mandragora), und der des Mohns und das Opium.[10]

Und wisse, dass, wenn mit Augen-Erkrankungen Kopfschmerz verbunden ist, du mit der Behandlung des letzteren zu beginnen hast; nicht heile eher das Auge, bevor du ⟨diesen⟩ vertrieben hast. Und, wenn Entleerung und Reinigung und passende Behandlung nicht helfen wollen, so wisse, dass dann im Auge eine kalte Mischung vorhanden ist, oder eine üble Materie in seinen Hüllen eingeschlossen ist, welche die Nahrung, die in's Auge dringt, verdirbt; oder doch eine Schwäche im Gehirn vorliegt oder an einem andren Orte, aus dem Säfte in's Auge getrieben werden. Und merke dir diese Dinge.

Fünftes Kapitel.

Ueber die Erhaltung der Gesundheit des Auges und über das, was ihm schadet.[1]

Derjenige, welcher sich Mühe giebt, die Gesundheit des Auges zu erhalten, muss dasselbe vornehmlich vor Staub und

---

[10] Es ist eine Fabel, dass die Araber die schmerzstillenden (betäubenden) Augenmittel eingeführt hätten. Vgl. Erasistratos und Diagoras bei Dioskurides, m. m. IV c. 65, und Gesch. d. Augenheilk. im Alterth. S. 219.

[1] Die Grundlinien der antiken Augen-Hygiene, aus der Ibn Sina (und vor ihm al-Razi, Almans. IV, 22) dieses Kapitel geschöpft hat, besitzen wir in des Oreibasios Synops. V, 27 (B. V, S. 222) und fast wörtlich damit übereinstimmend bei Paul. Aegin. (I, 31). *Πρὸς ἀχλὺν ὀμμάτων. Ὅπως δὲ μὴ ἀχλὺν ἔχῃ τὰ ὄμματα, ὅτε δύνουσι κατὰ ὕδατος ψυχροῦ, μακρὸν ἀναβλέπειν· προσδίδοται γὰρ ἔνθεν ἰσχὺς τῇ ὁράσει· μὴ λείπεσθαι δὲ μηδὲ ἀναγνώσεως τόν γε ἔμπειρον. Καὶ δύσορατα βιαζέσθωσαν βλέπειν, ὑφοράσθωσαν δὲ οἶνον τὸν παχὺν καὶ γλυκὺν καὶ τροφὰς ὅσαι ἄνω πολὺ μένουσι, καὶ ὅσαι δύσπεπτοι καὶ ὑγρὰ γεννῶσιν ἀργὰ καὶ παχέα, καὶ τὰ εὔζωμα καὶ τὰ πράσα, καὶ πάντα ὧν ἡ δριμύτης ἄνω φέρεται. Φυλάσσεσθαι δὲ καὶ κατάκλισιν ὑπτίαν ἐπὶ μακρὸν, καὶ κρύος, καὶ ἀνέμους τοὺς ἐναντίους καὶ καπνὸν καὶ κόνιν. Ἐγχεῖν δὲ τοῖς ὀφθαλμοῖς ἑκάστης ἡμέρας ὧδε πεποιημένον ὕδωρ· ἐπὶ μῆνα καὶ ἡμέραν μάραθρα βάλλειν χλωρὰ εἰς ἄγγος κεραμεοῦν ἔξωθεν*

Rauch schützen, vor Luftzug, der von dem Mittelmass zwischen Wärme und Kälte abweicht, vor Winden, die rauh und kalt und samum-ähnlich sind.[2] Auch soll man nicht verharren im Anschauen eines einzelnen Gegenstandes, ohne sich abzuwenden[3]; das Hinblicken auf feine Dinge werde eingeschränkt, — es erfolge denn bisweilen, auf dem Pfade der Uebung. Der Schlaf auf dem Hinterkopf soll nicht verlängert werden. Und wisse, dass die zu häufige Ausübung des Coïtus zu den für das Auge schädlichsten Dingen gehört; ebenso zu häufige Berauschung und Ueberfüllung mit Speisen; und auch der Schlaf bei überfülltem Magen; und ebenso alle dicken Speisen und Getränke und alles, was Dunst zum Kopf emporsteigen lässt. Zu dem letzteren gehört alles, was scharf ist, und Dreiblatt; und alles, was übermässig austrocknet, wozu auch ein Uebermass von Salz gehört; und alles, was viel Blähungen erzeugt, wie Kohl und Linsen: und alle diesen verwandte Dinge, die wir in den Kapiteln über die einzelnen Mittel angeführt haben, sind schädlich für die Augen. Und wisse, dass eine zu lange Ausdehnung eines jeden von den beiden ⟨Dingen⟩, nämlich einerseits des Schlafes, andrerseits des Nachtwachens, dem Auge sehr schädlich ist; nützlich ist ihm die Mässigung in jedem von beiden.

Die Mittel aber, deren Anwendung dem Auge nützt und die Sehkraft erhält, sind diejenigen, welche aus Antimon und Galmei bereitet werden, wie z. B. Präparate aus Galmei, mit Majoran- und Bockshorn-Wasser hergestellt; jeder Zeit ⟨ange-

---

πίσσῃ κεχρισμένον καὶ ὕδωρ ὄμβριον, ἔπειτα ἀποκείμενον ἔχειν ἐξελόμενον τὰ μάραθρα. (Bei Oreib. wie bei Paul. steht der Punkt nicht nach *ὕδωρ*, sondern nach *ἡμέραν*, wodurch der klare Sinn dieser Vorschrift vollkommen getrübt wird, was schon der Uebersetzer des Paul., Cornar., richtig erkannt hat: Fenchel wird auf 31 Tage eingelegt, das Fenchel-Wasser aber täglich angewendet, zur Stärkung der Sehkraft.) Ueber *ὀξυδορκικαὶ δυνάμεις* vgl. Galen, XI, S. 778 und XII, S. 725, 779 u. a., ferner Gesch. d. Augenheilk. im Alterth., S. 216 und S. 81 (Augen-Diätetik der Hippokratiker) und S. 358 (Prädispos. z. Augenleiden).

[2] d. h. giftig. Ueber den vermeintlichen Einfluss des Chamsîn in Aegypten auf die Augen-Entzündung vgl. Hirschberg, Aegypten, S. 113.

[3] [Und man hüte sich vor zu vielem Weinen] scheint ein Einschiebsel zu sein, da es hier den Text unterbricht, später an passender Stelle wiederholt ist.

wendete⟩ Umschläge mit Bockshorn-Wasser sind wunderbar und ausserordentlich nützlich; auch ein Umschlag aus süssen Granaten wirkt wunderbar, und ein Umschlag, der aus beiden Arten des Granat-Apfels[4] bereitet wird mit seiner Pulpe, die man im geschlossenen Ofen mit Honig gekocht hat: wie du es an seiner Stelle noch erfahren wirst. Zu denjenigen Mitteln, welche das Auge reinigen und schärfen, gehört das Untertauchen des Auges in reines Wasser und das Oeffnen des Auges in demselben.

Aber zu den Dingen, welche der Sehkraft schädlich sind, gehören einerseits ⟨gewisse⟩ Verrichtungen und Bewegungen, andrerseits ⟨gewisse⟩ Speisen, endlich Besonderheiten im Umgehen mit Speisen.

Zu ⟨jenen⟩ Verrichtungen und Bewegungen gehört alles, was austrocknet, wie zu häufiger Coïtus und zu langes Betrachten leuchtender Gegenstände und das Lesen zu feiner ⟨Schrift⟩ in übertriebener Weise, — denn das Mass darin ist zuträglich, — und endlich die Handhabung feiner Dinge; ferner auch der Schlaf bei überfülltem Magen und gleich nach dem Essen. Vielmehr soll der Sehschwache warten, bis er verdaut hat, und dann erst sich zum Schlaf anschicken. Und alle Ueberfüllung schadet ihm, und alles, was seine Natur austrocknet, schadet; und alles, was das Blut trübt, sei es von den salzigen Dingen oder den scharfen oder andren ⟨ähnlichen⟩, schadet ihm. Auch der Rausch ist ihm schädlich. Das Erbrechen aber nützt ihm, insoweit es den Magen reinigt; und ⟨andrerseits⟩ schadet es ihm, insofern es die Materien des Gehirns in Bewegung setzt und sie zu ⟨dem Auge⟩ hintreibt. Und, wenn es durchaus erfolgen muss, so soll es nach der Nahrungs⟨-Aufnahme⟩ und ohne Anstrengung geschehen. Auch das ⟨häufige⟩ Baden schadet ihm, und Schlaf im Uebermass schadet ihm, und heftiges Weinen, und häufiges Aderlassen und besonders ununterbrochenes Schröpfen.

Von den Speisen aber sind es die salzigen und scharfen und dünstigen, und diejenigen, welche den Magenmund verletzen, wie Lauch und Zwiebel, Knoblauch und Basilien-Kraut und reife Oliven und Dill und Kohl und Linsen. Aber die richtige Art

---

[4] dem süssen und dem sauren.

beim Essen besteht darin, ⟨die Speisen⟩ so zu verzehren, dass ihre Verdauung nicht gestört, oder ihre Gas-Entwicklung vermehrt werde, wie ich es an seiner Stelle erörtern will. Ich werde bald darauf kommen und du wirst es noch in den Abhandlungen dieses dritten Buchs erfahren.

Sechstes Kapitel.

Ueber die Augen-Entzündung und Reizung.[1]

Es giebt einerseits eine echte Augen-Entzündung, und andrerseits eine ihr ähnliche, Reizung des Auges genannt. Die letztere besteht in einer Erhitzung und Durchfeuchtung; und sie erwächst dem Auge aus äusseren Ursachen, die dasselbe reizen und röthen, wie z. B. die Sonnenstrahlung [und brennender Kopfschmerz und hitziges Eintagsfieber] und Staub und Rauch und Erkältung zu gewissen Stunden, wegen der Zusammenschnürung des Auges; und des Schlages, durch den es gereizt wird; und durch Sturmwind, durch den es gestossen wird. Aber der leichte Eindruck von allem diesem ist innig verbunden mit der Ursache und bleibt nicht lange nach der letzteren und muss mit Rücksicht auf dieselbe behandelt werden. Und selbst, wenn dies gar nicht behandelt wird, hört es doch auf mit dem völligen Aufhören der Ursache, — wenigstens in vielen Fällen.

Griechisch heisst das Leiden tarachsis. Wenn aber noch eine im Körper belegene oder auch eine äussere Ursache jene erste materielle ⟨Ursache ihrer Entstehung⟩ weiter unterstützt,

---

[1] Aus dem griechischen Kanon der Augenheilkunde. Die Ueberschrift des entsprechenden Kapitels bei Paul. Aegin. (III, c. 22, § 2) lautet fast wörtlich ebenso: *περὶ ταράξεως καὶ ἰδίως ὀφθαλμίας.* Vgl. Aët., c. III (S. 6) *περὶ ταράξεως.* *Ταράσσω* heisst rütteln, schütteln, verwirren. *Τάραξις* bedeutet bei den Griechen eine Störung des Auges, die nicht von dem inneren Zustand des Körpers, sondern von einer äusseren Ursache bedingt wird. Das arabische Wort „takaddur" bedeutet wörtlich die Trübung. Uebrigens citirt Ibn Sina ausdrücklich das griechische Wort. Freilich vermögen wir kaum einzusehen, wie Kopfschmerz und Eintagsfieber zu den äusseren Ursachen gehören sollen; sie fehlen auch bei den Griechen. Ob wir aber berechtigt sind, sie als unechte Einschiebsel aus dem Text zu entfernen, muss zweifelhaft bleiben. — Nach den alten Auslegern (Gentil., Jacob.) wären beide ihrerseits von äusserer Ursache (Ueberhitzung) abhängig.

dann ist es möglich, dass sie sich schnell umwandelt in eine offenbare und echte Entzündung[2], wie sich ja Eintagsfieber in andre Fieber umwandeln. Wenn sie sich nun umwandelt und noch im Beginn der Umwandlung begriffen ist, wird sie griechisch Aquikama[3] genannt. Und hinsichtlich der Arten der Augen-Entzündung giebt es eine, welche der Augenkrätze (Trachoma) folgt. Ihre Ursache ist das Stechen des Auges und sie verläuft im Anfangs-Stadium, wie die Reizung; ihre Heilung erfolgt nur nach dem Massiren der Krätze.

Die (eigentliche) Augen-Entzündung ist wesentlich eine Entzündung in der Bindehaut.[4] Zu ihr gehört die ⟨Form⟩, welche nur eine einfache Entzündung darstellt, die nicht die Grenze überschreitet in Bezug auf Schwellung der Blutadern und Thränenfluss und Schmerz. Es giebt noch eine andre Art; diese ist gewaltig, überschreitet die Grenze in der Ausdehnung, wobei sich das Weisse ⟨der Bindehaut⟩ über die Pupille erhebt und sie bedeckt und den Lidschluss hindert: sie wird Chemosis[5] genannt, bei uns aber heisst sie alwardinağ. Sehr häufig befällt sie die Kinder wegen der Menge ihrer Materie und der Schwäche ihrer Augen.[6]

Und ⟨die Augen-Entzündung⟩ entsteht nicht blos aus heissem Stoff, sondern auch aus schleimigem und aus schwarzgalligem. Und, da die echte Ophthalmie eine Entzündung dar-

---

[2] Galen (5. Comment. zum 6. Buch der Volkskrankh., 13) erklärt, dass die Reizung ein Anfang der echten Augen-Entzündung sei. Der Gedanke Ibn Sina's ist nicht so übel. (Die Reizung ebnet den Weg für die Infection.)

[3] Hier muss ein Schreib-Fehler im arabischen Text (oder ein sprachlicher Irrthum des Ibn Sina) vorliegen. Weder *ἐπίκαυμα* noch *ἐπιφορά* ist zulässig. Im Aët. folgt auf *θεραπεία ταράξεως* allerdings *θεραπεία ἐπιπολαίου φλεγμονῆς*. Das würde dem Sinne nach passen.

[4] Galen, Heil-System, II, c. 1: *ὀφθαλμία ἡ τοῦ ⟨ἐπι⟩πεφυκότος ὑμένος τῷ κερατοειδεῖ φλεγμονή*. (Vgl. Galen, örtl. Arzneimitt., IV, 2.)

[5] Genau nach dem griechischen Kanon (Demosthenes). Vgl. Gesch. d. Augenheilk. im Alterth. S. 373, woselbst der griechische Text aus Paul., (Oreib. Akt., Nonn., Galen [?]). *Χήμωσιν λέγουσιν, ὅταν ὑπὸ φλεγμονῆς ἰσχυρᾶς ἀμφότερα τὰ βλέφαρα ἐκτραπῇ, ὡς μόλις ὑπ' αὐτῶν τοὺς ὀφθαλμοὺς καλύπτεσθαι, καὶ τὸ λευκὸν τοῦ ὀφθαλμοῦ μετεωρότερον τοῦ μέλανος γένηται καὶ ἐρυθρὸν καὶ πολυμερῶς ἐπιλαμβάνῃ τοῦ μέλανος.*

[6] Vgl. Aët., c. 44 (S. 105); Gesch. d. Augenheilk. im Alterth., S. 397.

stellt, nicht in der Pupille, sondern vielmehr in der Bindehaut; und jede Entzündung entweder vom Blut[7] herstammt oder von der Galle oder vom Schleim oder von der schwarzen Galle, oder vom Wind: so ist der Grund der Ophthalmie verknüpft mit einer jener Ursachen. Bisweilen erzeugt sich die entzündende Feuchtigkeit (Mischung) im Auge selber, zuweilen kommt sie ihm zu vom Gehirn auf dem Pfade des Katarrhs, längs des Wegs der äusseren Hülle, die den Kopf bedeckt, oder längs des Wegs der inneren Hülle; und vornehmlich vom Gehirn und seinen Gegenden. Denn, wenn im Gehirn viele Stoffe sich anhäufen, und Ueberfüllung ⟨besteht⟩: dann entgeht das Auge kaum einer Entzündung, wenn es nicht sehr stark war.[8] Bisweilen sind es die Arterien, welche ihren Ueberschuss in's Auge ergiessen, sobald sich in ihnen ein solcher angehäuft hat, seien es die inneren, seien es die äusseren.

Bisweilen kommt aber der Stoff nicht von einem Theil des Gehirns und des Kopfes ⟨in's Auge⟩, sondern von einem Theil der andren Glieder, besonders wenn schon eine schlechte Mischung das Auge befallen und es geschwächt und anfällig gegen Schädlichkeiten gemacht hatte. Und dann ist es das Auge, in welches sich diese Ueberschüsse ergiessen.

Bezüglich der Arten der Ophthalmie giebt es eine, welche Perioden und Wechsel hat, nach der Periode des Ergusses der Materie und nach der Periode der Erzeugungs-Zeit derselben.

Die Heftigkeit des Schmerzes[9] bei den Augen-Entzündungen hängt ab entweder von einem beissenden Stoff, welcher die Häute zernagt, oder von der Menge desselben, welche ⟨jene⟩ ausdehnt; oder von einem dicken Dunst: und je nach ihrer Verschiedenheit besteht Verschiedenheit im Schmerz. Die Stoffe

---

[7] Galen, Heil-System, XIII, c. 4.

[8] Galen, Commentar zu den Sprüchen des Hippokr., III, 5 (B. XVII b, S. 569).

[9] Galen, Heil-System, XIII, c. 22 (B. X, S. 934). *ἤτοι γὰρ διὰ τὸ δάκνεσθαι σφοδρῶς ἐκ τῆς τῶν ἐπιῤῥεόντων δριμύτητος, ἤτοι διὰ τὸ τείνεσθαι πεπληρωμένους τοὺς χιτῶνας αὐτῶν ἢ δι᾽ ἔντασίν τινα παχέων ὑγρῶν ἢ πνευμάτων φυσωδῶν ὀδύναι γίνονται σφοδραὶ κατὰ ⟨τοὺς ὀφθαλμούς⟩.* Vgl. Oreibas., Uebersicht, VIII, 41 (B. V, S. 445, woselbst *ἔνστασιν* statt *ἔντασιν*) und Gesch. d. Augenheilk. im Alterth. S. 340.

der Augen-Entzündung stammen, wie du weisst, entweder aus dem Körper im allgemeinen oder aus dem Kopf im besonderen oder aus den Adern, welche schlechten Stoff zum Auge führen, warmen oder kalten. Bisweilen liegen sie im Auge selber, und zwar wenn die Häute des Auges eine Verderbniss ihrer Mischung befällt, wegen einer Flüssigkeit, die in ihnen zurückgehalten wird, oder wegen einer Ophthalmie, welche lange Zeit über dieselben Gewalt hatte, und das Ganze, was dem Auge an Nahrung zufliesst, zur Verderbniss wendet.

Derjenige, dessen Augen glotzen, ist empfänglicher für eine starke Augen-Entzündung und Anschwellung[10], wegen der Feuchtigkeit der Augen selber und der Eröffnung ihrer Poren. Bisweilen nehmen kalte Thränen überhand in einzelnen Arten der Augen-Entzündungen, wegen des Fehlens der Reifung; und oft löst sich die Augen-Entzündung mit dem Durchfall.[11]

Und wisse, dass die Bösartigkeit der Augen-Entzündung von der Beschaffenheit des Stoffes abhängt, und die Grösse der ersteren von der Menge des letzteren.

Und wisse, dass in südlichen Gegenden die Augen-Entzündung häufig ist[12] und schnell verschwindet. Dass sie aber

---

[10] Eine richtige Beobachtung.

[11] Hippokr., Sprüche, VI, 17. *Ὀφθαλμιῶντι ὑπὸ διαῤῥοίας ληφθῆναι ἀγαθόν.* Vgl. Koïsche Vorhersagen, VIII, 220 und die sogen. Augenheilk. des Alex. Trall. Vgl. ferner Gesch. d. Augenheilk. im Alterth., § 40, § 68, § 227. — Wegen der kalten Thränen vgl. Aristot. π, 31, 23.

[12] Diese Stelle (und die vom Uebergang der Augen-Entzündung von einem Menschen zum andren, Kanon, l. I, Fan 2, doctr. I, c. 8) hat C. Graefe in seinem Werk über die Augen-Entzündung Aegyptens (Berlin 1823, S. 60) und noch ausdrücklicher Fl. Cuvier (Bruxelles 1847) und sein Landsmann Dutrieux (le Caire 1878) benutzt, um zu behaupten, dass Ibn Sina die allgemeine Verbreitung der Augen-Blennorrhöe im Morgenland und besonders in Aegypten und ihre Contagiosität trefflich erörtert habe. Dagegen hat der eine von uns in seinem Büchlein Aegypten (Leipzig 1890, S. 95) nachgewiesen, dass diese Stelle des Ibn Sina aus Hippokrates, von der Luft und den Orten, c. 3 und 4 entnommen ist: *Ἥτις μὲν πόλις πρὸς τὰ πνεύματα κέεται τὰ θερμά . . . ὀφθαλμίαι τε ἐγγίγνονται ὑγραὶ καὶ οὐ χαλεπαί, ὀλιγοχρόνιοι. — — Ὁκόσαι δ' ἀντικέονται τούτων πρὸς τὰ πνεύματα τὰ ψυχρὰ . . . ὀφθαλμίας δὲ γίνεσθαι μὲν διὰ χρόνου, γίνεσθαι δὲ σκληρὰς καὶ ἰσχυράς, καὶ εὐθέως ῥήγνυσθαι τὰ ὄμματα.* Vgl. Gesch. d. Augenheilk. im Alterth. S. 71.

häufig bei diesen ⟨Menschen⟩ auftritt, ist Folge des Fliessens der Materien und der vielen Dünste der letzteren. Dass aber die Heilung ⟨der Augen-Entzündung⟩ bei ihnen schnell erfolgt, liegt an der Weite der Poren ihrer Glieder und an ihrer Neigung zum Durchfall. Wenn plötzlich Kälte sie befällt, wird die Augen-Entzündung schlimm, wegen des Hinzutretens einer äusseren Ursache, welche die strömende Bewegung der entzündungserregenden Säfte hindert und hemmt.

In kalten[12] Gegenden aber und zu kalten Zeiten verringert sich die Augen-Entzündung der Zahl nach, aber sie ist schlimm. Ihre Seltenheit unter diesen Umständen ist eine Folge der Ruhe der Säfte und ihrer Gerinnung. Ihre schlimme Beschaffenheit hingegen kommt daher, dass die Säfte, wenn sie in dem Organ vorhanden sind, sich nicht schnell ausscheiden wegen der Verengerung der Gänge; sie dehnen sich daher gewaltig aus, bis es geschieht, dass von ihnen die ⟨Umhüllungs-⟩Haut des Auges gesprengt wird.[12]

Wenn nördlicher Winter[13] voraufgeht, und ihm südlicher Frühling folgt mit reichlichem Regen, und ein Sommer mit warmer, trüber Luft; so vermehrt sich die Zahl der Augen-Entzündungen.

Und ebenso, wenn der Winter warm[13] ist und südlich, so füllt er den Körper mit Feuchtigkeiten; und, wenn dann ein nördlicher Frühling folgt, so bewirkt er Zusammenziehung. Und ein nördlicher Sommer vermehrt die Augen-Entzündungen, besonders nach einem südlichen Winter.

Zuweilen vermehrt sich die Augen-Entzündung auch im

---

[13] Auch diese Sätze beruhen auf Hippokrates, von der Luft und den Orten, c. 10: *Ἢν δὲ ὁ μὲν χειμὼν αὐχμηρὸς καὶ βόρειος γένηται, τὸ δὲ ἦρ ἔπομβρον καὶ νότιον, ἀνάγκη τὸ θέρος πυρετῶδες γίνεσθαι καὶ ὀφθαλμίας καὶ δυσεντερίας ἐμποιεῖν* . . . *Ἢν δ' ὁ μὲν χειμὼν νότιος γένηται καὶ ἔπομβρος καὶ εὔδιος* . . . *τὸ δὲ ἦρ βόρειόν τε καὶ αὐχμηρὸν καὶ χειμέρινον, δυσεντερίας καὶ ὀφθαλμίας ξηράς* . . . Aehnliche Sätze stehen in den Sprüchen des Hippokr. (Aphor. III, 11, 13, 14, 16, 21). Der letzterwähnte Satz lautet: „Zu den Sommer-Krankheiten gehören . . . Augen-Entzündung.“ Niemand wird den Zusammenhang zwischen den Aussprüchen des Hippokrates und denen des Ibn Sina leugnen können. Vgl. Gesch. d. Augenheilk. im Alterth., S. 71, 72. — Vgl. auch Aristot. π, I, 8 flg.

Sommer, wenn sein Frühling südlich war, und der Winter trocken und nördlich.

Und du musst vergleichen harte Körper mit nördlichen Ländern und weiche, lockere Körper mit südlichen Gegenden.[14]

Wie heisse Gegenden Augen-Entzündung verursachen, ebenso muss ein sehr heisses Bad, wenn der Mensch es beschreitet, zweifellos Augen-Entzündung bewirken. Und wisse, wenn eine Augen-Entzündung besteht, und die Störung des Auges verharrt trotz der richtigen Behandlung und der starken Abführung, dass dann die Ursache ein Stoff ist, der im Auge zurückgehalten war, und seine Ernährung verdirbt, und ein Katarrh aus dem Gehirn und dem Kopf, nach alledem, was wir schon in dem vorausgeschickten erklärt haben.

Siebentes Kapitel.

Von den Symptomen (der Augen-Entzündung).

Wisse, die Schmerzen[1], welche die Augen befallen, sind entweder beissend und nagend oder spannend. Und zwar bedeuten die beissenden eine Verderbniss der Beschaffenheit des Stoffes und Schärfe desselben, und die spannenden deuten auf grosse Menge des Stoffes oder auf den Wind.

Am schnellsten verläuft diejenige Augen-Entzündung, welche die reichlichsten Thränen besitzt und das schärfste Beissen; und am langsamsten die trockneste. Der Eiterfluss des Auges ist ein sicheres Zeichen der Reife und der Eindickung des Stoffes.[2] Denn derjenige Augenfluss, welcher rasch ist, bei

---

[14] Ein naiver Versuch des Arabers, pathologische Erscheinungen physikalisch zu erklären.

[1] Vgl. das vorige Kapitel und die daselbst in Anm. 9 angeführte Stelle aus Galen's Heil-System.

[2] Galen, von den Zeiten der Krankheit, c. 3 (B. VII, S. 447): *Οὕτω δὲ κἀν ταῖς ὀφθαλμίαις ἐν ἀρχῇ μὲν ἀποῤῥεῖ πολὺ καὶ λεπτὸν, ἄπεπτον ἱκανῶς· ἐφεξῆς δὲ ἔλαττόν τε καὶ παχύτερον, ὑπογραφήν τινα πέψεως λαμβάνον· εἶτα ἐν τῷ χρόνῳ προϊόντι, τοῦ μὲν πλήθους μειουμένου, τῆς δὲ συστάσεως ἐπὶ τὸ παχύτερον ἰούσης, αὐξάνεται τὰ τῆς πέψεως εἰς τοσοῦτον, ὡς καὶ κολλᾶσθαι τὰ βλέφαρα κοιμηθέντων ὑπο τῆς γενομένης λήμης* . . . Vgl. Hippokr., von der alten Heilk., c. 19.

sonst leichten Symptomen, abgesehen von der Schwere ⟨des Auges⟩, ist bezeichnend für die Dicke des Stoffes. Jener, der sich der Reife zugesellt, und anfangs eine kleine Zeit hindurch mit Leichtigkeit des Auges verbunden war und der schnell sich löst, das ist der gepriesene.

Derjenige, dessen Schuppe klein ist, deutet weniger auf Güte des Auges[3]; Feinheit der Schuppe bedeutet Verzögerung der Reife.

Wenn die Augenlider zu verkleben beginnen, dann steht die Reife schon nahe bevor; ebenso wie, so lange wässriger Fluss andauert, erst das Anfang-Stadium besteht. Ferner bemerken wir, dass die Augen-Reizung erkannt wird an ihrer eigenen Geringfügigkeit und der ihrer Ursache und dem Fehlen der augenscheinlichen Entzündung. Aber die echte Augen-Entzündung, welche mit dem Kopf in Zusammenhang steht[4], wird gekennzeichnet durch Schmerz und Schwere des Kopfes. Wenn nämlich der Zufluss-Weg aus dem Gehirn nur vermittelst der äusseren Umhüllungen des Kopfes besteht, so ist die Stirn gespannt, und die äusseren Blut-Adern sind stark gefüllt; und ähnlich beginnt auch die Schwellung auf die Augenlider überzugehen, und auf der Stirn ist Röthung und Pulsation wahrzunehmen. Wenn aber vermittelst der inneren Hüllen, — dann ist nichts von dem zu sehen; aber Niessen tritt auf und Jucken an der Nase und am Gaumen.

Wenn ⟨die Augen-Entzündung⟩ mit Betheiligung des Magens besteht, so gesellen sich Uebelkeit und Störung ⟨des Magens⟩ hinzu; und als Zeichen davon findet sich Flüssigkeit im Magen.

Die vom Blut herstammende Augen-Entzündung[5] wird

---

[3] Galen, B. XVIIa, S. 95: *λημία μικρὰ, μόγις ἐκπίπτουσα.* Vgl. Gesch. der Augenheilk. im Alterth., S. 70, Anm. 1.

[4] Hippokr., von der Luft und den Orten, c. 13 (Littré, VI, S. 298): Wenn der Fluss von dem Kopf in die Augen geht, entzünden sich dieselben. Aehnlich Hippokr., von den Drüsen (Littré, VI, S. 294; VIII, S. 556); Galen, Heil-System, XIII, c. 22 (B. X, S. 939). Vgl. Gesch. d. Augenheilk. im Alterth., S. 68 und 285 (Cels.) und 340 (Galen).

[5] Die ausführliche Erörterung der von den vier Haupt-Dyskrasien der alten Griechen herrührenden, vier verschiedenen Formen der Augen-Entzündung hat Ibn Sina zweifellos aus griechischer Quelle. Aus wel-

gekennzeichnet durch die Farbe des Auges, die Schwellung der Blut-Adern, durch Pulsation in den Augenwinkeln und die übrigen Zeichen von Blut an den Theilen des Gehirns und durch ⟨die Thatsache⟩, dass das Auge nicht viel thränt, sondern Schleim-Absonderung erleidet und im Schlaf verklebt.

Die von der Galle[6] herrührende ⟨Augen-Entzündung⟩ kennzeichnet sich durch heftige Stiche, brennende und heftig entzündliche Schmerzen, durch geringe Röthung und durch dünne, hitzige Thränen. Zuweilen kommt es ⟨dabei⟩ zur Geschwürs-Bildung. Zuweilen befreit sich ⟨das Auge⟩ von den Thränen vermittelst einer blutigen Ophthalmie. Die Augen verkleben nicht beim Schlaf. Zu dieser Art gehört auch ein Erysipel[7], welches das Auge befällt, und dies gehört zu den schlimmen Geschwüren; und manchmal verbrennt es das Auge und zerstört dasselbe, indem es ein bewegliches und wanderndes Geschwür schafft. Es giebt ausserdem noch eine Art von galliger Augen-Entzündung, die juckende und austrocknende, mit geringer Röthung und geringem Augenfluss. Und ⟨dabei⟩ tritt von der Entzündung selbst nicht eine genügende Quantität zu Tage, an der man kuriren könnte, noch Thränenfluss; sie wird durch spärliche, aber scharfe Materie gebildet.

---

cher aber, ist schwer zu sagen. Jedenfalls lässt sich soviel nachweisen, dass die sogen. Augenheilkunde des Alexand. Trall., die von Puschmann 1886 zuerst herausgegeben ist, eine durchaus ähnliche Darstellung enthält, die ihr Verf. eingestandenermassen „den Alten“ entlehnt hat: *ἐπεὶ οὖν ἐκ. τῶν τεσσάρων χυμῶν ἐστι καὶ τὸ ὑγιείνειν καὶ τὸ νοσεῖν, ἀπὸ τούτων ἀρξώμεθα λέγειν, ὅπως ἔστιν ἕκαστιον αὐτῶν πλεονάζον τε καὶ ἐλλεῖπον γνωρίζειν. Διάγνωσις τῆς δι᾽ αἵματος πλήθους γινομένης ὀφθαλμίας . . . εἰ μὲν ἐξ αἱματικοῦ χυμοῦ, πάντως ἐνερευθὴς ὁ ὄγκος ἐστὶ καὶ ἁπτομένῳ θερμὸς καὶ σφυγματώδης, αἵ τε φλέβες . . . εὐρύτεραι.* (Puschmann, Nachträge zu Alex. Trall. Berlin 1886, S. 185 flg. Vgl. Gesch. d. Augenheilk. im Alterth., S. 357.) — Aehnlich in dem echten Werk von Alex. Trall., A. v. Puschmann, II, S. 5.

[6] *Σημεῖα χολώδους ὀφθαλμίας. Δηλοῖ δὲ τὸ δακνῶδες εἶναι καὶ δριμὺ τὸ ἐπιφερόμενον τοῖς ὄμμασι καὶ αὐτὴ μὲν συναίσθησις . . . οὐδὲ τὴν φλεγμονὴν ἀξιόλογον ἔχουσι.* (A. a. O., S. 164.) Aehnlich im echten Werk des Alex. Trall., II, S. 25.

[7] Arab. steht nur Röthung. Es ist aber Erysipel gemeint. Vgl. Galen, von den einfachen Heilmitteln, II, c. 21 (B. II, S. 521): *καθάπερ κἀν τοῖς ἀκριβέσιν ἐρυσιπέλασιν. ἔστι δὲ δήπου ταῦτα χολώδη ῥεύματα.*

Die vom Schleim[8] ausgehende Augen-Entzündung kennzeichnet sich durch heftige Schwere und geringe Hitze und schwache Röthung. Vielmehr überwiegt in ihr die weisse Farbe. Und es besteht Absonderung, und Verkleben im Schlaf. Dabei findet sich Aufblähung (Oedem), und Theil nimmt das Gesicht und seine Farbe. Wenn sie vom Magen ausgeht, so gesellt sich Uebelkeit hinzu. Die schleimige ⟨Augen-Entzündung⟩ führt oft dazu, dass bei ihr die Bindehaut wegen der Grösse der Anschwellung über das schwarze hinüberwächst. Dennoch findet sich keine deutliche und ausgesprochene Röthung, noch ist Thränen vorhanden, wohl aber Augenfluss.

Die schwarzgallige[9] ⟨Augen-Entzündung⟩ kennzeichnet sich durch Schwere, Abnahme der Röthung und durch Austrocknung, durch lange Dauer und geringe Verklebung. Bei der durch Wind verursachten Augen-Entzündung ist nur Auftreibung ohne Schwere und ohne Thränenfluss vorhanden; und zuweilen verursacht die Ausdehnung auch hinzutretende Röthung des Auges.

Achtes Kapitel.

Behandlung der Augen-Reizung.

Bei der Behandlung der Augen-Reizung und derjenigen ⟨Erkrankung⟩, die ihr analog ist, wie die leichte Augen-Entzündung, genügt oft die Aufhebung der Ursache[1]; oder, wenn die helfende Ursache in Ueberfüllung mit Blut oder etwas andrem bestand, mit ⟨hinzugefügter⟩ Entleerung. Bisweilen genügt die Ruhigstellung des Auges und das Einträufeln von Milch und von Eiweiss[2] oder etwas ähnlichem. Wenn die Augen-Reizung

---

[8] *Σημεῖα τοῦ τὸ ποιοῦν αἴτιον τὴν ὀφθαλμίαν εἶναι φλεγματικώτερον εἰσὶ μὲν καὶ ἄλλα πλεῖστα, τὸ δὲ μηδὲν ἐρυθρὸν εἶναι περὶ τὰ ὄμματα ἢ τὸ πρόσωπον, ἀλλὰ μᾶλλον βάρους αἰσθάνεσθαι* ... (A. a. O., S. 172.)

[9] *Περὶ ψυχρᾶς καὶ ξηρᾶς ⟨μελαγχολικῆς⟩ δυσκρασίας* ... *φαίνονται δέ ποτε τὰ ὄμματα μᾶλλον ἄχροα καὶ βάρους αἴσθησις καὶ δυσκινησία δηλοῖ.* (A. a. O., S. 174.)

[1] Aus dem griechischen Kanon. Vgl. Paul., III, c. 22, § 2: *διὸ καὶ λύεται τάχιστα χωριζομένης τῆς αἰτίας.*

[2] Ueber Einträufelung von Milch und Eiweiss hat Galen viele Stellen und Aët. zwei besondere Kapitel (11 und 12).

durch einen Schlag verursacht wurde, so träufle man in's Auge warmes Blut einer Taube[3], ⟨genommen⟩ von unter dem Flügel; oder das eines andren ⟨Thieres⟩ oder das des ⟨Kranken⟩ selber. Häufig genügt es, das Auge zu bähen, mittelst eines Schwammes oder mit Wolle, die in Rosen-Oel oder Linsen-Abkochung getaucht ist. Oder es werde in's Auge selbst Frauenmilch warm aus der Brust geträufelt[4]; und wenn dieses nicht hilft, eine Abkochung von Bockshorn[5] oder weisse Augensalbe.

Aber für die Augen-Entzündung, welche aus Kälte entsteht, passt das Bad[6], falls noch keine Anschwellung am Auge besteht, und weder Kopf noch Körper überfüllt ist; und es passt hierfür auch Bähung mit Kamillen-Aufguss, und leichter Wein, 3 Stunden nach dem Essen. Langer Schlaf nach dem Weingenuss gehört zu den Hilfskuren, mag die Augen-Entzündung von der Sonne oder der Kälte oder andren Dingen verursacht sein. Bei derjenigen Augen-Entzündung, deren Ursache Krätze (Trachoma) ist, und die nur leicht ist, massire man zunächst die Krätze und behandle darauf die Augen-Entzündung; und häufig heilt letztere von selbst nach der Massage der Krätze. Wenn aber die Augen-Entzündung so gross ist, dass sie die Verbindung der Massage-

---

[3] Paul., § 7 (περὶ ὑποσφαγμάτων) . . . αἵματι φάσσης ἢ περιστερᾶς. Aët., c. 22: αἷμα τρυγόνος ἢ περιστερᾶς. „Von unter dem Flügel" finden wir nicht bei den Griechen, wohl aber bei den Arabern und Arabisten, — noch Benvenuto Cellini wurde so beim Eindringen eines Splitters in sein Auge behandelt. (Siehe Goethe's Werke, Ausg. in 30 B., Stuttgart 1857/58, B. 23, S. 36.)

[4] Galen, von den örtl. Mitteln, IV, c. 3 (B. XII, S. 712) ein wenig anders: Milch einer jungen und gesunden Frau werde aus den Brüsten auf den Wetzstein gedrückt, auf dem das Collyr verrieben wird, damit es noch lauwarm in's Auge geträufelt werden könne.

[5] Die wichtige Rolle, welche dieses Mittel (βούκερας der Hippokratiker, τῆλις des Dioskur. und Galen, foenum graecum des Scribon. Larg., arabisch ḥabb al-hulba) bei den Alten spielte, erkennt man leicht aus Dioskurides, I, c. 124, Galenos (B. X, S. 934 und B. XII, S. 700), Oreibasios (B. II, S. 38), Aët. (S. 938) u. A. Vgl. Gesch. d. Augenheilk. im Alterth., S. 212, Anm. 2.

[6] Ueber Bad, Bähung, Wein bei Augen-Entzündung s. Hippokr., Sprüche, VI, 31 und VII, 46; Galen's Commentar dazu (B. XVIIIa, S. 45 und B. X, S. 170); Aët., c. 5, 6, 7, 10; Paul. Aeg., III, 22, § 1. Vgl. Gesch. d. Augenheilk. im Alterth., S. 75.

Kur nicht verträgt, so verwende man verdünnende und lindernde und säubernde Mittel, so dass die Augen-Entzündung gehorsam werde und die Verbindung (gleichzeitige Anwendung) der Massage-Kur ertrage.[7]

Neuntes Kapitel.

Ueber die allgemeine Behandlung aller Arten von Augen-Entzündungen und von Flüssigkeits-Erguss in das Auge.[1]

Die allgemeine Grundregel bei der Behandlung der materiellen Augen-Entzündung und Erkrankung besteht in Verminderung der Mahlzeiten[1] und Verringerung derselben, Auswahl desjenigen, was gute Stoffe erzeugt, Beseitigung dessen, was Gase entwickelt, und dessen, was überhaupt schlechte Verdauung verursacht; ferner in Vermeidung des Coïtus[1], der Körperbewegung, der Salbung des Kopfes und des Weingenusses, und endlich in der Enthaltung von allen sauren, salzigen und herben Speisen und im Beharren bei dem, was von Natur milde ist. Besonders ist auch der Aderlass aus der Ellenbogen-Vene in allen Fällen von Augen-Entzündung passend. Ferner ist darauf zu achten, dass der Blick des Kranken nicht auf weisse und strahlende Körper falle[2]; vielmehr sei alles, was vor ihm ausgebreitet wird und ihn umgiebt, schwarz oder grün; und über das Gesicht befestige man ein schwarzes Läppchen[3], das vor seinem Auge schwebt; schwarz sei es während des Krankheitszustandes und blau, wenn es schon besser geht.

Ferner ist es nöthig, dass das Haus, in welchem ein solcher Kranker wohnt, zur Dunkelheit sich neige. Und Schlaf muss man ihm suchen; es ist dies ein gutes Heilmittel. Nützlich

---

[7] Vgl. Galen, von den örtl. Mitteln, IV, c. 2.

[1] Paul., III, c. 22, § 5: *Πρὸς ἐπιφορὰν ῥευμάτων. Πρὸς δὲ τὰς ἐπιφορὰς τῶν ῥευμάτων ἐν ἀρχῇ μὲν ἁρμόζει ἀσιτία καὶ ὑδροποσία καὶ πάντων μᾶλλον συνουσίας ἀποχή.*

[2] Galen, vom Nutzen der Theile, X, c. 3, und von den Ursachen d. Symptome, I, c. 6.

[3] Aët., c. 33 (nach Demosthenes): *ῥάκος πρασόχροον παραπετάσαντα τῷ ὀφθαλμῷ.*

ist es, dass man die Haare nicht zu lang wachsen lasse, da diese für die Ophthalmie sehr schädlich sind, — es sei denn, dass man ihnen ganz und gar freien Lauf lässt; das letztere ist deshalb besonders rathsam, weil ⟨die Haare⟩ die Feuchtigkeiten austrocknen, indem sie dieselben an sich ziehen, zu ihrer Ernährung.[4]

Wenn der Körper rein ist, und die Mischung, welche die Ophthalmie hervorruft, in den Blutadern entsteht, und nach der Art von dickem Blut ist, und besonders im End-Stadium der Augen-Entzündung — dann ist ein Bad sehr nützlich, damit es die Materie verdünne, sowie das Trinken unvermischten Weines, um sie zurückzutreiben und fortzuführen.[5] Das Bad nach dem Abführen ist das beste Mittel, besonders wenn eine Bähung gemacht worden, die den Schmerz lindert.

Eines von den Mitteln, mit denen man kuriren muss bei der Augen-Entzündung und andren materiellen Erkrankungen des Auges, ist die Erhöhung des Kopfkissens und die Vorsicht gegen sein Herabgleiten. Auch ist es nothwendig, jegliches Oel vom Kopf des Augenkranken fern zu halten[6], da ihm dies sehr schädlich ist; auch das Einträufeln von Oel, und selbst von Rosen-Oel, in das Ohr ist sehr schädlich, und häufig vergrössert es die Entzündung des Auges, so dass es sogar die Häute desselben zusammenschnürt.

Wenn der Stoff von einem Gliede ausgeht, so wird es nöthig sein, das betreffende Glied zu entleeren, und jenen nach der entgegengesetzten Seite hin abzuleiten, durch Aderlass und Klystier und dgl.

Unter Umständen genügt nicht der Aderlass aus der Ellenbogen-Vene; sondern es wird nöthig, die Schläfen- oder Ohr-Arterie zu eröffnen, um den Weg abzusperren, auf dem die Materie ankommt, und zwar in dem Falle, dass dieselbe auf dem

---

[4] Ibn Sina's Gedanke wird klar aus Galen, vom Nutzen d. Theile, XI, c. 13 (B. III, S. 901): *ἐπειδὴ γὰρ ἡ ἐκ τῶν χυμῶν ἀναθυμίασις ἐπὶ τὴν κεφαλὴν ἀναφέρεται, μάλιστα τοῖς παχυτέροις αὐτῆς περιττώμασιν εἰς τροφὴν τῶν τριχῶν ἡ φύσις καταχρῆται.* — Anders Gentil. in seinem Commentar.

[5] Vgl. die Anm. 6 zum vorigen Kapitel und Galen, XVIIIa, S. 49: *οἴνου χρῆσθαι πόσει δυναμένου καὶ κενοῦν τὸ αἷμα καὶ τῷ σφόδρῳ τῆς κινήσεως ἐκφράττειν τὰς ἐνστάσεις.*

[6] Galen, B. I, S. 125: *τὸ δὲ ἔλαιον ὀφθαλμῷ ⟨φλεγμαίνοντι⟩ κακωτικόν.* B. XI, S. 81: *ἔλαιον . . . πολέμιον ταῖς ῥευματικαῖς διαθέσεσί.*

Wege der äusseren Arterien zum Auge gelangt.[7] Wenn man nun die Absicht hat, diese Arterien einzuschneiden; so muss man zunächst das Kopfhaar abrasiren und darauf beurtheilen, welche von allen jenen kleinen Arterien noch die grösste, am stärksten pulsirend und die heisseste ist: diese schneide man ein. Gelegentlich gelangt man zu ihrer vollständigen Exstirpation, wenn sie zu denen gehört, die für gewöhnlich incidirt werden, das sind die kleinen und nicht die grossen. Bisweilen wird jene ⟨Arterie⟩ eingeschnitten, welche auf den Schläfen verläuft; dann ist es nothwendig, dass man sie zuvörderst unterbinde und dann erst durchschneide, nachdem man, wie schon erwähnt, die Wahl dahin getroffen hat, dass dasjenige Blutgefäss, welches ausgeschnitten wird, das dickste unter den kleinen und das heisseste unter denselben sei. Vor der Durchschneidung muss man den unteren Theil ⟨des Blutgefässes⟩ mit einem Seidenfaden umschnüren zu einer kräftigen und langen Unterbindung. Den Faden lässt man liegen, dann schneidet man oberhalb desselben ein.

Wenn es zur Gangrän kommt, so ist es rathsam die Ligatur zu entfernen.[8] Die letztere ist überhaupt nothwendig bei einer ⟨schon etwas⟩ grösseren ⟨Arterie⟩; bei einer kleinen aber genügt es, tiefe Einschnitte zu machen, bis alles, was vom Blute darin ist, herausfliesst. — Der Nutzen dieses ⟨Verfahrens⟩ gleicht dem Schröpfen am Nacken und dem Ansetzen von Blutegeln an die Stirn. —

---

[7] Dies entspricht ganz genau der berühmten Stelle aus Galen's Heil-System (XIII, c. 22, B. X, S. 940): *διορίζοντες ὡς . . . μηδ᾽ ἐπιρρεῖν . . . τὰ ἔξωθεν ἀγγεῖα . . . χρὴ δὲ ξυροῦντα τὴν κεφαλὴν ἐπιμελῶς ἅπτεσθαι τῶν ὀπίσω καὶ καθ᾽ ἑκάτερον οὖς ἀρτηριῶν καὶ τῶν ἐν μετώπῳ καὶ ⟨κατὰ⟩ τοὺς κροτάφους. ὅσαι δ᾽ αὐτῶν θερμότεραί σοι φαίνονται τῶν ἄλλων καὶ μᾶλλον σφύζειν, ἐκείνας τέμνειν· ὅσαι δὲ μικραί τε εἰσι καὶ ὑπὸ τῷ δέρματι, κἂν μέρος αὐτῶν ἐκτέμνῃς . . . ἄμεινον ἐργάσῃ — — — εἰ δὲ . . . φαίνοιτό σοι μέγα τὸ ἀγγεῖον . . . , ἀσφαλέστερον αὐτῷ βρόχον περιβάλλοντα πρότερον οὕτως ἐκκόπτειν τὸ μεταξύ.* (Vgl. Paul. Aeg. VII, c. 4 *περὶ ἀρτηριοτομίας*). Obwohl jedes Wort von Ibn Sina klar ist, wird der Sinn des Ganzen doch erst aus Galen genügend verständlich. Offenbar hat dem Araber seine Messerscheu den grossen Wortreichthum abgenöthigt.

[8] Hiervon spricht Galen nicht, er räth vielmehr aseptisches Verbandmaterial an (*ὕλη δύσσηπτος*).

Wenn alles das, was gethan ist, nicht hilft; so mache man einen Aderlass am Schläfenwinkel und aus den Stirn-Venen. Schröpfköpfe am Nacken mögen als letzte Zuflucht bleiben.

Wenn die Erkrankung sich in die Länge zieht, so verordne man Augensalben, denen man geröstetes Erz beifügt und geröstete Lederbeize (Vitriol), und oft genügt die Einreibung mit Aloë allein.

Wenn sich dann die Augen-Entzündung noch ⟨weiter⟩ in die Länge zieht und nicht von allem diesem gebessert wird; so wisse, dass in den Hüllen des Auges ein schlechter Stoff sich befindet, welcher die Nahrung, die jenem zukommt, verdirbt.

Dann nimm deine Zuflucht zu solchen Mitteln, wie abgewaschener Galmei, gemischt mit lindernden Mitteln, wie Bleiweiss, und goldgelber gewaschener Galmei mit Stärke und einem wenig Gummi.

Manchmal ist eine Brennung auf der Scheitel-Naht[9] nothwendig, damit der Katarrh gehemmt werde; denn manchmal hängt die Hartnäckigkeit ⟨der Augen-Entzündung⟩ ab von der Hartnäckigkeit des Katarrhs.

Wenn aber ihr Ausgangspunkt ist von den inneren Häuten, dann ist die Heilung schwierig, — es sei denn, dass ihre Heilung erfolge durch starke Abführmittel, mit gleichzeitiger Anwendung von Umschlägen, die den Kopf stärken, und die für diesen Zweck bekannt sind. Hierher gehört der Umschlag, den man bereitet aus Narde und Rosen und Akazie, mit dem Wasser des feuchten Korianders, und dem Koriander selber, dem feuchten wie dem trocknen, nebst einem wenig Safran; und den man eine bis zwei Stunden auf der betreffenden Stelle liegen lässt und danach entfernt.

Oft werden bei der Ophthalmie Mittel angewendet, welche verstopfen und die Schärfen mildern.[10] Hierher gehören

---

[9] Hippokr., von der Sehkraft, § 1; Celsus, VII, VII, 15; Paull. Aeg., III, 22. *Πρὸς ἐπιφορὰν ῥευμάτων. . . . καὶ καῦσιν κατὰ τῆς κορυφῆς ἕως ὀστέου.* Ders. VII, 2: *περὶ τῆς κατὰ τὴν κεφαλὴν καύσεως ἐπὶ τῶν ὀφθαλμιώντων.* Vgl. Gesch. d. Augenheilk. im Alterth., S. 143, 269, 402.

[10] *Τὰ τῶν δριμέων πραϋντικὰ καὶ οἷον ἐμφρακτικά,* Paull. Aeg., VII, c. 16, nach Galen, von den örtl. Arzneimitteln, IV, c. 1 (B. XII, S. 699).

in erster Linie die verschiedenen Milch-Sorten.[11] Hierbei ist es nicht zweckmässig, dass das in's Auge Eingeträufelte lange darin verbleibe. Vielmehr muss es bald wieder entfernt und alle Zeit erneuert werden. Auch das Eiweiss[12] gehört hierher, welches jedoch nicht erneuert zu werden braucht; wenigstens schadet es nicht, wenn man es eine Stunde lang drin lässt; und hierin ist es der Milch vorzuziehen, obwohl die letztere besser säubert. Das Eiweiss vereinigt mit seiner Linderung und seiner Glättung ⟨der Rauhigkeiten⟩[13] den Umstand, dass es nicht fest haftet und nicht die Poren verstopft.[14]

Auch die Abkochung des Bockshorn[15]-Klee vereinigt mit ihrer Lösung und Reifung noch die Wirkung zu ebnen und Schmerzen zu stillen[16]; ähnlich in seiner Wirkung ist auch Rosen-Oel.

Jedenfalls ist es nöthig, dass in einem Mittel, welches auf das Auge angewendet wird, zumal bei bestehender Augen-Entzündung, keine Rauhigkeit[17] enthalten sei, noch die Qualität eines bitteren oder sauren oder scharfen Geschmacks; und gut muss es zerrieben werden, bis die Rauhigkeit fortgeht; und, so weit es dir irgend möglich, begnüge dich mit wärmenden Mitteln, die keinen Geschmack[18] haben: denn das ist gut.

---

[11] Aët., c. 12.

[12] Galen, XII, S. 700; Aët., c. 11.

[13] Galen, a. a. O., XII, S. 700: *ὑγρὸν τὸ ἐν τοῖς ὠοῖς . . . ἐπαλείφει τὰς τραχύτητας.*

[14] Aët., S. 28: *ἀραιοῖ τοὺς πόρους.*

[15] Vgl. Anm. 5 zu Kap. 8.

[16] Galen, XII, S. 700: *ὁ τῆς τήλεως χυλὸς . . . πολλὰς τῶν ὀδυνῶν εἴωθε πραΰνειν.*

[17] Galen, von den örtl. Mitteln, IV, c. 4 (B. XII, S. 716): *ἐκλέγεσθαι τὰ μηδεμίαν ἐργαζόμενα τραχύτητα.* Galen, von den örtl. Mitteln, IV, c. 1 (B. XII, S. 708): *λεπτομερέστερον.* Galen, System d. Heilk., XIII, c. 23 (B. X, S. 937): *καὶ τὸ λελειῶσθαι σφόδρα ἀκριβῶς ὅσα . . . ἀναμίγνυται τοῖς ὀφθαλμικοῖς φαρμάκοις.* Aët., S. 28: *ἡ τῶν κολλυρίων οὐσία ὅπως ἂν ᾖ λεπτομερής . . .*

[18] Galen, von den örtl. Mitteln, IV, c. 1 (B. XII, S. 705): *ἐάν τε βραχεῖαν ἐμφαίνῃ ποιότητα κατὰ γεῦσιν ἢ ὀσμὴν, ἐάν τε μηδ' ὅλως . . .* Vgl. ebendas. S. 707.

Bisweilen werden Kopfreinigungen angewendet, welche lindern, und was dahin gehört von demjenigen, was einen Theil der Materie aus der Nase ableitet, und von dem man nicht zu befürchten hat, dass es einen andren Stoff zum Auge hinleitet. Auch Gurgelmittel werden öfters bei der ⟨Augen-Entzündung⟩ angewendet.

Zu den Hilfsmitteln gehört ferner die Bähung mit lauwarmem Wasser, vermittelst eines Schwamms[19] oder eines Woll-⟨Bausches⟩. Oft genügt deren ein oder zweimalige Anwendung, in andren Fällen muss sie mehrmals ⟨am Tage⟩ angewendet werden, je nach der Stärke oder Schwäche der Augen-Entzündung. Und wenn in dem Wasser, mit dem die Bähung gemacht wird, Steinklee- oder Bockshornklee-Abkochung sich befindet, so nützt dies in allerhöchstem Masse.

Zuweilen werden auch zurücktreibende Mittel auf die Stirn gestrichen, besonders wenn der Weg des Ergusses der Materie die äussere Hülle ist. Zu diesen zurücktreibenden Mitteln gehören Schöllkraut und Dornstrauch-Saft (Lycium) und Aloë und Rosen-Samen und Safran und persisches Gummi (Sarcocolla), und Wässer, wie das des Kreuzdorns und des Hirtenstabs, und ähnlich auch Dornstrauch-Saft und Gerstenbrei und Nachtschatten und Quitten.

Wenn aber die Absonderung sehr heiss und dünn ist, wendet man Einreibungen ⟨auf die Stirn⟩ an von stark adstringirender Wirkung, wie die aus Galläpfeln und aus Granatblüthe und Burzeldorn; auch ein Pflaster aus diesen Mitteln, auf die Wege der Katarrhe angewendet, ist sehr wirksam, und zwar wenn die Materie heiss ist.

Wenn die letztere hingegen kalt ist, müssen die ersteren aus solchen Mitteln bereitet werden, welche austrocknen und zusammenziehen und das Organ kräftigen durch ihre Erwärmung, wie Umschläge aus Hollunder, Schwefel und Salpeter.[20]

Das Auge ⟨selber⟩ muss sorgfältig von seiner Absonderung gereinigt werden durch Milch-Einträufelungen; und wasche es

---

[19] Galen, von den örtl. Mitteln, IV, c. 2 (B. XII, S. 714): *πυρίᾳ τε χρηστέον διὰ σπόγγου . . . ἅπαξ ἢ δὶς τῆς ἡμέρας . . . καὶ τρὶς καὶ τετράκις . . . καὶ πλεονάκις . . . δι᾽ ἀφεψήματος μελιλώτου καὶ τήλεως.* Aët., c. 10: *περὶ πυρίας.*

[20] Es sind dies die drei Bestandtheile eines — Schiesspulvers!

⟨damit⟩ oder mit Eiweiss. Wenn man es berühren muss, so soll dies sanft geschehen.[21] Und, wenn die Augen-Entzündung sehr heftig ist, muss man den Aderlass ausdehnen, bis man Ohnmacht zu befürchten hat.[22] Denn ein sehr reichlicher Aderlass heilt die Augen-Entzündung augenblicklich.

Und aufschieben muss man, wenn es irgend angeht, die Anwendung der Collyrien bis zu dreien Tagen[23]; ⟨bis dahin⟩ soll man sich beschränken auf die angegebene Behandlung mittelst der Entleerungen und der Anziehung der Materie nach den Extremitäten und der Beharrung in dem, was wir von den Orten und Zuständen gesagt haben.

Wenn man dann danach ein Collyr einstreicht, so wird es nicht schaden. Denn oft heilt die Augen-Entzündung schon durch diese Dinge, ohne weitere Behandlung. Nothwendig ⟨dazu⟩ ist allerdings die milde Beschaffenheit der Natur ⟨des Kranken⟩; wo nicht, ist es nothwendig, dass man durch Abführung den das Blut beherrschenden Stoff entfernt, nach dem Aderlass.

Weder Bähung noch Bad gewähren einen Nutzen vor der Reinigung.[24] Oft werden jene die Ursache zur Heranziehung massenhaften Stoffs, welcher das Auge sprengt.

Im Anfang[25] ⟨der Augen-Entzündung⟩ dürfen keine kräftig eindickenden und stark zusammenziehenden Mittel verordnet werden, weil sie die ⟨Augen-⟩Hülle eindicken und die Auflösung

---

[21] Galen, System d. Heilk., XIII, c. 22 (B. X, S. 935): *ὡς ὅτι μαλακώτατα.* Vgl. Antyll. bei Oreibas., ärztl. Samml., X, 23 (B. II, S. 432 bis 438), Gesch. d. Augenheilk. im Alterth., S. 239.

[22] Aët., c. 8 (S. 18): *καὶ ταχεῖαν τὴν λειποθυμίαν γενέσθαι.* Dieser Aberglaube galt bis über die Mitte des vorigen Jahrhunderts.

[23] Stammt schon aus den Hippokratischen Schriften (von den Orten, § 13, Littré, VI, 298): *ἢν δὲ εὐθέως φλεγμήνωσι, μὴ ἔγχριε μηδέν . . .* (Gesch. d. Augenheilk. im Alterth., S. 78.) Der Satz hat einen richtigen Kern.

[24] Galen, System d. Heilk., XIII, c. 22 (B. X, S. 931): *θεραπεύων . . . καὶ τὰς φλεγμονὰς ⟨τῶν ὀφθαλμῶν⟩ . . . μηδενὶ θαῤῥήσεις τῶν διαφορητικῶν φαρμάκων, πρὶν τῇ τοῦ σώματος ὅλου χρήσασθαι κενώσει.* Galen, von den örtl. Mitteln, IV, c. 1 (B. XII, S. 700): *ὡς ὅταν γε πρὶν κεκενῶσθαι τὴν κεφαλὴν, ἐμφρακτικοῖς χρήσαιτό τις φαρμάκοις, ὀδύνην τε σφοδρὰν ἐργάσεται . . . καὶ ὑπὸ τοῦ πλήθους τῶν ἐπιῤῥεόντων ὑγρῶν καί ποτε ῥῆξιν ἢ διάβρωσιν αὐτῶν ἐμποιεῖ.*

[25] Galen, von den örtl. Mitteln, IV, c. 2 (B. XII, S. 713): *παραμίγνυται δ' αὐτῷ κατὰ μὲν τὴν πρώτην ὑπάλειψιν ἐλάχιστόν τι τῶν δριμέων . . .*

der Materie hindern und den Schmerz verstärken, besonders wenn dieser schon ⟨vorher⟩ heftig gewesen.

Auch jene Mittel, welche schwach adstringiren, genügen im Anfang nicht, um die Materie ⟨vom Auge⟩ zurückzuhalten; und dabei schaden sie durch Eindickung der äusseren Hüllen und machen die Materie in ihnen fest. Wenn etwas davon eintritt, so musst du mit einer Bähung aus warmem Wasser stets zu Hilfe kommen. Die Beschränkung auf die weisse Augen-Salbe, die in Steinklee-Wasser gelöst ist, stellt eine passende Kur da. Denn ⟨ein Mittel,⟩ das noch stärker, als jenes, und mit Füllung des Kopfes verbunden ist, erweist sich oft als schädlich. Auflösende Mittel aber sollst du im Anfang der Augen-Entzündung streng vermeiden.[26]

Bisweilen muss man nach der Anwendung zusammenziehender Mittel, und besonders wenn ihnen betäubende beigemischt waren, Einträufelungen in's Auge machen von Zucker-Wasser und von Honig-Wasser. Wenn aber von jenen Mitteln die Krankheit aufgerührt wird, so musst du dieselbe abkühlen, mit einem solchen Mittel, in welchem nicht eine Eindickung vorliegt, um dem ⟨Kranken damit⟩ zu helfen.

Wie wir schon vorher auseinander gesetzt, stets muss man zart die Reinigung des Auges von der Absonderung vornehmen, wie sie dem Auge nicht schadet. Denn in der Entfernung der Absonderungen beruht häufig eine Linderung der Schmerzen und eine Reinigung des Auges und eine Möglichkeit der Einwirkung von Heilmitteln[27] auf das letztere.

Ferner macht häufig die Heftigkeit des Schmerzes die Anwendung von betäubenden Mitteln nothwendig.[28] Hierher gehört

---

[26] Galen, System d. Heilk., XIII, c. 23 (B. X, S. 939): *τὰ διαφορητικὰ φάρμακα, πλήθους ὄντος ἐν ὅλῳ σώματι, μορίοις τισὶ προσφερόμενα πληροῖ μᾶλλον ἢ κενοῖ.*

[27] Das ist ganz richtig.

[28] Galen, von den örtl. Mitteln, IV, c. 4 (B. XII, S. 714): *χυλοί τινες . . . καὶ τὰς σφοδροτάτας ὀδύνας πραΰνειν δυνάμενοι, καθάπερ ὁ τοῦ μανδραγόρου χυλός.* Aber ebendaselbst II, c. 1 (S. 533): *τὰ δι' ὀπίου κολλύρια πολλοὺς ἔβλαψεν, ὡς . . . ἀμβλυωπίαν ἐργάσασθαι.* Und System d. Heilk. III, c. 2 (B. III, S. 171): *οὐδὲν ἄλλο ἔχουσιν οἱ πολλοὶ τῶν ἰατρῶν ἢ ταυτὶ τὰ δι' ὀπίου καὶ μανδραγόρου καὶ ὑοσκυάμου συντιθέμενα φάρμακα, μεγίστην λώβην ὀφθαλμῶν.* Paul. Aeg., III, c. 22, S. 72, Z. 8: *εἰ δὲ πολλὴ τῆς*

der Saft des Liebesapfels, des Lattichs, des Mohns und geringe Mengen von Sumach. Vermeide aber diese Mittel, soviel es möglich ist; und, wenn du sie im Nothfall verordnest, so thue dies mit grosser Vorsicht. Wenn du dich begnügen kannst mit Eiweiss, das mit Wasser verrührt ist, in dem Mohn gekocht worden, so thue dies. Vielleicht ist es nothwendig, Bockshornklee hinzuzufügen, damit es helfe, die Schmerzen vermittelst der Auflösung zu lindern, überhaupt auflösend zu wirken und den Nachtheil der Betäubung zu beseitigen.

Wenn aber die Materie dünn und fressend ist, so halte ich es nicht für falsch, Opium — und betäubende Mittel — anzuwenden. Dieses bewirkt nämlich Heilung und hat keinen Schmerz im Gefolge: obgleich wir andrerseits annehmen müssen, dass es schadet, insofern es der Sehkraft nachtheilig ist. Aber Opium anzuwenden in Fällen, wo der Schmerz ⟨eben⟩ von fressender Materie herkommt, führt eine schnelle Heilung herbei.[29]

Die Behandlung der beissenden Schmerzen wird geleistet mit klebenden und kühlenden und verdünnenden Mitteln.

Die Behandlung der spannenden Schmerzen geschieht durch Erweichung des Auges und durch Auflösung, mit Hilfe der Mittel, die ich vorher einzeln angeführt, und durch Versetzung der Materie.

Wenn aber die Erkrankung chronisch wird, dann ist der Aderlass auszuführen an den beiden Thränenwinkeln und aus den beiden hinter dem Ohr verlaufenden Blut-Adern. Auch muss der, welcher an Ophthalmie, und die, welche am Fluss zum Auge leiden, wie wir schon öfters bemerkt haben, jede Salbung des Kopfs wie Oel-Einträuflung in's Ohr gänzlich vermeiden.

Zur Hauptsache bei der Heilung der Augen-Entzündung wie der Entzündungen überhaupt gehört erstens die Zurück-

---

ὀδύνης ἡ ἀνάγκη, καὶ ὀπίου μικτέον ἐλάχιστον· χωρὶς δὲ μεγίστης ὀδύνης παραιτητέον τὰ ναρκωτικά. Ueber die narkotischen Augenheilmittel bei den alten Griechen vgl. Gesch. d. Augenheilk. im Alterth., S. 219. Es ist falsch, dass die Araber jene eingeführt; sie haben dieselben genau so schüchtern angewendet, wie die Griechen. Vgl. noch Kap. 13 u. Kap. 14, 15.

[29] Wiederum hat das drastische Mittel dem behutsamen Araber grossen Wortreichtum, d. h. zweimalige Wiederholung desselben Satzes, abgenöthigt.

treibung, zweitens die Auflösung. Indessen erheischt das Organ[30] an sich ganz ungewöhnliche Zartheit, die darin besteht, dass dasjenige, was zurücktreibt und stopft und verdünnt und auflöst und reinigt, frei sei von lästiger Berührung, die das Gefühl beleidigt und Rauhigkeiten[31] zur Folge hat. Das ist nur zu erreichen, wenn die zusammenziehende Kraft des zurücktreibenden Mittels gemässigt wird, und das Beissen des auflösenden nicht ⟨deutlich⟩ hervortritt. Vielmehr ist es vorzuziehen, dass in jenem Austrocknung ohne Beissen enthalten sei, und dass die Heftigkeit seiner Wirkung gemildert werde durch Beimischungen z. B. von Eiweiss[32] oder von Frauenmilch, welche aus den Brüsten gedrückt wird während der Verreibung des Collyrs zum Einstreichen ⟨in das Auge⟩.[33]

Wenn aber die Materie schon entleert ist, und der Schmerz nicht mehr auf der Höhe seiner Wirkung sich befindet, so verordne die sogenannte Eintags-Salbe[34], vermischt z. B. mit Eigelb; und ohne Zögern wird der Kranke an demselben Tage geheilt, und kann Abends in's Bad schreiten.[35] Was übrig bleibt, den Rest aufzulösen, dazu gehört z. B. die Augensalbe aus Narde.[36] Zuweilen erfordert es die Zeit, dass du ihm am ersten Tage eine Augensalbe anwendest, ein wenig von der styptischen Salbe,[37]

---

[30] Galen, von den örtl. Mitteln, IV, c. 2 (B. XII, S. 712): *προςειληφέναι δέ τι καὶ τῆς τοῦ μορίου φύσεως εὐπάθειαν ἐξαίρετον . . . προςειληφότος.*

[31] Galen, a. a. O.: *ἀποκρουστικὰ δὲ παραληπτέον φάρμακα τὰ μὴ τραχύνοντα κ.τ.λ.*

[32] Galen, a. a. O.: *ὡς τὸ πολὺ ἀρκεῖ τὸ λευκὸν τοῦ ὠοῦ.*

[33] Galen, a. a. O.: *νέας ἅμα καὶ εὐχύμου γυναικὸς εἶναι τοῦτο ⟨τὸ γάλα⟩, τῶν τιτθῶν ἐκθλιβομένων ἐπὶ τὴν ἀκόνην ἐφ᾽ ἧς ἀποτρίβεται τὸ κολλύριον, ὅπως ἔτι χλιαρὸν ἐγχέηται τοῖς ὀφθαλμοῖς.*

[34] Galen, a. a. O.: *ὡς τὸ πολὺ ἀρκεῖ τὸ λευκὸν τοῦ ὠοῦ . . . διὰ τῶν καλουμένων μονοημέρων κολλυρίων.* (Sie enthalten Akazie, Kupferspähne, gebranntes Kupfer.)

[35] Galen, a. a O., S. 713: *ὡς εἰς ἑσπέραν λουτρῷ χρήσασθαι.*

[36] Galen, a. a. O.: *ἐπὶ δὲ τῆς ὑστεραίας τῷ καλουμένῳ ναρδίνῳ κολλυρίῳ πρὸς ἀποκατάστασιν καὶ τόνωσιν ὑπαλείψασθαι.*

[37] Die lat. Uebersetzung hat alipstitath, was unverständlich ist, der arab. Text aber al-istiftīkān, worin klar *στιπτικόν* zu Tage tritt, wiewohl ein *κολλύριον στιπτικόν* nicht zu belegen ist. Galen hat a. a. O.: *παραμίγνυται δ᾽ αὐτῷ κατὰ μὲν τὴν πρώτην ὑπάλειψιν ἐλάχιστόν τι τῶν δριμέων καὶ σταλτικῶν ὀνομαζομένων, κατὰ δὲ τὴν δευτέραν βραχύ τι τοῦδε πλεῖον.*

und am folgenden Tage etwas mehr hinzufügst, und damit wird die Genesung erfolgen.

Wenn die Materie nicht folgt, zur Auflösung, in einer alten Augen-Entzündung, dann wird es vielleicht nöthig sein, dass du etwas gebrauchst, wie den Saft der Eselsgurke und andres, was du ja schon kennst.

Zehntes Kapitel.

Ueber die Behandlung der galligen und blutigen Augen-Entzündung und der Röthe (des Erysipels).

Die gemeinsame Behandlung der Augen-Entzündung, deren Ursache gallige oder blutige Materie, ist Aderlass und <Darm-> Entleerung. Denn, wenn die Ursache in heissem, galligen Blut, oder in der Galle allein liegt; so nützt neben dem Aderlass die Darm-Entleerung mittelst einer Abkochung von Myrobal und bisweilen fügt man Turpeth (Abführ-Winde) hinzu.

Wenn dabei etwas Dickflüssigkeit <der Absonderung> besteht, und du erkennst, dass die Hirnhäute mit Materie durchtränkt sind; so wirst du die letztere verbessern mit dem heiligen Bittermittel. Mitunter kannst du dich in solchen Fällen auf den Aloë-Aufguss beschränken. Wenn Hitze dabei ist, benutzt man zum Aufguss Endivien-Wasser oder Regen-Wasser.

In allen diesen Fällen ist es nöthig, im Anfang einen Umschlag auf das Auge zu machen mit abkühlenden Mitteln von ausgedrückten <Pflanzen->Säften, wie z. B. die der Widderzunge oder der Weidenblätter sind, und von Schleimstoffen, und sie <auch> einzuträufeln; ferner Eiweiss, zusammen mit Eselsmilch oder allein; endlich das weisse Collyr und die übrigen, welche wir unter den zurücktreibenden Mitteln noch erwähnen werden.

Und <vielleicht> wirst du damit nicht die Endursache treffen, durch welche die Häute verdickt und die Materien eingesperrt werden; der Schmerz kann heftiger werden. Und, wenn du

---

[σταλτικά, zusammenziehend; στατικά, hemmend]. Uebrigens hat schon der latein. Uebersetzer eingesehen, dass Ibn Sina hier mit „dem ersten Tag" von Galen etwas abweicht und diesen Satz eingeklammert: was wir natürlich nicht nachahmen. Das Wort muss stehen bleiben.

die Materie fortgetrieben hast durch die Entleerung und durch die Ableitung und durch die Adstringentien, dann wende dich stufenweise zu den reifenden Mitteln.[1] Im Anfang müssen sie mit den Adstringentien gemischt werden: darauf wende sie an. Zunächst sollen sie milde sein, gemischt mit etwas, wie Rosen-Wasser. Auch in den verschiedenen Milch-Sorten wirkt die Kraft der Reifung. In dem Schleim des Flohkrauts wirkt zusammen mit der Zurücktreibung auch eine gewisse reifende Kraft. Der Schleim des Quittensamens besitzt eine noch kräftigere Reifung, als der eben genannte. Das Bockshorn-Wasser ist gut zur Reifung und schmerzstillend und verdient mehr, als die andren reifenden Mittel, den Anfang zu machen, und besitzt keine Anziehungskraft. Wenn es nöthig ist, ein derartiges Mittel zu verdicken, so geschehe dies mit den Schleimstoffen; oder abzukühlen, so geschehe dies mit den Pflanzen-Säften. Bereits erprobt ist der Saft des Baumes, der griechisch Akakia genannt wird und persisch Asech, im Anfang der warmen Augen-Entzündung und ⟨auch⟩ am Ende derselben; er zeigte sich nützlich und von stark specifischer Wirkung. Jene Säfte lässt man bisweilen gerinnen und hebt sie so auf. Hernach gehe über von derartigen Mitteln zur Abkochung von Steinklee, worin aufgelöst ward weisses persisches Gummi, das besonders gepflegt[2] ist mit der Milch der Frau und der Eselin.

Wenn die Krankheit anfängt abzunehmen, so füge bei der Anwendung der auflösenden Mittel etwas hinzu, was schon stärker ist, — wie persisches Gummi in Bockshorn- und Fenchel-Wasser und Bähung mit Wasser, in dem Safran und Myrrhe abgekocht sind. Und verordne das Bad, wenn du überzeugt bist, dass das Hirn rein ist, und tränke ⟨den Kranken⟩ einige Stunden nach einer mässigen Mahlzeit mit etwas lauterem, kräftigem altem Wein, in geringer Menge. Wenn er darauf ein Bad in warmem Wasser nimmt und gebäht wird, so wird das noch nützlicher sein. ⟨Ebenso⟩ auch die Anwendung der Collyrien, welche in der Arzneimittel-Lehre mitgetheilt werden, für den Niedergang und die Beendigung der Augen-Entzündung.

[1] πεπτικά, Galen, von den örtl. Mitteln, IV, c. 1 (B. XII, S. 702).

[2] Jacob. de part.: sarcocolla temperata post conquassationem una tota nocte in lacte mulieris . . .

Wenn die Materie blutig ist, sollst du Schröpfköpfe nach dem Aderlass anwenden und die Massage der Extremitäten und ihre Umschnürung andauern lassen, mehr als in andren ⟨Krankheits-Formen⟩; und im Anfang der Erkrankung die genannten Säfte anwenden, dann Brotkrume[2] hinzufügen; hierauf thu' jenes Brot in eingekochtes Weinbeer-Mus und mische es damit: vielleicht musst du noch ein wenig Opium hinzufügen, wenn heftiger Schmerz besteht.

Wenn die Materie gelbgallig ist, wirst du nach dem Aderlass ⟨den Darm⟩ entleeren mit einem Mittel, das die Galle abführt[3], und ein Süsswasser-Bad verabfolgen. Zuweilen ist es passend, kaltes Wasser dem Kranken über Kopf und Augen zu giessen. Zuweilen wäscht man das Gesicht mit kaltem Wasser, dem ein wenig Essig beigemischt ist, und dies nützt.[4]

In der galligen ⟨Augen-Entzündung⟩ muss man grössere Kühnheit zeigen bezüglich der Anwendung zusammenziehender Mittel im Beginn, ⟨doch⟩ auch ohne Uebertreibung; man soll ⟨dabei⟩ zusammenziehende Collyrien anwenden, die in ⟨Pflanzen-⟩ Säften gelöst sind. Aber bei dem Erysipel, welches zum Gesammtbegriff jener Krankheit gehört, muss man, nach der Entleerung des Darms mit Abführmitteln und mit dem Klystier, auch Umschläge anwenden aus der Rinde von Granat-Aepfeln, welche gekocht ward über ⟨glühenden⟩ Kohlen und verrieben mit Syrup oder Honig. Und anhaltend mache man dem ⟨Kranken⟩ warme Schwamm-Bähungen; auch Umschläge aus Erbsen- und Weizenmehl-Abkochung, mit Honig-Syrup oder Süsswurzel verrieben, sind ihm nützlich. Es ist auch nöthig, dass das Auge beharrlich mit Milch gewaschen, gekühlt und benetzt werde.

Aber die Beschränkung auf Abkühlungen gehört zu den Dingen, die verzögern und schwächen.

Wenn ⟨schliesslich⟩ die Krankheit sich löst und ⟨nur⟩ Röthe zurückbleibt, dann mach' einen Umschlag aus Eidotter, das ge-

---

[2] Alex. Trall. sog. Augenheilk., S. 162: *τοῖς διὰ κρόκου καὶ ψιχῶν.*

[3] Alex. Trall., S. 164, verwirft hierbei den Aderlass und empfiehlt nur die Abführung. Aehnlich Aët., c. 2, S. 2.

[4] Aët., c. 3, S. 8: *τὰς δὲ λήμας . . . διακαθαίρει τε καὶ ὀνίνησι καλῶς ὀξύκρατον ὑδαρέστατον καὶ αὐτὸ τὸ ὕδωρ καθ' αὐτὸ ψυχρὸν καταντλούμενον.*

braten und verrieben ist mit Safran, Honig und den übrigen Mitteln, die in unsrem Arzneischatz gegen Röthe verordnet werden.

Elftes Kapitel.

Ueber die Behandlung der kalten Augen-Entzündung.[1]

Bei der kalten Augen-Entzündung, welche aus kalter Materie entsteht, muss die kalte Feuchtigkeit entleert werden. Bisweilen muss man die Kur wiederholen, sei es ein Trank, ein Klystier, eine Gurgelung. Die Kur soll man beginnen mit denjenigen zurücktreibenden Mitteln, welche nicht sonderlich abkühlen, vielmehr einige Verdünnung in sich haben, wie Myrrhe und Gummi. Und, wenn du ein Collyr anwendest aus Narde mit passender Wasser⟨-Menge⟩, so wird das trefflich wirken.[2]

Wenn in den Häuten der Pupille[3] keine Schädigung besteht, so mach' ein Collyr aus Wasser, in dem aufgekocht sind Safran und weisser Vitriol und Honig. Im Anfang soll die Stirn mit einem Mittel aus weissem Vitriol gesalbt werden, besonders wenn der Weg der Materie durch die äussere Hülle geht; und es ist auch nicht schlecht, wenn der ⟨Kranke⟩ sein Gesicht wäscht mit Wasser, in dem weisser Vitriol gelöst ist; und, wenn man im Anfang eine Lidsalbe anwendet aus Theriak und Schwefel und Arsen, so ist das gut. — Auch das Trinken des Theriak ist nützlich. — Schon lange sind hierbei erprobt die Blätter des Ricinus, zerrieben und gemischt mit Alaun, und die Malven-Blätter, in Wein gekocht.

Wir aber werden in der Arzneimittel-Lehre Kügelchen angeben, die passend sind, das Lid zu salben.[4]

Bockshorn-Wasser und Leinsamen-Schleim gehört zu denjenigen Mitteln, deren Einträuflung in's Auge den an kalter Augen-Entzündung Leidenden Nutzen bringt. Und danach das rothe lindernde Collyr und das andre rothe Collyr, das grössere,

---

[1] Aët., c. 13 (S. 30): *περὶ τῆς κατὰ τοὺς ὀφθαλμοὺς ψυχρᾶς δυσκρασίας.*

[2] Aët., a. a. O.: *ἐγχυματιστέον . . . τῷ ναρδίνῳ Ζωΐλου ὑδαρεστέραν τὴν σύστασιν ποιοῦντες . . .*

[3] Steht wohl für Auge. In Betracht kommt hauptsächlich die Hornhaut.

[4] Scheint dies aber vergessen zu haben. Wenigstens findet es sich nicht K. V, I, VIII, noch V, II, II.

die Stern-Salbe[5] und Gummi, gelöst im Saft der Kapernstrauch-Blätter, und der Umschlag von Kapernstrauch-Blätter allein. Allen diesen ⟨Kranken⟩ nützt eine verdünnende Lebensweise und der Gebrauch des Bades und des weissen ungemischten Weins.[6]

Zwölftes Kapitel.

Ueber die Behandlung der Chemosis.[1]

Für die Augen-Entzündung, die bis zur Chemosis gediehen ist, besteht die Behandlung in der Entleerung und im Aderlass[2] und im Schröpfen; und zuweilen ergiebt sich die Nothwendigkeit der Arterien-Eröffnung. Wenn die ⟨Krankheit⟩ aus einer heissen Augen-Entzündung entstanden ist, und du schon Entleerung geschaffen von allen Seiten, und aus den Blut-Adern des Kopfes, und Schröpfköpfe gesetzt hast; so musst du so etwas anwenden, wie z. B. die weisse Salbe[2], von den zurücktreibenden Mitteln und von den kühlenden und lindernden Säften.[3] Aeussere Umschläge[3] sind z. B. ⟨von⟩ Safran und Koriander-Blättern und Steinklee mit Eidotter und Brot, aus denen man einen Aufguss in Wein-Syrup gemacht hat. Und zuweilen muss man ein wenig von den betäubenden Mitteln hinzufügen.

Die ⟨Lid-⟩Salben sollen aus denselben Stoffen bestehen und aus Schöllkraut und Kreuzdorn und Aloë. Zu den erprobten Mitteln gegen dieses Leiden gehört auch Eidotter mit Bärenfett: aus beiden bereitet man einen Umschlag, auf das Auge zu legen.

---

[5] Galen, von den örtl. Heilm., IV, c. 7 (B. XII, S. 761): *Ἀνίκητος ἀστήρ*, enthält Galmei, Bleiweiss, Antimon, Blei, Samische Erde u. s. w. Vgl. Aët., c. 7.

[6] Aët., a. a. O.: *καὶ τὸ λουτρὸν προςαγέσθω, ἀλλὰ καὶ οἶνον δοτέον.*

[1] Ueber diesen Namen vgl. Wörterbuch d. Augenheilk., ferner Gesch. d. Augenheilk. im Alterth., S. 373, woselbst auch das Kapitel der Chemosis nach dem griech. Kanon (Demosth.) aus Oreib. (V, S. 446) und Paul. (III, c. 22, § 5) angeführt ist. S. oben S. 28, Anm. 5.

[2] *θεραπεύειν ⟨τὴν χήμωσιν⟩ φλεβοτομίᾳ καθαρτικῷ τε καὶ τῷ διαῤῥόδῳ κολλυρίῳ τῷ λευκῷ.* (Paul., a. a. O.)

[3] *πυρίαις τε καὶ καταπλάσμασι παρηγορικοῖς χρηστέον* (Paul., a. a. O.). Die Therapie der Chemosis ist bei Paulus ganz kurz abgehandelt und umfasst im Wesentlichen nur das in Anm. 2 und 3 Mitgetheilte.

Ebenso nützen Rosen, in eingedicktem Traubensaft, dann mit Eidotter erwärmt und auf das Auge gelegt. Wenn aber der Schmerz heftig wird, dann nützt Safran, zerrieben mit Milch, und Koriander-Saft, zur Einträuflung in's Auge. Einige aber lieben bei der Chemosis nur äussere Anwendungen: es genüge, drei Tage hindurch Milch in's Auge zu träufeln, wenn der Zustand der Kranken und die Zeit dies erlauben. Und diejenigen, welche Pulver anwenden, haben es schon erprobt in der Chemosis, für den Geschwür-Schmerz, dass ein Pulver aus persischem Gummi und Safran und Schöllkraut-Saft und Opium eingerieben werde.

Entsteht die Chemosis nach einer dicken, kalten Augen-Entzündung, so muss man mit den heiligen ⟨Bitter-Mitteln⟩ ihren Schaden beseitigen und Schleim-Mittel anwenden, welche lindern, und die aus dem Saft des Kohls oder aus dem Wasser seiner Abkochung bereitet werden. Zuweilen wird es nöthig sein, dieselben mit dem Wasser des Nachtschattens zu vermischen, und zuweilen mit Myrrhe und Safran.

Dreizehntes Kapitel.

Von der Behandlung der windigen Augen-Entzündung.[1]

Die windige Augen-Entzündung wird behandelt mit Aufschlägen und Bähungen[2] und Bädern.

---

[1] Paul. hat ein Kapitel (III, c. 22, § 7ª u. 8) *Πρὸς ἐμφυσήματα κνησμώδη... Τὸ μὲν ἐμφύσημα ὄγκος ἐστὶν οἰδηματώδης τοῦ βλεφάρου...* Aët., c. 14 (S. 30): *Περὶ ἐμφυσήματος, ἐκ τῶν Δημοσθένους. Ἐμφυσᾶσθαι τὸν ὀφθαλμὸν λέγουσιν, ὅταν χωρὶς φανερᾶς αἰτίας οἰδήσας ὁ ὀφθαλμὸς ἀχρούστερός τε καὶ φλεγματωδέστερος καὶ κνησμώδης ἰσχυρῶς μετὰ ῥεύματος γίγνεται· συμβαίνει δὲ τοῦτο ὡς ἐπίπαν τοῖς πρεσβυτέροις μάλιστα, ἀπὸ τοῦ πρὸς τῇ ῥινὶ κανθοῦ κνησμοῦ ἀρχομένου . . . προςπλεονάζει δὲ ἐν θέρει.* Es sind dies wohl von Thränenschlauch-Leiden abhängende Entzündungen des Lids und der Bindehaut und nicht das, was wir als Emphysem (Luft-Geschwulst der Lider nach Verletzung) zu bezeichnen pflegen. Allerdings hat Paul. ein Kapitel *περὶ ὑποσφαγμάτων καὶ ἐμφυσημάτων* (und Ioann. Akt., II, 443, erklärt das Lid-Emphysem durch Ansammlung von Luft in den Lidern).

[2] Aët.: *θεραπεύεται δὲ πυριῶντα διὰ σπόγγων.*

Die Bähung mit Hirse ist die nutzbringende für den ⟨Kranken⟩. Einige verwegene Aerzte wagen[3] mitunter Betäubungsmittel bei Heftigkeit des Schmerzes anzuwenden und zwar so, dass dieser sofort gelindert wird. Aber nach einer Stunde wird er heftiger erregt, weil ⟨jene Kur⟩ es hindert, dass die Aufblähung sich löst. Dir aber rathe ich milde Lösungsmittel an.

Vierzehntes Kapitel.

Kurze Angabe der bei Augen-Entzündung gebräuchlichen Heilmittel.

Natürlich das weisse Collyr.[1] Denn dasselbe hat die Kraft zu vereinigen, zu kühlen, Schmerz zu stillen und beissenden Stoff zu verbessern. Zweilen wird ihm Opium hinzugefügt, dann stillt es kräftiger den Schmerz; aber vielleicht schadet es dann der Sehkraft und verlängert die Krankheit wegen der Betäubung und Unreife, die es bewirkt. Zu den ⟨Mitteln⟩, die hierher gehören, ist auch zu rechnen das Kügelchen aus Rosen; es ist von grösstem Nutzen bei Hitze und Schmerz; ⟨auch⟩ giebt es ⟨davon⟩ grössere und kleinere: in unsrer Arzneimittel-Lehre wirst du Kügelchen und Collyrien dieser Art finden. In den Tabellen der einfachen Mittel des Auges ⟨l. II Tr. II⟩ wirst du zurücktreibende Mittel finden, wie Bleiglätte und Traganth und Kreuzdorn und Rosen und Antimon aus Ispahan und Akazie und Schöllkraut und Santel und Gall-Aepfel und Siegel-Erde und die übrigen Pflanzensäfte und Gummi-Arten und dgl.

Zu den einfachen Mitteln, welche specifisch sind für dicke Materien, gehören Myrrhe, Safran, Weihrauch, Narde, Bibergeil, ein wenig Kupfer, Aloë ganz besonders und Klimme und gebranntes Hirschhorn.[2]

---

[3] Vgl. Anm. 28 des Kap. 9.

[1] *κολλύριον λευκόν.* Paul. VII (S. 282): ⟨*K.*⟩ *λευκὸν διαρόδιον. Καδμίας κεκαυμένου καὶ πεπλυ., ψιμυθίου πεπλυ. ἀνὰ λι. α̅, ἀμύλου, ὀπίου, τραγακάνθης ἀνὰ γο γ̅, ἀλόης γο α̅S, κόμμεως γο γ̅, κρόκου γα α̅S, ῥόδων ὠνυχισμένων γο ϛ̅, ὕδωρ.*

[2] [und Kügelchen]. Diese beiden Worte geben keinen Sinn: sie stellen entweder eine Randglosse dar, oder sie sind unvollständig, insofern der Stoff der Kügelchen nicht angegeben ist. (Sie fehlen in d. lat. Uebers.)

Aber, was die Anordnung und Mischung anlangt mit dem, was kälter oder wärmer ist in den Materien; so ist dies Sache des ärztlichen Takts.

Die andren zusamengesetzten Mittel, welche erprobt sind, werde ich in der Arzneimittel-Lehre auseinandersetzen.

Zu den erprobten Mitteln, welche zurücktreiben, bei heftigem Schmerz und dicker Materie, gehört die Augenbrauen-Schwärze mit reinem Honig. Bockshorn-Saft kann mit der Sonde in den Thränenwinkel gebracht werden. Zu den zusammengesetzten Mitteln der Art gehört das styptische Collyr und das linde, rothe und das grössere Collyr aus wilden Granat-Aepfeln; Rosensamen-Kügelchen sind aus dieser Gattung von besonderer Vortrefflichkeit.

Tractat II.

Von den übrigen Erkrankungen des Augapfels, und hauptsächlich von denen der Zusammensetzung und des Zusammenhangs.

Erstes Kapitel.

Von den Bläschen.[1]

Es kommen im Auge wässrige Bläschen vor, in gewissen Schichten der Hornhaut, deren vier gezählt werden.[2] Diese Wässrigkeit ist eingesperrt zwischen zwei von diesen vier Schichten. Der Ort ist zweifellos verschieden. Diejenige Art, welche tiefer liegt, ist mehr bösartig.[3] Die ⟨Ansammlung⟩ unterscheidet sich erstlich in der Quantität, nach Zu- und Abnahme; und sodann in der Qualität, durch Farbe und Wesenheit. Und bisweilen unterscheidet sie sich nach ihrem süssen Geschmack und nach ihrer Schärfe[4] und ätzenden Beschaffenheit. Diejenige Art, welche unter der ersten Schicht sich befindet[5], sieht schwärzlich aus,

---

[1] Vgl. Aët., c. 31, *περὶ φλυκταινῶν*, womit unser Kap. ziemlich übereinstimmt.

[2] [bei Einigen, bei Andren drei] sowie gleich weiter noch einmal [oder drei] haben wir als störende Einschiebsel in den arabischen Text angesehen und entfernt. Ueber die vier (oder drei) Schichten der Hornhaut, welche die Griechen annahmen, vgl. Tract., I, c. 1.

[3] *χαλεπὴ δὲ ἡ κατὰ βάθος.* Aët., a. a. O.

[4] *εἴτε διὰ πλῆθος ῥαγείη ἡ φλυκτίς, εἴτε διαβρωθείη ὑπὸ δριμύτητος.* Aët., a. a. O.

[5] Im arab. Text steht noch [ist schlimm]. Das entsprechende mala der lat. Uebersetzung ist schon von Bellunensis gestrichen, ganz richtig, mit Rücksicht auf das voraufgegangene. (S. Anm. 3.)

weil sie den Blick nicht von dem Erreichen der Traubenhaut abhält. Die tiefer gelegene hält ihn ab, weil sie zu entfernt ist, als dass der Strahl zu ihr durchdringen kann: deshalb erscheint sie weiss.[6]

Viel scharfes Wasser in der Blase ist schlimm, denn es schädigt gleichzeitig durch Ausdehnung und durch Schärfe. Je tiefer die Blase sitzt, um so mehr dehnt und breitet sie sich aus und wirkt ätzend. Eine solche ⟨Blase⟩, welche dem Sehloch gegenüber liegt[7], schadet der Sehkraft und ganz besonders, wenn sie ätzend und geschwürig ist.

Zweites Kapitel.

Von der Behandlung.[1]

Die Behandlung der Blase, so lange sie klein bleibt, geschieht mit den austrocknenden Heilmitteln, wie demjenigen aus samischer Thon-Erde (d. i. der Stern-Erde). Dies ⟨Mittel⟩ wird folgendermassen ⟨bereitet⟩. Man nehme gedörrten samischen Thon 3 Unzen, Galmei 1 Unze, gewaschenen gelben Galmei und geschlemmtes Antimon je 2 Unzen, gewaschene Kupferschlacke 1 Unze[2], Opium 3 Unzen, Gummi 4 Unzen: verreibe es in Regenwasser und bereite daraus Collyrien und wende sie an mit Bockshorn-Wasser.

Wenn aber die Blase sich stark vergrössert, muss sie operativ behandelt werden.[3]

---

[6] Etwas anders Aëtios. „Die Blase ist an sich schwarz, die Hornhaut an sich weiss. Deshalb ist die oberflächliche Blase schwärzlich, die tiefere weisslich.“ — Die weisseren, tiefen Blasen des Aët. und Ibn Sina sind wohl hervorragende Narben der Hornhaut (Leucoma prominens).

[7] Aët.: *κατὰ τὴν κόρην . . . ἕπεταί τι ἕτερον κακόν . . . ἄνθρωπος οὐκ ὄψεται.*

[1] Die Behandlung der Phlyktänen bei Aëtios ist ganz anders.

[2] Glosse [„in einem Recept 4 Unzen, in einem andren eine einzige Unze“].

[3] [d. h. durch einen Einstich mit einer Lanzette. Ich habe mit der Lanzette Jemand geheilt, der diese Krankheit hatte, und die wässrige Substanz herausgebracht, die sich angesammelt hatte unter der Oberfläche der Hornhaut, und die Oberfläche der Hornhaut kam wieder in Ordnung; und

Drittes Kapitel.

Ueber die Geschwüre des Auges und über die Zerreissung der Hornhaut.

Die Geschwüre des Auges entstehen hauptsächlich aus scharfen, verbrannten[1] Stoffen. Es giebt deren sieben Arten: vier an der Oberfläche der Hornhaut, welche Galenos[2] Geschwüre nennt und Einer vor ihm Rauhigkeit.

Das erste ist ein Geschwür, ähnlich dem Rauch, und befindet sich über dem Schwarzen des Auges, auf dem es sich ausdehnt, und nimmt einen grossen Raum ein und heisst Nebel (alḫafī = achlys)[3], und oft auch Katam.[4] Ferner giebt es eine andre Art, diese ist tiefer und stärker weiss und von geringerer Ausdehnung und heisst Wolke[5] und wird öfters gleichfalls Katam genannt.

Das dritte ist das Kranz- ⟨oder Rand-⟩Geschwür; es befindet sich auf dem Kranze, d. h. dem Rande des Schwarzen; zuweilen nimmt es auch einen Theil von dem Weissen der

---

nachbehandelt habe ich mit Milch und der Blei-Salbe: da wurde er ganz gesund]. Dieser Satz beider arab. Ausgaben fehlt in den latein. Uebersetzungen vollständig. Da solche casuistische Mittheilungen bei Ibn Sina ganz ungewöhnlich sind, so mag man hier einen späteren Zusatz (aus der Zeit zwischen 1140 und 1590) annehmen. Der Stil des Arabischen spricht auch für diese Annahme.

[1] = phlegmatischen.

[2] Hier haben wir eines der seltnen Citate bei Ibn Sina. Uebrigens vermögen wir aus den uns erhaltenen echten Schriften des Galen dieses Citat nicht zu belegen. Von den unechten möchte man die Einführung (B. XIV, S. 773) und die ärztl. Erklärungen (B. XIX, S. 433) herbeiziehen, oder de oculis (IV, 10), wo uns auch die Zahl 7 = 4 + 3 entgegentritt. Ein weit besserer Text ist uns bei Paul. überliefert (vgl. Gesch. d. Augenheilk. im Alterth., S. 380). Doch am ähnlichsten dem Text des Ibn Sina ist der des Aëtios, c. 27 (S. 50).

[3] Aëtios fast wörtlich ebenso: *ἡ μὲν γὰρ ἀχλὺς ἐπιπόλαιός ἐστιν ἕλκωσις ἐπὶ τοῦ μέλανος γινομένη, παραπλησία ἀχλυώδει ἀέρι τῷ χρώματι κυανῷ, πολὺν τόπον ἐπέχουσα τοῦ μέλανος.*

[4] Schwer zu deuten; arab. qatām = schwärzliches Pulver.

[5] Aët. fast wörtlich ebenso: *νεφέλιον καλεῖται τὸ ἐπὶ τοῦ μέλανος βαθύτερον τῆς ἀχλύος ἕλκος καὶ μικρότερον, τῇ δὲ χρόᾳ λευκότερον.*

Bindehaut ein: und was vor der Pupille ist, erscheint weiss und roth das, was auf der Bindehaut liegt.[6]

Die vierte Art heisst Brandgeschwür[7] und auch das wollige Geschwür und es ist in dem sichtbaren Theile der Pupille so, als ob ein wenig Wolle darüber wäre.

Und drei ⟨andre⟩ sind tief. Eins heisst bothrion[8], d. h. das tiefgrubige, und hat eine grosse Tiefe: es ist ein tiefes, engês, reines Geschwür. Das zweite heisst koiloma[9], d. h. das grabende; es ist von geringerer Tiefe und breiterer Erstreckung. Das dritte heisst Encauma[10], d. h. auch Brandgeschwür; es ist ein schmutziges Geschwür mit Schorf, bei dessen Reinigung eine Befürchtung Platz greift: nämlich die Feuchtigkeit ⟨des Auges⟩ fliesst aus wegen der Zerfressung der Häute, und dabei geht das Auge zu Grunde.

Geschwüre entstehen aber im Auge im Gefolge entweder einer Augen-Entzündung oder einer Pustel, oder durch eine Verletzung. Häufig beginnt das Geschwür von innen und bricht nach aussen auf; und auch das umgekehrte ⟨kommt vor⟩.

---

[6] Aët., c. 28: *Ἄργεμόν ἐστι τὸ κατὰ τὸν τῆς ἴρεως κύκλον γιγνόμενον ἑλκύδριον, ἀπειληφὸς τὸ μὲν τοῦ λευκοῦ, τὸ δέ τι τοῦ μέλανος, λευκὸν φαινόμενον.* Galen. defin. m. 330 (B. XIX, S. 433): *Ἄργεμόν ἐστιν ἕλκωσις κατὰ τὸ μὲν μέλαν λευκὴ φαινομένη, κατὰ δὲ τὸ λευκὸν ὑπέρυθρος.* Es ist die heute sogenannte Phlyktaene.

[7] Aët.: *ἐπίκαυμα δὲ λέγεται ὅταν τὸ μέλαν τοῦ ὀφθαλμοῦ τραχυνθὲν ἐπιπολῆς ἐπικαὲν φανῇ, τῇ χρόᾳ τεφρὸν γενόμενον.* Ibn Sina meint wohl das (scrof.) Gefässbändchen der Hornhaut.

[8] lubujun, verdorben aus *βοθρίον*. Paul.: *τὸ μὲν γὰρ ἐν τῷ κερατοειδεῖ κοιλόν τε καὶ στενὸν καὶ καθαρὸν ἕλκος βοθρίον* (Grube) *ἐπονομάζεται.* Ebenso Aëtios.

[9] lubumāj, verdorben aus *κοίλωμα*. Paul.: *τὸ δὲ πλατύτερον μὲν τοῦ βοθρίου, ἧσσον δὲ βαθὺ, κοίλωμα καλεῖται.* Ebenso Aëtios.

[10] Aucauma, verdorben aus *ἔγκαυμα*. Aët., a. a. O.: *ἔγκαυμα δὲ ἐστι τὸ κατὰ τὸ πλεῖστον γιγνόμενον ἐκ πυρετοῦ ἕλκος μετὰ ἐσχάρας ἀκαθάρτου ... ἐν τῇ καθάρσει προχεῖται ἔξω τὰ ὑγρά.* Uebrigens sagt Paul. das letztere auch vom *ἐπίκαυμα* aus. Doch spricht schon der Name dafür, dass die Darstellung des Aët. die genauere ist. Vgl. Gesch. d. Augenheilk. im Alterth., S. 381.

Viertes Kapitel.

Von den Zeichen.

Zeichen des Geschwürs in dem Augapfel ist eine weisse Stelle, wenn das erstere in der Hornhaut liegt; und eine rothe, wenn es sich in der Bindehaut befindet[1]. Daneben besteht heftiger Schmerz und Klopfen. Und, wenn der Eiter, welcher sich in dem Verbande findet, weiss ist; so bezeichnet dies schwachen Schmerz und starkes Klopfen; und, wenn gelb und dunkel, so wird ⟨der Schmerz⟩ gelinder; und, wenn ⟨der Eiter⟩ röthlich ist, dann wird der Schmerz noch weit gelinder.

Fünftes Kapitel.

Von der Heilung der Geschwüre.[1]

Wenn das Geschwür im rechten Auge sitzt, muss ⟨der Kranke⟩ auf der linken ⟨Seite⟩ schlafen; und, wenn es im linken sitzt, auf der rechten. Im Anfang muss er eine schmale Diät gebrauchen. Wenn nun das Geschwür im Durchbruch begriffen ist, dann verringere (beschränke) die Nahrung auf Extremitäten[1a] und junge Hühner, so dass die Körperkraft nicht geschwächt werde, und ⟨somit⟩ die Geschwürs-Heilung ausbleibe, indem ⟨dabei⟩ die flüssigen Absonderungen des Körpers sich vermehren. Der Kranke soll sich nicht anfüllen. Er soll, soviel wie möglich, weder schreien noch niessen; auch soll er nicht in's Bad gehen vor der Reifung der Krankheit, und wenn er es thut, darf er nicht lange darin verweilen.[2]

Die Grundlage und Wurzel der Behandlung bestehe in der Reinigung des Kopfes mit den Abführmitteln, welche ⟨die Stoffe⟩ nach unten ziehen. Ebenso nützt hierbei sehr viel das Schröpfen

---

[1] Vgl. Anm. 6 des vorigen Kapitels.

Kap. 5. [1] Der von Galen (v. den örtl. Heilmitteln, IV, c. 4) überlieferte Abschnitt *περὶ τῶν ἐν ὀφθαλμοῖς ἑλκῶν* und auch die von Aët. (c. 17) überlieferte *κοινὴ θεραπεία τῶν ἐν ὀφθαλμοῖς ἑλκῶν Σεβήρου* hat zwar einiges mit unsrem Kapitel gemeinsam; aber des Paul. (III, c. 22, § 24) Abschnitt *περὶ ἑλκῶν* enthält vieles in wörtlicher Uebereinstimmung.

[1a] Wie gekochte (klebrige) Kalbsfüsse. Vgl. Isa ben Ali, II, c. 53.

[2] Aët., c. 17: *σπανιαίτατα λούειν.*

auf dem Schenkel und der Aderlass[3] aus der Schenkel-Vene; ⟨ferner⟩ beharrliches Abführen, alle vier Tage, mit einem Mittel, das die scharfe, dünne Absonderung herausbringt, aus Abkochungen und Aufgüssen.

Wenn daneben eine Augen-Entzündung besteht[4], so behandle man diese zuvor mit der Entleerung, die ich schon in dem betreffenden Kapitel angegeben habe, und mit den Mitteln, welche Linderung des Schmerzes mit Geschwürs-Heilung verbinden, wie z. B. dem Collyr aus Stärke und Weihrauch und dem aus Bleiweiss[5] und der Einträuflung von Frauen-Milch in's Auge. Wenn dabei Thränenschuss besteht, so mische man ⟨jenen⟩ etwas bei[6], was hemmende Wirkung besitzt.

Im Ganzen besteht die Grundregel der Arzneiwahl darin, dass man alles das zu wählen hat, was trocknet, ohne zu beissen.[6a] Wenn die Hitze stark ist, dann reiche das lindernde Hanf-Collyr. Auch das Weihrauch-Collyr ist sehr hilfreich. Zu den sehr nützlichen gehört auch das Hefen-Collyr und der Schwan.[7] Wenn Thränenschuss besteht, so passt das Collyr aus der Kruke und das Chīische.[8] Wenn Thränenschuss mit akuten Erscheinungen besteht, so geben wir das sarische[9] Collyr; und, wenn ohne akute Erscheinungen, so wenden wir dasjenige Collyr an, welches Myrrhe und Narde enthält.[10] Wenn die Geschwüre schmutzig sind, so reinigen wir dieselben mit Honig-Syrup oder mit der Abkochung von Bockshorn nebst einem der genannten ⟨Collyrien⟩, oder mit Schleim des Leinsamens oder mit Frauen-Milch.[11]

---

[3] Ebendas.: *διὰ φλεβοτομίας ἢ καθάρσεως ἢ κλυστῆρος.*

[4] Paul., a. a. O.: *Εἰ μὲν οὖν τύχῃ τὸ ἕλκος ἅμα φλεγμονῇ συστῆναι, καὶ τὴν θεραπείαν διὰ τῶν τὴν φλ. πραΰνειν τε καὶ συμπέττειν δυναμένων ποιητέον.*

[5] *ψιμυθίου*, Paul., a. a. O.

[6] Paul., a. a. O.: *Εἰ δὲ σὺν ῥεύματι τὸ ἕλκος εἴη τῶν πρὸς ἐκεῖνο κολλυρίων τι μίξωμεν ὁποῖόν ἐστι τό τε δι᾽ ὑδρίας καὶ τὸ Χιακόν.*

[6a] Paul., a. a. O.: *καὶ ὅσα τῆς ἀποκρουστικῆς ἀδήκτου μετέχει δυνάμεως.*

[7] *ὁ κύκνος καὶ τὰ πηλάρια*, Paul., a. a. O. Im Arabischen entstellt: sfanium waqweibis.

[8] Im Arabischen entstellt: madurfus larusus. Die Zusammensetzung dieser Collyrien s. bei Paul. Buch VII, S. 280.

[9] Was das sarische Collyr sei, ist schwer zu sagen.

[10] Paul., a. a. O.: *τοῖς τε διασμύρνοις καὶ ναρδίνοις.*

[11] Paul., a. a. O.: *ῥυπαρῶν δὲ τῶν ἑλκῶν ὄντων, τῷ τε μελικράτῳ μετρίως ὑδαρεῖ καὶ τῷ τῆς τήλεως ἀφεψήματι χρησώμεθα.*

Wenn ⟨die Geschwüre⟩ stark zerfressen sind, muss man das Trachom-Collyr anwenden. Wenn das Geschwür sich reinigt[12], gehe über zu den Mitteln, welche trocknen, ohne zu beissen, wie das Collyr aus Weihrauch, und Weihrauch für sich und Stärke und Bleiweiss und gebranntes Blei und das weisse Collyr und das Blei-Collyr ganz besonders und ebenso die geschlämmte Asche der gewöhnlichen Muschel mit Eiweiss oder die der grossen Muschel mit gleichen Theilen des Samens vom wilden Granatbaum. Beschreibung des Livius'schen Collyrs[13]; es ist wirksam: Galmei 16 Drachmen[14], gewaschenes Bleiweiss eine Unze, Stärke, Opium, Traganth je 2 Drachmen; zerreibe es, verreibe es mit Regenwasser und knete es mit Eiweiss. Ein andres von derselben Benennung[15], das wirksamer ist: Gelber Galmei, gebrannt und gewaschen, und gewaschenes Bleiweiss je 8 Unzen, Myrrhe 6 Drachmen, gewaschenes Antimon eine Drachme, Bleiglätte 6 Drachmen, gebranntes und gewaschenes Blei sowie Talk je 4 Drachmen, Traganth 8 Drachmen; zerreibe es mit Wasser und knete es mit Eiweiss und wende es an, denn es ist sehr nützlich.

Sechstes Kapitel.

Von den Zerreissungen der Hornhaut.[1]

Zuweilen entsteht sie von einem Geschwür, welches voraufgeht, und zuweilen von einer äusseren Ursache, wie von einem

[12] Paul., a. a. O.: *καθαρθέντα δὲ τὰ ἕλκη καλῶς πέφυκεν ὁ Κλέων ἀφουλοῦν.* (Im Text *κλαίων.*) Im 7. Buch giebt Paul. das Recept desselben: *Πομφόλυγος, μολύβδου ἀνὰ γο. ε̅, κρόκου γο. α̅S, λεπίδος στομώματος γο. α̅, κόμμεως γο. β̅, ὕδωρ ὄμβριον· ὑδαρὲς ἔγχριε.*

[13] Arabisch steht lunabis für lubanis, latein. luberis. Aus dem Vergleich mit Galen (XII, S. 762) und Paul. (S. 282) folgt, dass *Λιβιανόν* gemeint ist, d. h. das Collyr von *Λίβιος* = Livius.

[14] mithkal, also grosse Drachmen zu 6 Gramm.

[15] Galen, a. a. O.: *Ἄλλο τὸ Λιβιανόν.* Paul., a. a. O.: *τινὲς καὶ σμύρνης γ. δ̅.*

[1] Bei Paul. (III, c. 22, § 25) folgt auf den Abschnitt von den Geschwüren derjenige über den Vorfall: *Περὶ προπτώσεως. Πρόπτωσίς ἐστι προπέτεια τοῦ ῥαγοειδοῦς χιτῶνος ἐκ διαβρώσεως ἢ ῥήξεως τοῦ κερατοειδοῦς γινομένη· ἥτις μικρὰ μὲν ἔτι οὖσα ... μυϊοκέφαλον καλεῖται· ἐπὶ πλέον δὲ*

Schlag oder von einem Fall, welcher Durchbruch bewirkt; und dann erscheint die beerenförmige Haut. Wenn das, was von dieser sichtbar ist, einen kleinen Theil darstellt, heisst es ameisen-artig und fliegen-artig, je nach der Grösse und der Kleinheit. Wenn es aber grösser ist, so dass darin gewissermassen eine Weinbeere erscheint, so heisst es trauben-artig (beeren-artig); und diejenige Form, die noch grösser ist, heisst blasen-artig. Wenn aber die Beerenhaut stark hervortritt, so dass sie den Lidschluss hindert[2], so heisst sie nagelförmig.

Wenn die ⟨vorgefallene⟩ Beerenhaut weiss wird, so giebt es keine Heilung. Und wisse: wenn die Hornhaut der Länge nach gespalten wird, so erscheint nicht die weisse Farbe, sondern ein Spalt; und es ist so, als ob die Pupille in die Länge gezogen ist.

Man kann dies noch deutlicher erklären und sagen: Bisweilen betrifft die Zerreissung alle Theile und Schichten der Hornhaut, und die Hervorragung besteht aus der Substanz der Beerenhaut. Bisweilen betrifft aber die Zerreissung nur einige Theile der Hornhaut, und die Hervorragung besteht aus der letzteren selbst. Und dies letztere geschieht bei Zerfressung einzelner Häute derselben, und dies gleicht einer Blase.[3]

Aber es unterscheidet sich von den Blasen und den Geschwüren dadurch, dass mit diesen ⟨letztgenannten⟩ verbunden ist Röthung im Weissen des Auges, ferner Thränen und Pulsiren; und die letztgenannten mit der Sonde sich niederdrücken lassen: dies ⟨beides⟩ ist aber hier nicht der Fall.

αὐξηθεῖσα, παραπλησίως ῥαγὶ σταφυλῆς, σταφύλωμα· ἐπὶ πλεῖστον δὲ ὡς ὑπερεκπίπτειν καὶ τὰ βλέφαρα, μῆλον· εἰ δὲ τυλωθείη τοῦτο, ἧλος προσαγορεύεται. Dies ist klar und ebenso des Aët. Kapitel 35 und 36 (vom Fliegenkopf und von der Beerengeschwulst). Von Ibn Sina's Darstellung kann man dies nicht rühmen. Störend ist die doppelte Schilderung der vier Arten des Vorfalls, zumal die zweite mit der ersten nicht völlig übereinstimmt. Einheit würde gewonnen, wenn man die zweite Darstellung, als späteren Zusatz, fortstreicht. (Der Stil derselben ist allerdings nicht abweichend.)

[2] Im Arabischen: zwischen steht zwischen den Lidern und dem Bedecktsein.

[3] Aët., a. a. O.: ⟨*σταφύλωμα*⟩ *γίνεται δέ ποτε μὲν ὑγρῶν ὑπαχθέντων ὑπό τινα τῶν κτηδόνων τοῦ κερατοειδοῦς χιτῶνος . . . καἔκὶ τινος φλυκταινώδους.*

Aber die Hervorragung, welche durch Zerreissen der Hornhaut in allen ihren Schichten entsteht, ist entweder Vorfall der ganzen Beerenhaut oder eines Theiles derselben. Es giebt vier Arten davon, ⟨die wir schon genannt haben⟩.[4]

Siebentes Kapitel.

Von den Behandlungen.

So lange ⟨das Uebel⟩ noch auf dem Wege der Entstehung ist, besteht die Behandlung in derjenigen der Geschwüre und der Pusteln, nach dem, was wir angeführt haben, dass dieselben Reinigung des Körpers erheischen, je nach der Natur der Krankheit, Entleerung mittelst des Aderlasses und der Abführung. Nach der Entleerung werde ein Süsswasser-Bad verabreicht, namentlich wenn in der Körpermischung Schärfe vorhanden ist; jedoch soll der Kranke nur kurze Zeit in der Luft des Bades verbleiben. Auch soll er nicht häufig seinen Kopf in Brunnenwasser tauchen, mag es warm oder kalt sein. Auch soll auf sein Haupt kein Oel gebracht werden. Denn einige Arten ⟨des letzteren⟩ senden Materie zum Auge, durch Auflösung der im Hirn befindlichen Materie und ziehen ⟨noch⟩ herbei, was nicht in demselben ist; andere verdichten die Poren der Auflösung: da sie also keinen freien Raum findet, wendet sie sich zu den

[4] Zusatz. [Erstens die kleine, fliegen- oder ameisen-artige. Wenn diese sehr klein ist, sieht sie aus, wie eine Blase oder Pustel; doch unterscheidet sie sich von der letzteren, weil sie die Farbe der Beerenhaut darstellt, schwarz oder blau oder grau. Ist hingegen die Farbe des Gebildes verschieden von der der Beerenhaut, so handelt es sich um eine Blase. Bisweilen wird es sichergestellt durch Beurtheilung seiner Beschaffenheit, indem man ringsum an der Wurzel gewissermassen einen weissen Saum wahrnimmt: dies ist eben nur die Grenze der durchbrochenen Hornhaut und diese wird weiss bei der Vernarbung. ⟨Aët., c. 35: λευκὰ φαίνεται τὰ χείλη.⟩ Die zweite Art ist die, welche wir erwähnt und trauben-(beeren-)förmig genannt haben. Die dritte ist noch grösser und hindert den Lidschluss und heisst blasen- und nagel-artig. Die vierte ist gewissermassen von der Gattung der blasenartigen, jedoch ist sie veraltet und verwachsen mit dem was von ihr heraustritt, aus der Hornhaut hervorkommend; und sie heisst ringförmig und ähnelt dem Ring der Spindel, welcher mit dem Gespinnst verbunden ist.]

Oberflächen des Hirns. Die Speisen seien von gutem Saft, gemässigt, kalt und feucht; die übrige Lebensweise entsprechend. So lange es eine Pustel bleibt, muss sie gereift und behandelt werden mit der Behandlung der Geschwüre. Wenn es aber geschwürig wird, so lege Umschläge auf, aus zusammenziehenden Mitteln nebst ausziehenden, als da sind Quitten und Linsen, beide mit Honig gekocht, und Granat-Blüthe und Olivenblätter-Saft und Eidotter und Safran und Granatapfel-Pulpe, mit einem wenig Essig gekocht und mit dem Saft unreifer Oliven aus Jemen: daraus macht man einen Umschlag. Oder, wenn es vertragen wird, träufelt man es in das Auge, zusammen mit Stärke und ähnlichen Dingen.

Ist aber Durchbruch ⟨bereits⟩ eingetreten, so wende man ⟨auch⟩ die Behandlung des Durchbruchs an. Der ameisenähnliche ⟨Vorfall⟩ werde behandelt mit hemmenden Mitteln, welche zusammenziehen[1], und mittelst der Bähungen mit Essig und Wasser und Galläpfel-Wein, und mit Wasser, in dem Rosen aufgekocht sind. Man reibe ein mit zusammenziehenden Collyrien. Zu den hierbei hilfreichen Mitteln gehört der Saft der Oelbaum-Blätter und der des Hirtenstabs.

Zu den einfachen Mitteln von zusammenziehender Wirkung gehört Narde, Rosen, gebranntes Blei, weisser Thon und Siegel-Erde, Bleiweiss. Und von Pulvern zwei Theile Galläpfel zu 10 Theilen Antimon. Und von den Collyrien Hanun und Agardinun und Barutinun und Dijalnas und das arabische Collyr; und zu den stärkeren gehört das Collyr Beritusas.[2] Und, wenn dann etwas eingeträufelt worden, so werde ein Ver-

[1] Bei Paul. (III, c. 22, § 24) folgt unmittelbar auf das in Anm. 1 des vorigen Kapitels Erwähnte das folgende: *εἰ μὲν ἐπ᾽ ὀλίγον ἄχρι μυιοκεφάλου τὰ τῆς προπτώσεως εἴη, ταῖς ἀποκρουστικαῖς καὶ πιλούσαις αὐτὸ χρηστέον δυνάμεσι, τῷ τε χίῳ καὶ φαίῳ καὶ ναρδίνῳ καὶ Θεοδοτίῳ τῷ τε διὰ θαλλίας καὶ τῷ διὰ κέρατος.*

[2] Nicht alle diese verdorbenen Namen lassen sich richtigstellen. Hanun scheint *χῖον* zu sein, Agardinun *νάρδινον*, Dijalnas *διὰ θαλλίας*, Beritusas *διὰ κέρατος*. Alle diese finden sich im VII. Buch des Paul. (S. 280—283) nebst der Zusammensetzung, die meist metallische, zusammenziehende Stoffe aufweist. Das arabische Collyr enthält Weihrauch. — Für die sonderbaren Namen der lat. Uebers. (hamir, handumir, bedizin, berdene) sucht der Comment. Jacob. de part. Rezepte aus Mesue, I, I, V, c. 4.

band angelegt, und der ⟨Kranke⟩ schlafe auf dem Rücken. Recept eines starken Mittels für dieses ⟨Leiden⟩: Genommen wird Asche unter dem Schmelztiegel, in dem das Erz gereinigt wird, und Safran und Stärke und Traganth; diese werden geknetet mit dem Eiweiss eines an demselben Tage gelegten Hühner-Eies; zuweilen wird Jemen-Stein hinzugefügt.

Ein gutes Collyr ist Bardbiun[3], es nützt ⟨auch⟩ bei den verschiedenen Arten der Pusteln. Sein Recept ist das folgende. Nimm gebranntes, gewaschenes Antimon 4 Drachmen, gebranntes gewaschenes Bleiweiss 6 Drachmen, indisches Lycium (Catechu) 16, Narde 8, Polei 2, gebranntes, gewaschenes gelbes Galmei 8, gelbe Akazie 20, Bibergeil 7, ebensoviel Aloë, Gummi 20 Dr.: sie werden verrieben mit Regenwasser, und ein Collyr daraus bereitet.

Und wisse, wenn ein Geschwür hervorzuragen anfängt, so musst du dem Auge einen Verband anlegen[4] und Rückenlage beobachten lassen.

Für den Nagel giebt es keine Heilung.[5] Einige ⟨Aerzte⟩ ⟨pflegen⟩, aus kosmetischen Zwecken[6], die Hervorragung des Vorfalls abzuschneiden. Doch richtiger ist es, dass nicht geschnitten, und nicht daran gerührt wird. Denn mitunter ergiesst sich die Materie und wendet sich dem andren Auge zu.[7]

Achtes Kapitel.

Von den Pusteln im Auge.

Derjenige Theil ⟨der Pustel⟩, welcher sich auf der Hornhaut befindet, neigt zur weissen Farbe, und derjenige, welcher auf der Augapfel-Bindehaut ist, zur rothen.[1]

---

[3] Mit dem *Νάρδινον* stimmt das Recept nicht überein; auch nicht mit dem *Οὐράνιον*; etwas besser mit dem von Paul. hier gepriesenen *Ὄλυμπος*.

[4] Paul., a. a. O.: *καὶ σπογγοδετεῖν ἀθλίπτως*.

[5] Paul., a. a. O.: *λευκωθέντα ἢ τυλωθέντα τῶν ἀνιάτων ἐστίν*.

[6] Paul. (VI, c. 19) räth die Umschnürung des Staphylom, *ἵνα μετρίαν εὐπρεπείαν τῷ πάσχοντι χαρισώμεθα*. Vgl. Aët., c. 37 und Gesch. d. Augenheilk. im Alterth., S. 412.

[7] Es tritt Schrumpfung des operirten Auges ein und sympathische Erblindung des andren. (Quia oculi sunt alligati in cruciat. nervor. Gentil.)

[1] Paul., III, c. 22, § 24: *περὶ ἑλκῶν*. — *ἄργμενον δὲ τὸ ἐπὶ τοῦ τῆς ἴρεως κύκλου γινόμενον ἐπιλαμβάνον τι καὶ τοῦ πέριξ, ὥστε κατὰ μὲν τὸ ἔξω*

Neuntes Kapitel.

Von den Behandlungen.

Aderlass und Einträuflung von Blut in das Auge, wie wir dies im Kapitel über den Blut-Erguss ⟨c. 35⟩ auseinandersetzen werden, und Bähung des Auges mit Wolle, die getränkt ist mit dem Eiweiss eines Eies, das mit Wein und Rosen-Oel verrührt worden, und Einträuflung von Milch, worin der Same des Pfefferkrauts gethan wird, und das Blei-Collyr und das Collyr Ḫanafion.[1]

Zehntes Kapitel.

Von dem Eiter unter der Hornhaut.[1]

Dieser Eiter wird unter der Hornhaut zusammengehalten, entweder in der Tiefe, oder mehr oberflächlich. Der Theil der Hornhaut sieht aus wie der Abschnitt eines Fingernagels. Wenn dabei ein Theil der Hornhaut zerfressen wird, nennt man es ein Nagel-Geschwür.

Elftes Kapitel.

Von den Behandlungen.

Paulos[1] schreibt vor, ⟨den Eiter unter der Hornhaut⟩ mit solchen Mitteln zu behandeln, wie Honig-Syrup und Saft des Bocks-

---

τῆς ἴρεως ἐνερευθὲς φαίνεσθαι, κατὰ δὲ τὸ ἔνδον λευκόν. Vgl. Aët., c. 28. Es ist unsre „Rand-Phlyktaene".

K. 10. [1] *κολλύριον Χιακόν*? Vgl. Kap. 7, Anm. 2. — Aët. empfiehlt das des Neileus.

K. 11. [1] Paul., III, c. 22, § 26: *Ὑπόπυος ὁ κερατοειδὴς ἐνίοτε γίνεται, ποτὲ μὲν διὰ βάθους, ποτὲ δὲ δι' ἐπιπολῆς, ὄνυχι προςεοικότος τοῦ πύου κατὰ τὸ σχῆμα. διὸ καὶ τὸ πάθος ὄνυχα προςαγορεύουσι.* Also fast wörtlich ebenso. Etwas genauer Aët., c. 30: *ὁμοίαν ὄνυχος ἀποτομῇ φαντασίαν ἀποτελέσῃ.*

K. 12. [1] Paul. (III, c. 22, § 26) fährt fort nach dem in Anm. 1 des vorigen Kap. Mitgetheilten: *σκοπὸς οὖν ἐστι τῆς θεραπείας ἢ διαφορῆσαι τὸ πύον διὰ τῶν μετρίως τοῦτο ποιούντων, οἷόν ἐστι τὸ μελίκρατον καὶ τῆς τήλεως ὁ χυλὸς καὶ τὰ δι' αὐτοῦ κολλούρια τό τε λιβιανὸν καὶ τὰ διὰ λιβάνου ἢ συρρῆξαι καὶ ἀνακαθᾶραι διὰ τῶν ἰσχυροτέρων οἷα τά τε διάσμυρνα καὶ τὸ ὑγείδιον. πρὸς δὲ τοὺς ἄνευ ἑλκώσεως ὑποπύους καὶ τῷδε τῷ ὑγροκολλουρίῳ χρηστέον.*

horn und, wenn er chronisch und dick geworden, mit Weihrauch-Collyr und Safran und Blei-Collyr. Oder man bringe es zum Aufbruch mit Steinklee und Leinsamen-Schleim und Abkochung von grünem Rettich, falls nicht ⟨gleichzeitige⟩ Augen-Entzündung diese Mittel ausschliesst. Man reinige dann mit solchen Mitteln, wie Myrrhen-Collyr und Erdrauch. Wenn kein Geschwür dabei ist, wende man das folgende Collyr an: Vitriol, Safran je eine Unze, Myrrhen $1^1/_2$ Drachmen, Honig ein Pfund. Es wird eingerieben, wie du weisst. Es giebt auch ein Mittel aus dem Magneten, das für Flügelfell bereitet ist. ⟨Vgl. Kap. 25.⟩ Ferner eines aus samischer Erde, in dem Kapitel über die Blasen beschrieben.

Zwölftes Kapitel.

Ueber den Krebs im Auge.[1]

Hauptsächlich entsteht er in der Hornhaut. Seine Zeichen sind heftiger Schmerz und Ausdehnung in den Adern des Auges, heftiges Stechen, das in die Schläfen übergeht und besonders dann den Kranken befällt, wenn er sich bewegt, und Röthung in den Häuten des Auges und Kopfschmerz und Schwinden der Esslust. Der Schmerz entsteht durch alles, was Hitze in sich birgt. Die Krankheit gehört zu denen, bei welchen man nicht Heilung hoffen kann, sondern nur Linderung. In keinem andren Organ verursacht der Krebs solchen Schmerz, wie im Auge. Die Anwendung der scharfen Mittel schädigt den Kranken und steigert den Schmerz zum unerträglichen.

Χαλκάνθου, κρόκου ανὰ <η̄, *σμύρνης* <δ̄, *μέλιτος λι. ᾱ.* Wie man sieht, ist das nahezu wörtlich dasselbe. Wir bemerken noch, dass arabisch qalqadīs steht = weisser Vitriol; griechisch *χάλκανθος* = eisenhaltiger Kupfer-Vitriol.

[1] Dies Kapitel ist ziemlich genau nach Paul. (III, c. 22, § 30) gearbeitet: *Τὸ μὲν καρκίνωμα πάθος ἐστὶ τοῦ κερατοειδοῦς, ἔχον ὀδύνην, διάτασιν, ἔρευθος τῶν χιτώνων, ἄλγημα νυγματῶδες ἕως κροτάφων, καὶ μᾶλλον, ἐὰν σεισθῶσιν. ἀνορεκτοῦσι τε καὶ πρὸς τὰ δριμέα παροξύνονται. τοῦτο δὲ τῶν ἀνιάτων ἐστὶ τὸ πάθος. ὅμως δὲ παρηγορητέον αὐτοὺς γαλακτοποσίᾳ κ.τ.λ.* Vgl. Aët., c. 33. Gesch. d. Augenheilk. im Alterth., S. 387, ist gezeigt, dass hauptsächlich Ulcus serpens und andre Hornhaut-Zerstörungen gemeint sind; gelegentlich war auch einmal eine bösartige Neubildung im Auge darunter.

Dreizehntes Kapitel.

Von den Behandlungen.[1]

Wenn man die Behandlung nicht ablehnen kann, so ist unser Ziel Verminderung des Schmerzes. Man reinige den Körper und die Gegend des Haupts von schlechten Säften und ernähre mit Speisen guten Safts, aus Weizen, worin keine Erhitzung liegt. Als Getränk ist Milch zuträglich. Auf das Auge bringe man Eiweiss mit Steinklee und etwas Safran; und die weisse Augensalbe und Collyrien aus Stärke, Bleiweiss, Gummi und Opium; und alles, was die übrigen lindernden und betäubenden Stoffe enthält und das Collyr des Severus und das von Mamun und eine Wachssalbe aus Eidotter und Rosen-Oel.

Vierzehntes Kapitel.

Von der Fistel[1] und der Entzündung im Augen-Winkel.

Zuweilen tritt eine Hervorragung auf in den Thränenwinkeln des Auges. Bisweilen ist sie hart und bewegt sich

---

K. 13. [1] Auch dies Kapitel ist so ziemlich nach Paul. (a. a. O.) gearbeitet. Vgl. Anm. 1 des vorigen Kap. *γαλακτοποσίᾳ καὶ τῇ τῶν σιτηρῶν τε καὶ ἄλλως εὐχύμων ἐδεσμάτων προσφορᾷ, χωρὶς ἁπάσης δριμύτητος. καὶ κολλουρίων ἁπαλῶν ἐγχύσει οἷον σποδιακῷ, σεβηριανῷ καὶ τοῖς παραπλησίοις. προνοεῖσθαι δὲ καὶ τῆς τοῦ ὅλου σώματος εὐκρασίᾳ.* Das aschfarbene Collyr gehört zu den linden und enthält Weihrauch, Antimon, Bleiweiss u. A. Das Severische enthält Galmei, Bleiweiss, Traganth, Bockshornsaft. Im arabischen Text steht Collyr Samardion, wohl für Severianon.

K. 14. [1] Dass dies Kap. von Ibn Sina aus griechischen Quellen entlehnt ist, folgt schon aus dem von ihm bewahrten griechischen Krankheits-Namen (Anchilops). Aber seine Hauptquelle, Paulos, ist hier gerade sehr kurz (III, c. 22, § 12): *Ὁ μὲν αἰγίλωψ ἀπόστημά ἐστι μεταξὺ τοῦ μεγάλου κανθοῦ καὶ τῆς ῥινὸς ῥηγνύμενόν τε καὶ εἰ ἀμελεθείη συριγγούμενον ἕως ὀστέου. πρὶν δ' ἢ εἰς ἕλκος ἐκραγῇ τὸ ἀπόστημα, ἀγχίλωψ λέγεται.* Doch kommt Paulos im chirurg. Theil (VI, c. 22) noch einmal auf diese Krankheit zurück. Diese Abhandlungen hat Ibn Sina in unsrem Kapitel mehrfach benutzt; doch ist er ausführlicher und scheint auch auf die (bei Aët, c. 37) überlieferte Abhandlung des Severus und die des Archigenes (Galen, örtl. Heilmittel, V, c. 2) zurückzugreifen. — Arab. garab.

bei der Berührung und bricht nicht auf und ist von der Art der Drüsen. Die häufigste Art ihres Vorkommens ist die, dass eine Hervorragung im Thränenwinkel gesehen wird; diagnosticirt wird sie mit dem Ausdrücken; aber das Ausdrücken ist schmerzhaft, und dabei steigert sich die Augen-Entzündung. Bisweilen ist die Hervorragung pustelartig und bewirkt einen Abscess und bricht auf und hinterlässt dann meistens eine Fistel. Beide Formen kommen darin überein, dass jede von ihnen unter der Berührung sich bewegt, beim Drücken einsinkt und beim Nachlass desselben wieder hervortritt. Zuweilen ist ihre Substanz eine Pustel, und ihre Hervorragung nach der Tiefe zu, so dass sie nicht aussen hervortritt; aber ihr Zeichen ist Jucken, und gelegentlich vermag die Hand bei stärkerem Druck sie nachzuweisen.

⟨Diese Krankheit⟩ ist ⟨also⟩ eine Fistel, die entsteht im inneren Winkel des Auges; und gewöhnlich folgt sie auf die Hervorragung und die Pustel, die in diesem Ort erscheint; danach erst bricht sie durch und wird zur Fistel. Diese Hervorragung heisst, bevor sie aufbricht, Anchilops.[2]

Weil ⟨nun⟩ der befallene Theil nur dünn von Substanz[3] ist, so erscheint das ganze vom inneren Ende bis zum äusseren wie eine Höhlung, an deren einer Seite du das Nasenbein findest, an der anderen den Augapfel.

Wenn es nun durchbricht, so bleibt eine Lücke zurück[4] sowie Schwierigkeit der Vernarbung, da der Theil feucht ist und dazu noch ständig sich bewegt; und deshalb wird daraus eine Fistel. Der Durchbruch erfolgt manchmal nach aussen[5], manchmal nach innen; auf der rechten oder der linken Seite ⟨des Körpers⟩, zuweilen gleichzeitig auf beiden Seiten. Oefters geht der Durchbruch in die Nase hinein und ergiesst sich in dieselbe. Zuweilen dringt die Vereiterung zum Knochen und zerstört, schwärzt und zerfrisst denselben und zerstört auch die

---

[2] Arabisch aḫīlūs, verdorben aus *ἀγχίλωψ*. Wäre nicht der Absatz genau nach Paulus gearbeitet (s. Anm. 1), so könnte man denselben für eingeschoben ansehen.

[3] Paul., VI, c. 22: *διά τε τῶν σωμάτων τὴν λεπτότητα.*

[4] Die latein. Uebersetzung descendit penetrando ist ungenau.

[5] Paul., a. a. O.: *εἰ μὲν οὖν πρὸς τὴν ἐπιφάνειαν ἐρράγη τὸ ἀπόστημα.*

Lidknorpel und füllt ⟨auch⟩ das Auge (d. h. den Bindehaut-Sack) mit Eiter, welcher hervortritt beim Druck (auf die Thränen-Geschwulst).

Fünfzehntes Kapitel.

Von den Behandlungen.[1]

Die Thränenfistel ist eine chronische Krankheit. Ihre gelindeste Form ist die frische. Diese kann geheilt werden mit leichten Mitteln, die wir ⟨bald⟩ angeben werden.

Wenn sie aber ⟨schon⟩ eingewurzelt ist, so besteht die wahre Kur in dem Brennen, das wir ⟨sogleich⟩ beschreiben werden, oder in dem jenes vertretenden Aetzmittel.

Man beginne die Kur, indem man die Fistel mit einem Läppchen abreibt; dann bereite man eine Wicke mit dem Aetzmittel und fülle damit ⟨die Fistel⟩ aus. Einige sind der Ansicht, dass es von grossem Nutzen ist, die Fistel zu reinigen, von dem abgestorbenen Fleisch zu befreien und dann auszufüllen mit Baumwolle, die in einer Abkochung von Johannisbrot-Schoten getränkt ist.

Wenn Jemand Mittel anwenden will ohne Brennen, so ist es am besten, den Inhalt auszudrücken, dann auszuwaschen mit herbem Wein, den man auch einträufelt. Und wenn der Inhalt zu gering ist, und nichts herauskommt, so lasse man es zwei Tage oder drei unter Verband, bis eine genügende Menge sich angesammelt; dann drücke man aus und wasche danach aus und träufle das Fistel-Collyr ein, das Muhammad b. Zakarījā nach sich benannt hat, und besonders seine Auflösung in Galläpfel-Abkochung. Am besten ist es, stündlich einmal einzuträufeln.[2]

Zu der besten Behandlung gehört ferner, die Tiefe des Abscesses mit einer Sonde zu messen; und hierauf die letztere mit

---

[1] Ibn Sina hat auch in diesem Kap. Paulos vor Augen gehabt, ist aber weit ausführlicher.

[2] Der vielfach und oft mit Unrecht getadelte Wortreichthum der Araber tritt in diesem Satz recht deutlich hervor: „Die beste Einträuflung ist, dass eingeträufelt wird eine Einträuflung nach der andern, zwischen je zwei Einträuflungen eine Stunde“.

Baumwolle zu umwickeln, welche in das Heilmittel getaucht worden, — sei es nun ein flüssiges oder ein pulverförmiges, — und so einzuführen. Das eingeführte Heilmittel muss mittelst eines Tuches festgehalten und ⟨danach⟩ Ruhe beobachtet werden.

Zu den erprobten Collyrien gehört das folgende: Nimm rothen Arsen, Lederbeize (eisenhaltigen Kupfer-Vitriol), spanische Fliegen, Kalk, Ammon'sches Steinsalz zu gleichen Theilen; mische dies gut zusammen, verreibe es mit Knaben-Harn, trockne es und wende es trocken an.

Zuweilen ist es aber nützlich, im Anfang der Krankheit und vor dem Aufbruch Lederbeize aufzulegen und Ammon'sches Harz und Läusekraut[3] und ebenso die ranzige Nuss[4] und alles, was wenig[5] auflösende Kraft besitzt. Wenn man Blätter der Garten-Raute[6] mit Aschen-Lauge verreibt und über den Thränen-Abscess legt, bevor er zum Knochen vordringt, und auch danach; so bewirkt das Fleisch-Ansatz und verbessert das Fleisch. Aber ⟨dies Mittel⟩ beisst im Anfang, später jedoch nicht mehr.

Und wenn dann Fistel entsteht, merk' dir die Grundregel für dieselbe: erst reinigen, dann verheilen. Zu den reinigenden Mitteln gehört das folgende: Nimm von der Haut des Rohrs, welche innen sitzt, namentlich nahe der Wurzel, wo sie eine gewisse Dicke erreicht; tauche sie in Honig und lege sie auf die Fistel: das reinigt dieselbe. Dann wasche die Stelle mit einem Schwamm, der in Honigwasser getaucht ist. Mitunter wendet man danach das Häutchen des Rohrs trocken an, allein, ohne andre trocknende Mittel, und das genügt. Zu den für Thränenfistel erprobten Mitteln[7] gehört auch das Collyr aus

---

[3] Archigenes bei Galen, von den örtl. Heilm., V, 2: *σταφίδα ἀγρίαν καὶ Ἀμμωνιακὸν θυμίαμα . . . ὡς σπλήνιον ἐπίθες.*

[4] Dioscurides, Heilmittellehre, I, c. 188: *τῶν δὲ παλαιῶν καρύων τὰ ἔντος . . . καὶ αἰγίλωπας . . . ἐπιθέντα ἰᾶται.*

[5] Arab. wenig, lat. fortis.

[6] Paul., III, c. 22, § 12: *Πήγανον ἥμερον ἅμα πρωτοστάκτῳ λειούμενον καὶ ἑψόμενον καὶ ἐπιτιθέμενον πάνυ καλῶς ἀνασκευάζει τοὺς αἰγίλωπας καὶ ἄχρι τοῦ ὀστέου κάτεισιν, κατ' ἀρχὰς δάκνον, ὕστερον δὲ οὐκ ἔτι.* Also ziemlich genau übereinstimmend.

[7] Paul., III, c. 22, § 12: *καλῶς οὖν ποιεῖ καὶ γλαύκιον καὶ κρόκος ἅμα χυλῷ περδικιάδος ἐπιτιθέμενα, συνεχῶς δὲ ἀλλάσσειν χρή.* Also ziemlich ebenso. *Περδικιάς, περδίκιον*, sonst *ἑλξίνη* (Theophr., Gesch. d. Pfl., I,

Schöllkraut und Myrrhen und Safran mit Löwenzahn-Abkochung. Man muss den Umschlag unablässig wechseln.

Zu diesen Mitteln gehören auch Schnecken, die samt ihren Muscheln verrieben werden; dazu fügt man Myrrhe und Aloë und wendet es an[8]; denn es gehört zu den Mitteln, welche bei der Krankheit helfen, wenn sie nach der Pustel-Bildung und noch nicht abscedirt ist; und es nützt auch dann, wenn schon ein Geschwür daraus hervorgegangen ist.

Hierher gehört auch das folgende: Geröstete Austern, Safran, trockner Löwenzahn, mit Sumach-Aufguss, der besonnt worden. Zu den wunderbar wirkenden Mitteln[9] gehören Rauten-Blätter mit Granatäpfel-Abkochung, als Umschlag. Ihre Haupteigenschaft besteht darin, dass sie das Zurückbleiben jeder Spur von Entstellung hindert. Man darf sich aber nicht um ihr Beissen kümmern.

Zu den Mitteln, welche den hervorragenden Abscess zum Aufbruch bringen, gehört ein Umschlag von Brot mit dem Samen von Mairan und Weihrauch mit Frauenmilch; oder Safran mit Kohl-Abkochung; oder Myrrhe mit ihrem Drittel arabischen Gummis, zusammengerührt mit Kuh-Galle: dies bindet man darüber und rührt es nicht an bis zur Heilung.

Zu den Mitteln, welche die Fistel heilen, gehört eine Wicke mit erstarrter Kupferblüthe nebst Weihrauch und Ammon'schem Steinsalz. Die Inder meinen, dass gekaute Mongo-Bohnen heilen. Und einige von ihnen glauben, dass schon Myrrhe allein heilt, wenn sie aufgelegt wird.

Zu den erprobten Pulvern gehört das folgende: Lilien 1 Theil, Amei $^1/_3$; dies zerreibt man zu Pulver und legt es auf. Es giebt auch ein Mittel, zusammengesetzt aus Kupfer-Feilspähnen, Alaun und Steinsalz, das ist nützlich dafür und heilsam. Zu

---

6, 11), Parietaria offic. L. Bei Ibn Sina steht dafür Löwenzahn (Ṭalaḥšuqūq).

[8] Paul., a. a. O.: *Κοχλίους μετὰ τῶν ὀστράκων λειώσας τοῦτο ἐπίθου, ἔστι δ' ὅτε καὶ ἀλόης ἢ σμύρνης ἐπιμιγνυμένης τούτῳ, πρὸς τὸ εἰς πύον μεταβληθῆναι τὸν αἰγίλωπα. καὶ μετὰ τὸ ῥαγῆναι δὲ ξηραίνει.* Also ziemlich ebenso.

[9] Nach den in Anm. 6 angeführten Worten fährt Paul. folgendermassen fort: *καὶ τὸ θαυμαστὸν, ὅτι οὔτε οὐλὴν ἄσχημον φέρουσιν.*

den schärfsten Mitteln gehört Lederbeize, Aloë, persisches Gummi, geröstete Weihrauch-Rinde, Schöllkraut — zu gleichen Theilen: man streue es in den Thränenwinkel. Ebenso Aloë allein mit Weihrauch-Rinde.

Erwäge auch die übrigen Mittel, welche ich in dem Abschnitt von der Arzneimittel-Lehre ⟨V⟩ bespreche, und insbesondere das scharfe grüne Mittel und betrachte die Tabellen der einfachen Mittel. ⟨II, II.⟩

Wenn aber die Krankheit den Knochen erreicht und nicht durch die ⟨beschriebenen⟩ Mittel geheilt wird, dann muss man die Fistel aufspalten und ihre Innenfläche freilegen und das etwa vorhandene todte Fleisch entfernen, bis man zu dem Knochen gelangt.[10] Die weitere Behandlung geschieht nach drei Weisen.

Wenn der Knochen selber noch gesund ist, so kratzt man das Schwarze ab, das etwa in der Fistel sichtbar ist, und füllt die letztere mit Heilmitteln, welche die Verwachsung befördern, verbindet und lässt es so lange Zeit.

Und, wenn die Krankheit grösser ist, wird das Brennen nothwendig.[11] Und öfters ist es ⟨ausserdem⟩ nothwendig, in dem cariösen Knochen[12] eine Oeffnung anzulegen, welche durchdringt: damit bezweckt man, eine Brennung zu machen, so tief, wie möglich, in dem Grunde der Höhlung; ohne abzuweichen zur Nase oder zum Auge, damit nicht die Bindehaut nach der Nase hin in die Tiefe gleite.[13] Wenn die Stelle mit einem Loch durchbohrt wird oder mit drei kleinen, und das Blut durchdringt und nach der Seite der Nase und des Mundes[14] hinfliesst, dann wird eine ausgiebige Brennung gemacht, mit Vorsicht, dass sie nicht das Auge treffe. Vielmehr ist nothwendig, dass das Auge weit ⟨abgewendet⟩ gehalten werde. Dann wird gebrannt,

---

[10] Paul., VI, c. 22: *περιελεῖν δεῖ πᾶν τὸ ἐπανεστηκὸς ἄχρις ὀστέου.*

[11] Paul., VI, c. 22: *διεφθορότος δὲ (τοῦ ὀστέου), πυρηνοειδέσι καυτηρίοις διακαύσομεν, σπόγγον ψυχρᾷ διάβροχον ἐπιθέντες τῷ ὀφθαλμῷ.*

[12] Arabisch laḥm = Fleisch. Aber der Sinn verlangt Knochen = ʿaẓm.

[13] Arabisch „fliesst“. Die latein. Umschreibung ist ungenau: ne removeatur vel ne extrahatur conjunctiva. Wie so häufig, ist auch hier die arabische Beschreibung der Operation nicht plastisch.

[14] Arabisch „des Mundes und der Nase“.

danach Pulver eingestreut und verbunden. Bisweilen enthebt uns das Brennen schon von der Durchbohrung.[15] Man begnüge sich mit dem ersteren, so weit es möglich ist.

Das Kopfmittel[16] gehört zu den guten auf diesem Gebiet. Wenn man die Brennung vornimmt, muss man die Wunde mit einem Pulver bestreuen, auf das Auge selbst aber einen Schwamm legen[17], der mit kaltem Wasser getränkt ist, oder einen lockren Teig, der mit Schnee gekühlt ist, und ihn wechseln, sowie das Mittel im Begriff ist, warm zu werden.

Sechzehntes Kapitel.

Ueber Vergrösserung und Verkleinerung des Thränenwärzchens.[1]

Bisweilen vergrössert sich die Karunkel so stark, dass sie das Sehen hindert. Bisweilen verkleinert sie sich so sehr, dass sie verschwindet und nicht mehr die Thränen zurückhält: das letztere ist zumeist die Folge eines Kunstfehlers[2] beim Ausschneiden des Flügelfells.

Die Vergrösserung des Thränenwärzchens wird durch die Mittel gegen Flügelfell geheilt; dies soll aber nicht so radical geschehen, dass Thränenträufeln zurückbleibt.[3]

---

[15] Paul., VI, c. 22: *Τινὲς . . . τρυπάνῳ χρησάμενοι . . . τὸ πύον εἰς τὴν ῥῖνα μετήγαγον. Ἡμεῖς δὲ τῇ καύσει μόνῃ ἠρκέσθημεν.*

[16] Arabisch „ad-dawā ar-ra'sī". Die latein. Uebersetzung hat „medicamentum alrasium. Das heisst nicht „Mittel des Rases". Vgl. Galen, von den örtl. Heilmitteln, V, c. 2 (nach Archigenes): *κατατίτρα . . . , εἶτα τῇ κεφαλικῇ χρῶ.* Ueber die (adstringirenden) Kopf-Mittel vgl. Gorr., S. 224. (Ibn Sina, in synonymis: abresium, med. capitale.) Wie Ibn Sina den al-Razi wirklich citirt, haben wir oben in Kap. 15 kennen gelernt.

[17] Vgl. Anm. 11.

[1] Paul., III, c. 22, § 22 u. 23: *Περὶ ἐγκανθίδων καὶ ῥυάδων. Ἡ ἐγκανθὶς ὑπεραύξησίς ἐστι τοῦ φυσικοῦ κατὰ τὸν μέγαν κανθὸν σαρκίου. ἡ δὲ ῥυὰς αὖ, τούτου μείωσις.* Vgl. Gesch. d. Augenheilk. im Alterth., § 173 und § 240.

[2] Paul., a. a. O.: *ἀπὸ χειρουργίας ἀτέχνου.*

[3] Paul., a. a. O.: *Τὰς μὲν ἐγκανθίδας τοῖς τε πρὸς ἐκτρόπια λεχθεῖσι καὶ τοῖς παραπλησίοις καυστικοῖς ἢ σηπτοῖς ἂν ἐκδαπανήσειας, μὴ ὅλας, ἵνα μὴ ῥυὰς πάλιν γένηται.*

Aber die Verkleinerung, welche von Operation herrührt, ist unheilbar.[4] Wenn dieselbe jedoch von andrer Ursache bedingt ist, so kann man sie mitunter heilen[5], durch Mittel, welche Fleisch erzeugen, z. B. diejenigen, in denen Austrocknung und Zusammenziehung liegt, wie die aus Schöllkraut, Safran, Aloë mit Wein; und die Heilmittel aus Aloë und Bilsenkraut mit Wein. Auch Aloë allein ist nützlich, über die Thränengegend gepulvert. Auch Wein für sich ist nützlich, besonders aber, wenn ein Mittel von zusammenziehender Eigenschaft darin gekocht worden.[6]

Siebzehntes Kapitel.

Von dem Weissfleck[1] des Auges.

Wisse, die eine Art von Weissfleck im Auge ist zart und entsteht auf der Oberfläche desselben und heisst Wolke; und die andre ist dick und wird schlechtweg Weissfleck genannt. Beide entstehen aus der Vernarbung eines Geschwürs oder aus einer Pustel, wenn sie nach dem Aufbruch vernarbt ist.

Achtzehntes Kapitel.

Behandlungen.

Wenn der dünne Fleck bei zarter Constitution vorkommt, muss man Bähungen mit warmem Wasser lange anwenden und warme Bäder. Darauf folge beharrliches Lecken.

---

[4] Paul., a. a. O.: *τὰς δὲ ῥυάδας, ὅλου μὲν ἐκδαπανηθέντος ἢ ἀπὸ χειρουργίας ἀτέχνου ἢ διὰ φαρμάκων τοῦ σαρκώδους, ἀνιάτους ἴσθι.*

[5] Paul., a. a. O.: *εἰ δὲ μέρος αὐτῶν ἐμειώθη, τοῖς μετρίως στύφουσι καὶ σαρκοῦσιν αὐτὸ ἐπαναθρέψειας.*

[6] Paul., a. a. O.: *οἷα τὰ διὰ κρόκου καὶ γλαυκίου καὶ ἀλόης, καὶ τὰ διάκροκα τῶν κολλουρίων, καὶ ὑοσκύαμος ἐν οἴνῳ ἑψηθεὶς καὶ ἐπιτιθέμενος καὶ ὀλίγη στυπτηρία σὺν οἴνῳ.* Man sieht, dass dieses Kapitel des Ibn Sina nichts als eine freie Uebersetzung des Paulos darstellt. Paulos aber hat Begriff und Behandlung der Encanthis aus Galenos, B. VI, S. 870, B. VII, S. 732, B. X, S. 988; die Behandlung der Rhyas aus Galenos, Heilsyst., XIV, c. 16 (B. X, S. 102). Vgl. B. XII, S. 774.

K. 17. [1] Paul., III, c. 22, § 28: *Περὶ οὐλῶν καὶ λευκωμάτων. Τὰς ἐπιπολῆς μὲν γινομένας ἐν τοῖς ὀφθαλμοῖς οὐλὰς οἱ μὲν αὐτὸ δὴ μόνον οὐλάς, οἱ δὲ νεφέλιον καλοῦσιν, τὰς δὲ διὰ βάθους λευκώματα.* Vgl. Gesch. d. Augenheilk. im Alterth., S. 384, 261, 86.

Bisweilen hilft der Saft der Anemone[1] und der Saft des kleinen Tausendgüldenkrauts. Ferner 1 Theil Lilien, $^2/_3$ Amei, man bereite daraus ein Pulver. Wirksamer ist es, persisches Gummi zu nehmen, weissen Zucker, Meeres-Schaum (Schwamm), Osterluzei, Salpeter; man zerreibe es und streue das Pulver ein.

Zu den nützlichen Mitteln gehört auch das Collyr „Stern des Magnus“[2], starkes Blei-Collyr, das styptische und das Trachom-Mittel.

Aber gegen den eingewurzelten, dicken Weissfleck[3], bei dickleibigen Kranken, muss die Erweichung des Weissflecks angebahnt werden mittelst der Bähungen und der Bäder, die schon genannt sind. Auch sollen die erwähnten Augenmittel, mit welchen eingerieben wird, in Kalmus-Wasser gelöst werden, oder in einer Auflösung des zerstossenen Steinsalzes.[4] Man reibe damit auch ein während des Bades.

Und, wenn die Bäder nicht nützen, reibe man ein mit Pech und gebranntem Erz, nachdem man daraus ein Collyr hergestellt hat, und ein Collyr aus Hirschhorn.[5] Ferner ein Collyr aus dem Koth der Eidechse, entweder allein oder mit Glas-Schaum[6] oder mit gebranntem Erz oder geröstetem Steinsalz. Noch stärker ist Schwalbenkoth mit Waben oder Honig und Koth des Land-Krokodils[7], man pulvert damit ein des Morgens und des Abends.

Zu den erprobten Arzneien gehört auch gerösteter Burzeldorn mit Seekrebs und goldfarbigem Zink-Erz. Wenn der Weiss-

---

K. 18. [1] Paul., a. a. O.: *τὰ μὲν οὖν νεφέλια τῆς ἀνεμώνης ὁ χυλὸς ἀποσμήχει.*

[2] Arab. astrimaḫun. Vgl. unser Arznei-Register.

[3] Paul., a. a. O.: *τὰ δὲ λευκώματα νίτρον . . . ἀποσμήχει.*

[4] Paul., a. a. O.: *λύσας ὕδατι Καππαδοκικοὺς ἅλας.*

[5] Paul., a. a. O.: *τὸ διὰ κέρατος ἐλαφίου.*

[6] Aët. (S. 196, Aegilops): *ὕελον λειώσαντες χνοωδέστατα ἐπιπάττομεν ξηρὸν.*

[7] Arabisch Sām abraṣ. Vgl. Paul., a. a. O.: *ἢ κροκοδείλου χερσαίου κόπρον* und Galen, Bd. XI, S. 760: *ἡ τῶν κροκοδείλων δὲ τῶν χερσαίων (ἑλκτική)* und B. XII, S. 308: *Τὴν δὲ τῶν χερσαίων κροκοδείλων τούτων τῶν μικρῶν τε καὶ χαμαιρεπῶν κόπρον.* Es sind also die grösseren Eidechsen gemeint.

fleck in die Tiefe dringt, verabreiche Schöllkraut[8], Ammon'sches Harz, Myrrhe, Eidechsenkoth, zu gleichen Theilen oder das Magnet-Mittel, welches im Kapitel vom Flügelfell ⟨c. 23⟩ genannt wird. Zuweilen verordnet man Tincturen[9], zur Färbung des Weissflecks. Hierzu gehört das folgende. Man nehme Abfall von Blüthen kleiner Granatäpfel, Akazie, Vitriol, Gummi je eine Unze, Antimon und Galläpfel je 3 Drachmen und löse es in Wasser[10]. Wenn man des Granatapfel-Baumes Blüthen nicht vorfindet, so nimmt man seine Rinde oder seine Kelche oder die pulpöse Haut zwischen den Kernen.[11] Und ferner von Galläpfeln und Akazie je 2 Drachmen, Vitriol eine Drachme, daraus bereite man eine Tinctur.[12]

Zu den Färbemitteln gehört auch das folgende Pulver:

Gebranntes und gewaschenes Blei, Safran, Gummi je 2 Drachmen, Asche aus einem Erzguss-Ofen, gewaschen mit Regenwasser, 2 Drachmen, gewaschene Kupfer-Schlacke $^1/_2$ Drachme: daraus werde ein Pulver bereitet. Ein andres Mittel, besonders nützlich, ist Kolkotar (Vitriol[13]), grüne Galläpfel, je 4 Drachmen:

---

[8] Paul., a. a. O.: *μαμιρὰ, ἀμμωνιακοῦ θυμιάματος, σμύρνης τρωγλίτιδος, κροκοδείλων κόπρου ἴσα.* Hier hat Paul. ein arabisches Wort. (Vgl. Mamiran im Arznei-Register.)

[9] Paul. hat III, c. 22, § 29: *Οὐλῶν βάμματα.* Vgl. Gesch. d. Augenheilk. im Alterth., S. 385.

[10] Paul., a. a. O.: *ῥοιᾶς ἄνθους, τῶν κυτίνων, χαλκάνθου, ἀκακίας ἀνὰ γ. δ̄, στίμεως, κηκίδος ἀνὰ γ. β̄. ὕδατι λείου.* Die Mittel sind fast dieselben, die Gabe eine andre. Im Arabischen steht qalqadis, das gewöhnlich für weissen oder Zink-Vitriol genommen, aber auch mit qalqant (eisenhaltigem) KupferVitriol verwechselt wird.

[11] Paul., a. a. O.: *Μὴ παρόντος ἄνθους ῥοιᾶς, τὸ ἐντὸς μεταξὺ τῶν κόκκων ὑμενῶδες μίγνυε.* Aehnlich Aët., c. 42. Vgl. Oreibas., V, S. 714.

[12] Paul., a. a. O.: *Κηκίδος, ἀκακίας ἀνὰ γ. δ̄, χαλκάνθου γ. β̄, κολλούριον δὲ τοῦτο.*

[13] Ueber die Vitriole vgl. zāǵ, in unsrem Ạrznei-Register. Qolqoṭār ist ein mehr eisenhaltiger, Qalqant ein mehr kupferhaltiger Vitriol; doch ist der letztere auch nicht eisenfrei. Die Griechen (Galen, XII, S. 739; Aët., c. 42, S. 103) färbten die Leukome, wie die Schuster Naturleder schwärzen: auf das gelohete Leder wird eine Lösung von Kupfer- und Eisen-Vitriol aufgetragen; das Kupfer ist die Beize, das Eisensalz dringt ein und bildet im Gewebe einen schwarzen, unlöslichen Niederschlag von gerbsaurem Eisenoxyd, d. h. von Tinte. Vgl. Gesch. d. Augenheilk. im Alterth., S. 386 und Centralbl. f. Augenheilk. 1887, S. 72.

aufzulösen in Wasser und häufig anzuwenden. Ein andres: Galläpfel, Akazie je 1 Theil, Kalkant (Vitriol) $^1/_2$ Theil, verrieben mit dem Wasser der Anemone.[14]

Neunzehntes Kapitel.

Vom Hornhaut-Fell (Sebel, Pannus).[1]

Sebel ist ein Häutchen, welches am Auge entsteht in Folge von Erweiterung seiner Blut-Adern, die an der Oberfläche der Bindehaut und Hornhaut erscheinen; und es bildet sich ein Gewebe in den Zwischenräumen zwischen jenen, wie Rauch. Die Ursache ⟨dieser Bildung⟩ ist Ueberfüllung der genannten Blut-Adern, von Materie, die zum Auge fliesst, sei es auf dem Wege

---

[14] [Und ebenfalls die Einreibung mit Tauben- und Sperling-Koth.] Offenbar eine Einschiebung aus späterer Zeit, welche in der lateinischen Uebersetzung fehlt.

[1] Diese wichtige Krankheit (Hornhaut-Fell in Folge von Körnerkrankheiten, sogen. pannus trachomatosus) ist von den Griechen (die allerdings Hornhautgeschwüre bei Trachom gut kennen, s. Galen, B. XII, S. 709) nirgends beschrieben, ja nicht einmal genannt, selbst nicht in des Severus ausführlichem Kapitel περὶ τραχωμάτων, das uns bei Aëtios (c. 45) überliefert ist. [Wenn sie in dem latein. Buche de oculis, VI, c. 10, erwähnt wird, so stützt dies nur die Ansicht, dass diese Schrift keineswegs von Galen, sondern von einem Araber herrührt.] Merkwürdig ist, dass Ibn Sina gar keine Beziehung zwischen Sebel und „Lidkrätze", wie die Araber das Trachom der Griechen nannten, zuzulassen scheint. Al-Razi ist in diesem Punkt viel brauchbarer. (An Almansor, IX, c. 19. Ueber Lidkrätze und Sebel. Wenn man das Lid umdreht und seine Innenfläche roth und rauh erscheint, so besteht Lidkrätze. Und wenn über dem Weissen des Auges und dem Schwarzen gewissermassen eine Haut erscheint, die aus rothen und dicken Blut-Adern gewebt ist, so besteht die Krankheit, welche Sebel heisst. Diese Krankheiten sind schwer und chronisch und kaum heilbar.) So schädlich es also für die Wissenschaft gewesen, dass die Araber an Stelle des klaren, anatomischen Begriffs der Griechen, Trachoma, den verschwommenen der Lidkrätze, nimasun, gesetzt; so wichtig war es doch, dass sie die Hauptfolge der Körnerkrankheit, das Hornhaut-Fell, genau beschrieben und Heilmittel dafür angegeben haben, — sogar solche, die noch in unsren Tagen von europäischen Augenärzten wieder von Neuem gepriesen werden. Vgl. Hirschberg, über die körnige Augen-Entz. (Klin. Jahrb. VI, 1897) u. unser Register d. anat. u. path. Namen, Sabel.

der äusseren Haut, sei es auf dem Wege der inneren, in Folge von Ueberfüllung des Kopfs und Schwäche der Augen.

Zuweilen entsteht aus dem Sebel Jucken und Thränen und Fellbildung und Schädigung von Sonnen- und Kerzen-Licht, indem der Blick schwach ist bei beiden, weil jenes Behinderung und Beunruhigung bewirkt. Und alles schadet dem Auge, was ihm aufgelegt wird.

Bisweilen geschieht es, dass das am Sebel leidende Auge sich verkleinert und die Ausdehnung seiner Pupille sich verringert.[2] Sebel gehört zu den Krankheiten, welche erblich übertragen werden und von einem Kranken auf den andren übergehen.[3]

Zwanzigstes Kapitel.

Von den Merkmalen.

Das Zeichen desjenigen Pannus, dessen Ursprung die äussere Haut bildet, ist das, was ich öfters angeführt habe, betreffs des Strotzens der äusseren Blut-Adern und der Röthe des Gesichts, oder des Strotzens der Blutgefässe des Nackens.

Die Merkmale der zweiten Art des Sebel sind den erstgenannten entgegengesetzt, wie es im Kanon auseinandergesetzt wird.[1] ⟨Tr. I c. 3.⟩

Einundzwanzigstes Kapitel.

Behandlungen.

Bei dieser Krankheit ist alles das zu meiden, was auch bei dem an Augenfluss Erkrankten zu meiden ist, worüber ich schon gesprochen habe und jetzt nicht noch einmal reden werde; und in Gebrauch zu ziehen sind die ausleerenden und die reinigenden Mittel, die ich auch schon angeführt habe.

---

[2] Iritis ex panno, Atroph. bulbi.

[3] Richtig.

[1] Hier dürfte nicht das Hornhaut-Fell nach Körnerkrankheit gemeint sein, sondern andre mit Blutgefäß-Bildung einhergehende Erkrankungen der Hornhaut, die mehr auf constitutioneller Ursache beruhen.

Zu meiden sind Oele und Pflaster über das Haupt. Sogar die kopfreinigenden Mittel werden hier verworfen; aber ich sehe keinen Nachtheil in ihrem Gebrauch, wenn der Kopf rein wird. Und Galen[1] hat sogar gestattet, dass im Getränk Wein verabreicht werde, um ⟨den Kranken⟩ danach in Schlaf zu bringen, wenn er rein sei und keine Materie im Körper und Kopf habe. Und dies scheint zu passen für leichten Pannus. Bei starkem Pannus ist jedoch der Schnitt unvermeidlich. Am besten ist es, zahlreiche Fäden unter die Blut-Adern durchzuführen und die ersteren zusammenzufassen und zu vereinigen und mittelst derselben das Fell zu erheben und es einzuschneiden mit einer scharfspitzigen Scheere, so dass nichts zurückbleibt.[2]

Dann leitet man die Behandlung ein zur Verhinderung der Verwachsung, wie im Kapitel vom Flügelfell ⟨c. 23⟩ erklärt werden soll. Und, wenn das Auge in Folge des Einschnitts schmerzt, so soll man ihm ja nicht das Eigelb entziehen; denn dies hat Heilwirkung. Danach verordne man das rothe und das grüne Collyr, damit der Rest des Fells aufgelöst, und das Auge gereinigt werde.

Die beste Zeit für den Schnitt ist Frühjahr und Herbst. Aber er soll erst nach der Reinigung und Entleerung gemacht werden. Denn macht man ihn vor der Entleerung, so bewirkt der Schmerz, dass die Ausscheidungen nach dem Auge hin sich wenden.

Die ⟨örtlichen⟩ Heilmittel, welche ⟨überhaupt⟩ bei dem Sebel nützlich sind, nützen meistens nur in frischen Fällen. Zu den erprobten gehört das folgende. Man nimmt die Schale eines frischen Eies, sowie es von der Henne gelegt ist, und lässt es in Essig sieden, 10 Tage lang; dann wird es gesiebt und im

---

[1] Allerdings spricht Galenos (B. XVIIIa, S. 49, in s. Commentar zu Hippokr. Sprüchen, VI, 31) zunächst über einen *νεανίσκον ὀφθαλμιῶντα*, den er durch Wein zum Schlaf und zur Schmerzlosigkeit gebracht; er fügt aber allgemein hinzu: *καί μοι θάρσος ἐνεποίησεν, ἐφ᾽ ὧν ἐστιν ἔνστασις αἵματος παχέος ἐν τοῖς τῶν ὀφθαλμῶν φλεβίοις ἄνευ πληθωρικῆς διαθέσεως ἐν τῷ σώματι οἴνου χρῆσθαι πόσει* . . .

[2] [da, wenn etwas zurückgelassen worden, die Sache werden wird, wie zuvor oder noch schlimmer.] Dies scheint ein Einschiebsel zu sein, da es mit den folgenden Sätzen in Widerspruch steht.

Schatten getrocknet und zerrieben, und daraus ein Pulver hergestellt.

Ferner gehört zu den erprobten Mitteln ein Pulver aus Asche, dem die gleiche Menge von Markasit hinzugefügt wird.

Ferner ein Collyr aus Urin, in dem man für einen Tag Kupfer-Feilspähne stehen liess.

Zu den zusammengesetzten Mitteln gehört das styptische Collyr und das rothe milde und das rothe scharfe und das grüne und das Trachom-Mittel und die Augensalbe aus gebranntem Kupfer-Erz und das schon genannte Magnet-Mittel. Alle diese finden sich in unsrer Arzneimittel-Lehre. Und ferner das Collyr aus Alaun und den Blüthen des Granatapfel-Baumes.

Wenn das Fell mit der Lidkrätze zusammen vorkommt[3], so ist ein Collyr aus Sumach erprobt; und dies ist entweder aus Sumach allein, oder aber man fügt zuweilen ein wenig Gummi und Sarcocoll hinzu; man bereitet daraus ein Pulver, das löst das Fell ab und beseitigt die Krätze.[4]

Zweiundzwanzigstes Kapitel.

Das Flügelfell.[1]

Es ist dies eine Vermehrung (Wucherung) der Bindehaut, d. h. der Hülle, welche den Augapfel umfasst. Es beginnt gewöhnlich im Thränenwinkel und verbreitet sich weiter über die Bindehaut. Bisweilen bedeckt es die Hornhaut und überzieht dieselbe so weit, dass es das Sehloch verdeckt.

---

[3] Hier haben wir wenigstens eine Andeutung des Begriffs vom sogenannten Pannus trachomatosus.

[4] Im Arabischen steht ramad, Augen-Entzündung, aber der Zusammenhang erfordert Krätze.

[1] Vgl. Gesch. d. Augenheilk. im Alterth., § 173 u. 242. Paul., III. c. 22, § 29: *Τὸ πτερύγιον νευρώδης ἐστὶ τοῦ ἐπιπεφυκότος ὑμένος ὑπεροχή, ἐκφυομένη μὲν ἀπὸ τοῦ κανθοῦ, προϊοῦσα δὲ μέχρι τῆς στεφάνης. ὅταν δὲ ὑπεραυξηθῇ, καὶ τὴν κόρην καλύπτει.* (Wörtlich ebenso in dem Buch von den Hausmitteln, das dem Galen fälschlich zugeschrieben wird, II, c. 5, B. XIV, S. 410). Die beste Darstellung hat Aët., c. 60. Er spricht von *λευκανθίζοντα, ὑπέρυθρα, ἐσκιῤῥωμένα* u. A.

Die eine Form ist härter, die andre weicher. Zuweilen ist es gelb, zuweilen roth, zuweilen dunkel. Es giebt eine Form des Flügelfells, deren nachbarliche Lagerung zur Bindehaut in der Verklebung besteht; diese lässt sich schnell entfernen durch beliebiges Emporheben. Es giebt ⟨auch⟩ eine andre, deren Nachbarschaft in der Vereinigung (Verwachsung) besteht; diese bedarf der Ausschälung, wie du weisst.

Dreiundzwanzigstes Kapitel.

Die Behandlungen.

Die beste Behandlung ist die Ablösung mit dem Eisen[1], zumal des weichen. Aber die Ablösung des harten, wenn sie nicht leicht ist, führt zu einem ⟨bleibenden⟩ Schaden.

Man muss nun ⟨bei der Ablösung das Flügelfell⟩ mit einem Haken emporheben.[2] Denn die Emporhebung erleichtert die Ausschneidung. Wenn diese Emporhebung nicht möglich ist, muss man ⟨das Flügelfell⟩ abschälen mittelst eines ⟨Pferde-⟩ Haars[3] oder Seidenfadens, der mittelst einer Nadel darunter geführt ist; oder mittelst des Kiels einer feinen Feder: und dies braucht nur an einem oder zwei Punkten zu geschehen. Genügt das aber noch nicht, so wird die zarte Ausschälung nöthig, mittelst eines Messers ohne Spitze.[4]

Ausrotten muss man ⟨von dem Flügelfell⟩ so viel, als möglich, — nur nicht denjenigen Theil, welcher an das Thränenwärzchen grenzt, weil sonst Thränenträufeln danach zurückbleibt.[5] Die Farbe unterscheidet zwischen diesen beiden Theilen.

Wenn man das Flügelfell abgeschnitten hat, träufelt man in das Auge zerkauten Kümmel mit Salz[6]; sein Beissen ⟨jedoch⟩

---

[1] Paul. (VI, c. 18) ziemlich ähnlich. Noch besser ist Aët. (c. 62), dem allerdings in chirurgischer Genauigkeit der Araber nicht gleichkommt.

[2] Paul., a. a. O.: *τὸ πτερύγιον ἀγκίστρῳ ἀνατείνομεν.*

[3] Paul., a. a. O.: *τῇ δὲ τριχὶ ὥσπερ διαπρίζοντες.*

[4] Paul., a. a. O.: *πτερυγοτόμῳ τὸ ὅλον ἀποδέρουσι πτερύγιον.*

[5] Paul., a. a. O.: *καταλιμπάνοντες τὸ φυσικὸν τοῦ κανθοῦ σαρκίον, ἵνα μὴ ῥυὰς ἐπαρθέντος αὐτοῦ γένηται.*

[6] Paul., a. a. O.: *μετὰ δὲ τὴν χειρουργίαν ὀλίγους ἅλας λείους ἐμβαλόντες εἰς τὸν τόπον...* Aët., a. a. O.: *μετὰ δὲ τὴν ἀφαίρεσιν ἅλμῃ δριμυτέρᾳ δέον ἐγχυματίζειν.*

hindert man mit Eigelb, Rosen- und Veilchen-Oel. Wenn man nämlich diese Einträuflung unterlässt, so verwächst die Bindehaut mit dem Lid.[7] Um dieses zu vermeiden, muss der Kranke auch noch allezeit das Auge bewegen.

Dann, nach 3 Tagen, werden scharfe Collyrien angewendet, damit das Ueberbleibsel gründlich beseitigt werde.

Aber die Anwendung wirksamer Arznei-Mittel hat nur geringe Bedeutung bei einem dicken Flügelfell, zumal jene nicht frei sind von Schädigung der Pupille, wegen ihrer Schärfe. Denn nothwendig müssen sie eine kräftig abwischende Wirkung entfalten zugleich mit der zerstörenden.

Zu den erprobten gehört das Trachom-Mittel[8], die Kaiser-Salbe und die scharfe Königs-Salbe, die Lidschminken: alle diese sind in dem Kapitel der Arzneimittel beschrieben.[9]

Zu den erprobten gehört auch das folgende. Man nehme gebranntes Kupfer-Erz und weissen Vitriol und Bocksgalle zu gleichen Theilen und bereite daraus ein Collyr.[10] Oder man nehme weissen Vitriol, Steinsalz, je einen Theil, Gummi $^1/_2$; bereite ein Collyr daraus mittelst Weines.[11] Oder gebranntes Erz, blauen Vitriol, und die Wurzelrinde vom Kapern-Strauch und Steinsalz und Bocksgalle oder Kuhgalle mit Honig. Oder Honig allein mit Ziegengalle.[12] Oder Magnetstein, Kupferblüthe, Thonerde, Ammon'sches Salz, je zwei Theile, und Safran einen Theil; zu jeder Unze dieser Mischung füge man einen Becher[13] Honig. Auch aus blauem Vitriol und Steinsalz kann man ein Pulver bereiten, dasselbe ist wundervoll.

Auch das folgende gehört zu den gegen Flügelfell erprobten

---

[7] Aët., a. a. O. besser: *τοῖς τὰ βλέφαρα συνδιακοπεῖσι προςφύσεις γίγνονται.*

[8] Paul., a. a. O.: *τὰ τραχωματικὰ καὶ τὰ λευκωματικά.*

[9] Nach Trachom-Mittel steht noch qaltarin, nach Lidschminken noch dinarchuṅ. Diese beiden (wohl verschriebenen) Worte sind nicht zu deuten und sind auch in der lat. Uebersetzung (coltomi, divaricum) unverständlich. qaltarin vertritt übrigens wahrscheinlich *τὰ λευκωματικά* des Paul. S. Anm. 8. — Nach Jacob. enthält es Kolkotar, das andre Grünspan.

[10] Paul. ähnlich: *χαλκὸς κεκαυμένος ἢ χάλκανθος ἅμα χοιρείᾳ χολῇ.*

[11] Paul. ähnlich: *χαλκάνθου μέρος, κομέως μ. S, οἴνῳ ἐκλειοῦντες . . .*

[12] Paul., a. a. O.: *χολὴν αἰγὸς μέλιτι μίξαντες.*

[13] Ebenso Aët., a. a. O.

Mitteln, — und zwar ist es fast ebenso wirksam wie die ⟨operative⟩ Ablösung: Nimm die Scherbe eines Tiegels aus Sceni[14] und schabe die Politur ab und zerreibe sie vielfach und vermische sie danach mit dem Oel von Kürbis-Samen und verreibe das miteinander; dann tauche man die Sonde in das Oberhäutchen ⟨dieses Gemisches⟩ und nehme damit Arznei auf und reibe mit letzterer das Flügelfell eifrig, an jedem Tage oftmals; denn das erweicht das Flügelfell, und das letztere geht dabei ab.

Vor Anwendung dieser Arzneien muss der Kranke über den Dampf von heissem Wasser sich beugen, so lange, bis das Auge sich erwärmt, und das Gesicht sich röthet.[15]

Dies nützt bei einem dünnen Flügelfell. Bei dem dicken muss man Weihrauch zerreiben und in heisses Wasser giessen; man lässt eine Stunde verstreichen, seiht durch und bereitet daraus ein Collyr.[16]

Vierundzwanzigstes Kapitel.

Der Blutfleck (Hyposphagma).[1]

Dies ist ein Fleck von Blut, entweder von frischem rothem, oder von altem todtem, bläulichem oder schwarzem[2], ausgeflossen aus einigen Blut-Adern, die im Auge geplatzt sind, z. B. in Folge einer Verletzung[1], oder aus andrer Ursache, aus welcher Blut-Adern platzen, durch Ueberfüllung oder Anschwellung.[3]

---

[14] Sceni est regio Syriae, Expos. voc. arab. Avicennae. (Jaqut: „Städtchen unterhalb Wāsiṭ“). In unsrem arabischen Text ist, wohl nur missverständlich „aus China“ gedruckt.

[15] [Oder in ein Bad gehen. Und ich halte es für richtig, dass er sich bückt über den Dampf von gekochtem Wein oder etwas von gemischtem Wein trinke. Sodann wird damit das Flügelfell gerieben.] Einschiebsel.

[16] [Ich habe erprobt bei Jemand, der ein dickes, rothes Flügelfell hatte, ein gründliches Einreiben von altem Weihrauch und habe das bis zum Uebermass heisse Wasser gegossen über seinen Kopf und habe gemischt im Mörser mit dem Stössel eine tüchtige Mischung, bis dass die Farbe derselben grünlich ward und ich habe es angewendet und fand es nützlich in höchstem Masse.] Offenbar ein Einschiebsel. Beide auch in der Röm. Ausg.

[1] Paul., III, c. 22, § 6: *Ὑπόσφαγμά ἐστι ῥῆξις τῶν φλεβῶν τοῦ ἐπιπεφυκότος, ἐκ πληγῆς ὡς μάλιστα γινομένη.*

[2] Aët., c. 22: *ὕστερον δὲ πελιδνόν.*

[3] „bis es darin alt geworden“, kann im Deutschen entbehrt werden.

Hierher gehört heftiges Schreien und übermässige Bewegung. Zuweilen erfolgt es auch durch Sieden des Bluts in den Venen. Bisweilen entsteht durch die auf Verletzung folgende Blutung ein feiner Erguss in der Pupille. ⟨Aber⟩ der Erguss in die Bindehaut ist gutartiger.

Fünfundzwanzigstes Kapitel.

Die Behandlungen.

Eingeträufelt werde auf ⟨den Blutfleck⟩ das Blut einer Taube, entweder einer zahmen oder Turtel- oder wilden Taube[1], und besonders das von unter dem Flügel ⟨entnommene⟩.

Im Anfang der Erkrankung mische man dem Blut etwas von den zurücktreibenden Mitteln bei, z. B. den Thon, welcher Kimolia genannt wird, und den, welcher der Armenische heisst. Am Ende der Erkrankung mischt man ⟨das Blut⟩ mit den auflösenden Mitteln, bis zum Arsen mit Siegel-Erde.

Bisweilen heilt man es mit der Frauenmilch nebst Weihrauch und Salzwasser, besonders demjenigen, in welchem Stein- und Ammon'sches Salz gelöst sind[2], und besonders, wenn dies zusammen mit dem Weihrauch in das Wasser gethan, und damit das Auge eingeträufelt wird. Auch das Collyr Dinarchon nützt sehr und auch das Mittel, das man herstellt aus Pfeffer-Stein und persischem Gummi zu gleichen Theilen und Arsen so viel, wie die andren Stoffe zusammen; zuweilen fügt man noch Steinsalz hinzu und bereitet aus allen diesen Dingen ein Collyr. Bisweilen macht man einen Umschlag von aussen mit Asche und Wein oder Essig. Und ebenso aus Taubenkoth mit Essig oder Wein.[3] Oder es wird ein Umschlag einfach aus

---

[1] Paul., a. a. O.: *ἐγχυματίζειν οὖν αὐτοὺς αἵματι φάσσης ἢ περιστερᾶς.* Aët., a. a. O.: *ἐγχυματίζοντα . . . αἷμα τρυγόνος ἢ περιστερᾶς.* „Von unter dem Flügel" haben wir bei Griechen nicht gefunden, obwohl sie ähnliche Vorschriften haben. (Aët., c. 22: *αἵματος ὀνείου ἀπὸ καρδίας.* Ders. c. 80: *μυελοῦ βοείου τοῦ ἐμπροσθίου δεξιοῦ ποδὸς.*) Vgl. I, c. 8, Anm. 3, S. 36.

[2] Paul., a. a. O.: *ἢ θερμῷ γάλακτι γυναικείῳ βραχὺ ἀποτρίβων λιβάνου ἢ ἅλμην ἔνσταζε καὶ μάλιστα ἀπὸ Καππαδοκικῶν ἁλῶν.*

[3] Paul., a. a. O.: *σφεκλάριον κεκ. καὶ κόπρος περιστερᾶς ἴσα, οἴνῳ ἢ ὄξει λεῖα.*

entkernten Rosinen[4] bereitet, allein oder mit Essig; oder mit den übrigen bereits genannten Mitteln, hauptsächlich wenn Entzündung besteht. Ebenso ⟨dient⟩ frischer Käse[5], wenig gesalzen, und derselbe mit Rettich-Rinde[6], Steinklee mit Drachenblut, Lilienwurzel und Safran oder Linsen mit Rosen-Oel und Eigelb.

Der Kranke beuge sich über Wasser, in welchem abgekocht sind Isop[7] mit Dosten, und bähe sich damit, allein, oder mit Essig, in dem Asche gekocht ist, oder mit einem Aufguss von Weihrauch nebst Aloë, oder mit dem Wasser des wilden Safran oder des gewöhnlichen, oder mit einer Abkochung von Kamillen und Steinklee, oder mit dem Saft derselben beiden, oder mit einer Abkochung von Kohlblättern. Man macht auch einen Umschlag von abgekochten und zerkleinerten Kohlblättern.

Bei sehr starker und eingewurzelter Krankheit bereitet man einen Umschlag aus zerstossenem Senf, vermischt mit der doppelten Menge von Feigen-Pulver, oder von Arsenik, in Milch gelöst, oder von Granat-Aepfeln, in Wein gekocht, oder aus Amei und Ysop mit Kuhmilch.

Wenn mit dem Blutfleck gleichzeitig eine Zerreissung in der Bindehaut vorkommt, so kaut man Kümmel und Salz und träufelt den Speichel in's Auge. Auch Weiden-Blätter nützen sehr als Umschlag.

Sechsundzwanzigstes Kapitel.

Vom Thränen.[1]

Diese Krankheit besteht darin, dass die Augen immer nass sind von einer wässrigen Feuchtigkeit, und bisweilen sogar die

---

[4] Paul., a. a. O.: *σταφίδι χωρὶς τῶν γιγάρτων.*

[5] Paul., a. a. O.: *καταπλάσσειν δὲ τυρῷ νεαρῷ.*

[6] Paul., a. a. O.: *ἢ ῥαφάνου φλοιῷ.*

[7] Paul., a. a. O.: *καὶ πυρίᾳ κέχρησο δι' ἀφεψήματος ὑσσώπου.*

[1] Die Ansichten der Griechen über das Thränen (dass die Karunkel ein Ventil gegen das Ueberfliessen darstelle,) s. in § 173 und 240 d. Gesch. d. Augenh. im Alterth. Vgl. Galen, VI, 870 und besonders III, 810 (v. d. Nutzen d. Th., X, c. 11): *οἱ μὲν γάρ τινες [τῶν ὀφθαλμικῶν ἰατρῶν] τά τε καλούμενα πτερύγια καὶ τοὺς τύλους τῶν βλεφάρων ἐκτήκοντες φαρμάκοις*

Thränen herabrinnen. Von diesen Fällen sind einige angeboren, andre erworben. Von den letzteren sind einige ganz chronisch, im Zustand der Gesundheit des Körpers; andre folgen einer Allgemeinkrankheit und schwinden mit der letzteren, wie z. B. beim Fieber.

Ursache der erworbenen ist ⟨einerseits⟩ Schwäche der zurückhaltenden oder reifenden Kraft[2]; oder ⟨andrerseits⟩ Verkleinerung der Thränenwarze, sei diese nun spontan, oder eine Folge örtlicher Anwendung der scharfen Mittel oder ⟨die Folge⟩ einer Operation des Flügelfells.

Diejenigen ⟨Fälle⟩, welche angeboren sind oder durch radikale Ausschneidung der Thränenwarzen entstehen[3], sind unheilbar.

Der Thränenfluss[4], welcher bei Fieber und akuten Krankheiten, ohne ⟨besondere⟩ Ursache, entsteht, beruht auf Schädigung oder auf Entzündungen des Gehirns. Bisweilen entsteht der Thränenfluss in schlaflosen Fiebern, zu denen die Eintagsfieber gehören und noch mehr die blutigen Faulfieber; und bisweilen steigert sich der Thränenfluss im Schüttelfrost. Und alle derartigen Fälle, welche schnell kommen, schwinden nach der Allgemeinkrankheit; sowie die letztere aufhört, hört auch das Thränen auf.

δριμέσιν ἔλαθον ἑαυτοὺς συνεκτήξαντες καὶ τοῦτο τὸ κατὰ τὸν μέγαν κανθὸν νευρῶδες σαρκίον· οἱ δέ τινες ἐν ταῖς τῶν ἐγκανθίδων χειρουργίαις ἀποτέμνοντες αὐτοῦ πλέον ἢ προςῆκεν, ἐκρεῖν ἐπέτρεψαν ταύτῃ τοῖς περιττώμασι. καὶ καλοῦσι μὲν τὸ πάθος ῥοιάδα. Lykos (Galen, XVIIa, 966) hatte unter den Alten die vernünftigsten Ansichten über das Thränen und kannte die Verstopfung des Thränenkanals; doch scheint weder Galen noch Ibn Sina seine Ansichten angenommen zu haben. Paul., III, c. 22, § 23: *ἡ δὲ ῥυὰς, μείωσις [τοῦ φυσικοῦ κατὰ τὸν μέγαν κανθὸν σαρκίου].*

[2] Galen, XVIIb, 737: *ἀρρωστία γάρ τις ἐμφαίνεται τῆς καθεκτικῆς δυνάμεως.*

[3] Paul., a. a. O.: *τὰς δὲ ῥυάδας, ὅλου μὲν ἐκδαπανηθέντος, ἢ ἀπὸ χειρουργίας ἀτέχνου ἢ διὰ φαρμάκων, τοῦ σαρκώδους, ἀνιάτους ἴσθι.*

[4] Kanon, l. IV, f. 2, t. 1, c. 33. Hippokr., Sprüche, IV, 52: *Ὁκόσοι ἐν τοῖσι πυρετοῖσι καὶ ἐν τῇσιν ἄλλῃσιν ἀρρωστίῃσι ... δακρύουσιν ... μὴ κατὰ προαίρεσιν, ἀτοπώτερον.* Vgl. Galen, XVIIb, 731.

Siebenundzwanzigstes Kapitel.

Die Behandlungen.

Die Hauptvorschrift bei der Behandlung des Thränens ist die örtliche Anwendung der Mittel von mässiger Zusammenziehungskraft.[1]

Bei denjenigen Fällen, welche in Folge einer Operation des Flügelfells oder einer arzneilichen Verätzung des letzteren entstanden sind, besteht die Behandlung in dem gelben Pulver, dem Kügelchen aus Safran und dem Collyr aus Aloë und dem aus Safran mit Bilsenkraut.[2] Streuen soll man über das Thränenwärzchen das genannte mit Weihrauch und besonders mit dem Russ des letzteren und mit Aloë, Schöllkraut und Safran.

Wenn übrigens das Thränenwärzchen schon gänzlich zerstört und beseitigt ist, so wird es niemals wieder wachsen.[3]

Dasjenige Thränen, welches **nicht** von Operation des Flügelfells herrührt, behandelt man mit Zink-Galmei oder einem Pulver aus demselben und besonders mit dem im Kapitel ⟨23⟩ von dem Weissfleck genannten, und mit allen zähen Collyrien, wie dem weissen und mit dem aus Sarcocoll (persischem Gummi) und dem styptischen und den übrigen in unsrer Arzneimittel-Lehre genannten.

Zu den erprobten gehört das Mittel aus dem Wasser von sauren Granat-Aepfeln mit den Arzneien. Seine Bereitung geschieht folgendermaassen. Ein Pfund dieses Wassers wird eingekocht auf die Hälfte; dann fügt man hinzu Aloë aus Sokotra Kreuzdorn-Harz (Lycium), indisches Kreuzdorn-Harz, Safran, Schöllkraut-Salbe, je eine Drachme, Moschus einen Scrupel; dies lässt man in der Sonne 40 Tage stehen, in einem geschlossenen Glasgefäss.

Zu den erprobten Mitteln gehört es, nüchtern in's Bad zu gehen und darin zu verweilen und oft Essig und Wasser in's Auge zu träufeln.

Das angeborene Thränen nimmt nur schwer eine Behandlung an.

---

[1] Paul., a. a. O.: *τοῖς μετρίως στύφουσι.*

[2] Paul., a. a. O.: *οἷα τὰ διὰ κρόκου καὶ γλαυκίου καὶ ἀλόης καὶ τὰ διάκροκα τῶν κολλουρίων καὶ ὑοσκύαμος.*

[3] S. Anm. 3 des Kap. 26.

Achtundzwanzigstes Kapitel.

Vom Schielen.[1]

Zuweilen entsteht das Schielen durch Erschlaffung (Lähmung) eines derjenigen Muskeln, welche die Bewegung des Augapfels besorgen, und das Auge weicht ab von der Richtung jener Seite (d. h. des betroffenen Muskels) nach der entgegengesetzten.[2] Bisweilen entsteht es durch Krampf eines der Muskeln, und das Auge weicht ab nach der Seite desselben.[3]

Und, wie es auch sei, bisweilen entsteht es aus Feuchtigkeit; bisweilen aus Trockenheit, wie z. B. in hitzigen Krankheiten.

Das Schielen, welches durch Krampf eines Muskels verursacht wird, entsteht nur durch Krampf der bewegenden Muskeln; ihr Krampf ist es, welcher am Auge das Schielen hervortreten lässt. Aber der Krampf desjenigen Muskels, in der Wurzel der Augenhöhle[4], welcher das Auge zurückhält, lässt keinen Schaden hervortreten, sondern ist sehr nützlich.

Häufig entsteht Schielen aus gewissen Hirn-Krankheiten, wie Fallsucht, Hirnhaut-Entzündung, Schwindel u. dergl., wegen der Hitze, Trockenheit oder Ueberfüllung.

Wisse, dass Ablenkung des Auges nach oben oder unten die ⟨Ursache⟩ ist, welche bewirkt, dass es ein Ding als zwei sieht[5]; aber die Abweichung nach einer der beiden Seiten bringt dem Auge keine Schädigung, welche eine Behandlung erheischt.

---

[1] Paul. (III, c. 22, § 40) ist im Kapitel des Schielens recht dürftig, Ibn Sina scheint hier mehr auf Galen zurückgegriffen zu haben.

[2] Galen, v. d. Urs. d. Krankh., c. 7, B. VII, S. 30: *ἐν μὲν τοῖς κατὰ θάτερα παραλελυμένοις ὑπὸ τῶν ἐνεργούντων μυῶν ἑλκόμενον· οὕτω δὲ κἀν τοῖς ἑτερρόποις σπασμοῖς ὑπὸ τῶν σπωμένων.*

[3] Galen, v. d. Urs. d. Sympt., II, c. 2 (B. VII, S. 150): *οἵ τε καλούμενοι στραβισμοὶ τῶν κατὰ τοὺς ὀφθαλμοὺς ⟨μυῶν σπασμοί⟩.* — In der unechten Schrift v. d. ärztl. Definitionen (B. XIX, S. 436) wird das Schielen als Lähmung einiger der Augenmuskeln erklärt.

[4] Ueber diesen, den Retractor, der dem Menschen fehlt, aber bei Pflanzenfressern u. a. vorkommt, s. Gesch. d. Augenheilk. im Alterth., S. 199.

[5] Ueber diese Galenische Lehre vom Doppeltsehen vgl. Gesch. d. Augenheilk. im Alterth., S. 139. Galen, v. d. örtl. Leiden, IV, 2 (B. VIII, S. 220): *καὶ κατὰ διαστροφὰς δὲ τῶν ὀφθαλμῶν ἡ μὲν ἐφ᾽ ὁποτερονοῦν κανθὸν ἐκτροπὴ φυλάττει τὴν κατὰ φύσιν ἐνεργείαν τὴν ὀπτικήν· ἡ δ᾽ ἄνω καὶ κάτω καθάπερ γε καὶ αἱ λοξαί, διπλᾶ φαίνεσθαι ποιοῦσι πάντα τὰ ὁρώμενα.* Vgl. Galen, v. Nutzen d. Th., X, c. 12, B. III, S. 826 und ferner B. VII, S. 87.

Neunundzwanzigstes Kapitel.

Von den Behandlungen.[1]

Dasjenige Schielen, welches von Geburt herrührt, wird nicht geheilt, leider Gottes, ausser in dem Zustand der sehr feuchten Kindheit.

Bisweilen besteht Hoffnung auf Heilung, besonders dann, wenn das Leiden noch frisch ist. Hierzu ist es nöthig, dass die Wiege gerade gerichtet, und eine Kerze aufgestellt werde auf der zur Schielstellung entgegengesetzten Seite, so dass immer der Blick nach dieser Richtung arbeitet. Und ebenso muss man mit rothem Faden einen Gegenstand umwickeln, der entgegengesetzt steht zur Richtung des Schielens; oder einen rothen Gegenstand an der entgegengerichteten[2] Schläfe oder Ohr⟨-Gegend⟩: und alles dies soll so geschehen, dass der Blick des Kindes nach jenem hin sich wende und denselben mit einiger Mühe erblicke. Denn bisweilen nützt diese Bemühung, um das Auge gerade zu stellen; und das Schauen[3] dahin zu senden, wo es den Blick gerade macht.

Diejenigen aber, denen das Schielen zustösst, wenn sie erwachsen sind oder Greise, und bei welchen Erschlaffung die Ursache abgiebt, oder Krampf durch Feuchtigkeit (Rheumatismus), müssen die Reinigung des Gehirns gebrauchen, mittelst der entleerenden Mittel, die wir genannt haben, mit den grossen ehrwürdigen Abführmitteln (Hiera) u. dergl., mit verringerter Diät und der Anwendung des lösenden Bades.

---

[1] Die Behandlung des Schielens lautet in dem griechischen Kanon der Augenheilk. (Oreibas., V, 455, Paul., III, c. 22): *Αἱ ἐκ γενετῆς στραβότητες τῶν νηπίων θεραπεύονται προσωπείου περιθέσει, ὅπως εἰς τὸ εὐθὺ βλέπωσι, σπασμώδης γάρ ἐστιν τῶν κινούντων τὸν βολβὸν μυῶν διάθεσις ὁ στραβισμός, καὶ τοῦ λύχνου δὲ ἄντικρυς τιθεμένου καὶ μὴ ἐκ πλαγίου παραφαίνοντος. καὶ ὅταν ἔτι πρὸς τὴν ῥῖνα συννεύσωσι τοὺς ὀφθαλμούς, κροκίδας φοινικίνας παρακολλᾷν καὶ τοῖς πρὸς τοὺς κροτάφους κανθοῖς, ὅπως πρὸς ταύτας ἀτενίζοντες διορθῶσι τοὺς ὀφθαλμούς.* Vgl. Ioann. Akt., II, 448. Gesch. d. Augenheilk. im Alterth., S. 393. Ibn Sina hat die Behandlung des später erworbenen Schielens hinzugefügt.

[2] d. h. wenn das rechte Auge nach der Nasenseite hin schielt, an die rechte Schläfe.

[3] Im arab. Text steht „Blut". Bellunensis verbesserte intuitionem. Gentil. denkt an Aderlass, Jacob. an Nasenbluten.

Zu den Mitteln, welche bei diesem ⟨Schielen⟩ hilfreich sind, gehört die Kopfreinigung mit dem Saft der Oelbaum-Blätter.

Wenn aber das Schielen von einem Krampf in Folge von Trockenheit herrührt, so muss man feuchte Umschläge anwenden. Wenn kein Fieber dabei ist, nehme der ⟨Kranke⟩ zum Getränk Eselsmilch mit stark feuchtenden Oelen, und die ganze Diät muss feucht sein. In's Auge werde das Blut der Turteltaube geträufelt, und ein Umschlag gemacht aus Eiweiss und Rosen-Oel und einem wenig Wein, und darüber gebunden; und das geschehe an etlichen Tagen.

Dreissigstes Kapitel.

Von der Glotzäugigkeit.[1]

Bisweilen entsteht Glotzäugigkeit, entweder weil das Auge ⟨selber⟩ stark anschwillt wegen seiner Schwere und Anfüllung; oder weil es sich stark vordrängt nach aussen; oder wegen starker Erschlaffung seiner Aufhängung und derjenigen Muskeln, welche diese besorgen.

Die ⟨erstgenannte Art⟩, welche entsteht aus heftiger Anschwellung des Augapfels, wegen seiner Schwere und Anfüllung, hängt ab von Materie im Auge selbst, sei dieselbe luftartig oder flüssig und feucht; und zuweilen ist die Anfüllung dem Auge eigenthümlich, zuweilen betheiligt sich daran das Gehirn und der ganze Körper, wie das geschieht bei der Zurückhaltung des Monatsflusses.

---

[1] Der griechische Kanon über diese Krankheit lautet bei Oreibas. (Synops. VIII, 52, B. V, S. 456) und bei Paul., III, c. 27, § 37, S. 77: *Ἐκπιέζονται οἱ ὀφθαλμοὶ ἐνίοτε ὥστε διαμένειν ἐξέχοντας. Τοὺς μὲν οὖν ὑπ᾽ ἀγχόνης ἐκπιεσθέντας ἀπ᾽ ἀγκῶνος φλεβοτομεῖν· εἰ δὲ ἄλλως γένοιτο, φαρμακεύειν ἐλλεβόρῳ μέλανι ἢ σκαμμωνίᾳ. Τὰς δὲ ἐκ τῶν ὠδίνων ἐκθλίψεις τῶν ὀφθαλμῶν, πολλάκις μὲν καὶ αἱ τοῖς τοκετοῖς ἐπιγινόμεναι καθάρσεις λύουσιν, ὅθεν δεῖ συνεργεῖν ταύταις. Ἐπὶ δὲ τῶν ἀνδρῶν μετὰ τὴν φλεβοτομίαν, εἰ μὴ κατασταίη, σικύαν τῷ ἰνίῳ προςβάλλειν, ἐπιτιθέναι δὲ ἔριον μέλιτι κεχρισμένον ἢ κροκίδα μεθ᾽ ὕδατος, ἄνωθέν τε πτύγμα ἐπιδεῖν ἡσυχῇ. Συμφέρει δὲ τούτοις καὶ θάλασσα ψυχρὰ προςαντλουμένη τῷ προσώπῳ καὶ σέρεως χυλὸς καὶ πολυγόνου μετὰ μηκωνείου ἐπιχριόμενος καὶ τἄλλα ὅσα δύναται στέλλειν καὶ συνάγειν.* Ganz ähnlich bei Aët., c. 47. — Ibn Sina ist aber in der Krankheitslehre genauer, da er drei Arten unterscheidet.

Diejenige ⟨zweite⟩ Art, welche durch Hervordrängen des Auges nach aussen entsteht, tritt ein beim Erhängen und bei heftigem Kopfschmerz und nach dem Erbrechen und starkem Schreien, und an den Frauen noch bei heftigen Wehen, und bei Stuhlzwang.[2]

Und zuweilen entsteht sie dabei aus Materie, die nach dem Auge sich hinzieht, besonders auch, wenn die Frau nach der Entbindung sich nicht gereinigt hat; und zuweilen entsteht sie aus Verderbniss der Beschaffenheit des Fötus oder aus Absterben oder Fäulniss desselben.

Sie entsteht aber auch ⟨drittens⟩ aus Erschlaffung eines Muskels, — da derjenige Muskel, welcher den hohlen ⟨Seh-⟩Nerv umfängt, wenn er erschlafft, nicht mehr das Auge festhält, sondern nach aussen hin abweichen lässt.[3] Wenn das Hervortreten des Auges nur aus Erschlaffung ⟨dieses⟩ Muskels entsteht, wird das Sehvermögen nicht zerstört. Wenn es aber verbunden ist mit seiner Zerreissung, so wird auch das Sehvermögen zerstört.[4]

Zuweilen treten beide Augen hervor, in solchen Fällen, wie Erhängen, Entzündungen der Hirnhäute, Lungen-Entzündung. Die Ursache ist dabei Pressung, bisweilen auch Ueberfüllung; und oft geschieht es mit Blut-Unterlaufung,[5] die deutlich hervortritt und auch eine Entzündung der Hornhaut verursacht.

Einunddreissigstes Kapitel.

Von den Zeichen.[1]

Wenn das Heraustreten des Augapfels Folge ist von viel Materie, die sich im Auge anhäuft, dann besteht gleichzeitig Vergrösserung desselben.

---

[2] Vgl. Anm. 1.

[3] Galen, v. d. örtl. Leiden, IV, c. 2 (B. VIII, S. 220): *εἰδέναι χρὴ τὴν παράλυσιν ⟨τῶν περιεχόντων τὸ μαλακὸν νεῦρον μυῶν⟩ ὅλον τὸν ὀφθαλμὸν ἐργαζομένην προπετῆ.* Ueber den Musculus retractor bulbi vgl. Anm. 4 zu Kap. 28.

[4] Aehnlich Galen, a. a. O.

[5] Arab. „Koth“, was sinnlos ist.

[1] Dies Kapitel enthält richtige Kranken-Beobachtungen sowie Unterscheidungen, die bei den Griechen nicht zu finden sind.

Wenn es die Folge ist von Pressung, so besteht zuweilen Vergrösserung, wenn nämlich Materie dabei mithilft; bisweilen ist aber keine Vergrösserung dabei vorhanden. In beiden Fällen fühlt man die Ausdehnung, die von hinten hervortreibt, und erkennt ihre Ursache. Aber bei der Form, welche wegen Erschlaffung des Muskels entsteht, wird das Auge nicht vergrössert, noch fühlt man eine starke Spannung von innen her, und das Auge ist dabei beweglich.

Zweiunddreissigstes Kapitel.

Von den Behandlungen.

Bei leichtem Hervortreten des Augapfels genügt ein Verband[1], der ihn nach innen zurücktreibt, Schlaf in der Rückenlage, trockne Speise, wenig Bewegung, beharrlicher Lidschluss. Wird Beihilfe der Arzneien nöthig, so wende man das Collyr aus Sumach an. Aber bei den starken Formen, wenn Materie dabei im Spiele ist, wird Reinigung von derselben, sowohl des Körpers wie auch des Kopfes, durch die bekannte Behandlung mittelst der abführenden Mittel und des Aderlasses und der Schröpfköpfe[1] an den beiden Hinterhauptshöckern, und scharfer Klystiere erforderlich.

Im Ganzen gehört das Abführen zu den nützlichsten Dingen für alle Arten dieser Krankheit, und ebenso das Ansetzen von Schröpfköpfen an den Nacken. Nothwendiger Weise ist im Anfang-Stadium der Umschlag mit Wolle, die in Essig getränkt ist, fortzusetzen; das Gesicht bekomme eine Uebergiessung mit kaltem Salzwasser[1], besonders solchem, in dem zusammenziehende[1] Mittel gekocht worden, wie Granatapfel-Rinde und Hagebutten und Mohn und Cichorie[1] und Hirtentäschchen.

Wenn die Krankheit nicht von Ueberfüllung abhängt, so hilft diese Behandlung zu jeder Zeit. Wenn die Krankheit von Ueberfüllung abhängt, so muss die Materie von vornherein aufgelöst werden.

---

[1] S. Anm. 1 zu Kap. 30.

Wenn die Krankheit von Erschlaffung abhängt, muss man die großen ehrwürdigen ⟨Bitter-Mittel⟩ anwenden und Gurgelmittel und Riechstoffe und die bekannten Räucherungen; und danach zusammenziehende und verstopfende Mittel.

Aber die Glotzäugigkeit, welche bei der Entbindung sich einstellt, — wenn sie herrührt von zu geringem Blutfluss der Gebärenden, oder von Verderbniss des Fötus; so rufe die monatliche Absonderung hervor[2] und ziehe den Fötus aus.

Und, wenn sie nur von Pressung herrührt, dann ⟨passen⟩ zusammenziehende Mittel.

Zu den Mitteln, welche nützlich sind beim Heraustreten und Hervorragen des Augapfels, gehört ein Umschlag aus Bohnen-Mehl mit Rosen und Weihrauch und Eiweiss. Auch geröstete Dattelkerne mit Narde sind gut gegen Hervorragung und Heraustreten.

Dreiunddreissigstes Kapitel.

Ueber das Einsinken und die Verkleinerung des Augapfels.[1]

Dies kommt vor bei Fiebern, besonders bei den schlaflosen, und nach starken Ausleerungen und Schlaflosigkeit und Kummer und Sorgen. Bei derjenigen Art, welche von Schlaflosigkeit abhängt, ist das Auge schläfrig, schwer beweglich in den Lidern, aber nicht im Augapfel selber. Im Kummer ist der Augapfel ruhig.

Man hat behauptet, dass einige Menschen eine Verschiedenheit beider Gesichtshälften zeigen, bezüglich starker Kälte und starker Hitze. Dann zeige das Auge, welches in der kalten Hälfte sich findet, Einsinken und Verkleinerung.[2] Und merke dir dies Alles.

---

[2] S. Anm. 1 zu Kap. 30.

K. 31. [1] Die Venet. Ausg. erinnert hier an des Celsus (VI, 6) oculi imminuti und des Paul. φθίσις καὶ ἀτροφία, — mit Unrecht. Ibn Sina bespricht hier, nach der Glotzäugigkeit, das Einsinken des Auges bei Erschöpfungs-Zuständen (Enophthalmus) u. dgl.

[2] Halbseitige Gesichts-Atrophie.

Vierunddreissigstes Kapitel.

Von der Bläue ⟨des Auges⟩.[1]

Die blaue Farbe des Auges entsteht entweder aus einer Ursache, die in den Häuten desselben sitzt, oder aus einer Ursache, die in den Feuchtigkeiten desselben liegt. Die in den Feuchtigkeiten beruhende Ursache ist die folgende[2]:

[1] De glaucomate intelligit, heisst es in der Venetianischen Ausgabe. Das ist nicht ganz richtig. Ibn Sina redet in diesem Kapitel, dessen Uebersetzung — wegen seines theoretischen Inhalts — besonders schwierig gewesen, hauptsächlich von dem Blau-Auge, das ja im Morgenland, gegenüber dem braunen, die Ausnahme darstellt; und gelegentlich auch von krankhafter Bläuung des Auges, was wohl hauptsächlich auf den ursprünglichen Begriff von *γλαύκωσις* = Star zu beziehen ist. Was Ibn Sina über die Ursachen der Farben-Unterschiede menschlicher Augen vorbringt, beruht einerseits auf Aristoteles (von der Zeugung der Thiere, V, c. 1, wonach der Araber auch I, c. 19 seines eignen Werks von der Natur der Thiere gearbeitet hat); und andrerseits, was in unsren latein. Uebersetz. fehlt, doch von Jacob. erwähnt wird, auf Galen (v. d. ärztl. Kunst, c. 9, B. I, S. 329), bezw. auf Oreib. (B. III, S. 199), der fast wörtlich mit dem vorigen übereinstimmt. Doch hat Ibn Sina die griechische Lehre nach seiner formalen Logik noch weiter ausgearbeitet; er fordert für die Bläue des Auges nicht blos, wie Aristoteles und Galenos, solche Ursachen, die in den Feuchtigkeiten liegen, sondern auch solche, die in den Häuten desselben beruhen, um zu erklären, dass es auch scharfsehende Blau-Augen giebt. Doch ist ihm darin der byzantinische Galeniker Theophilos, im 7. Jahrh., — vielleicht durch ein Missverständniss — schon voraufgegangen. (Von der Einrichtung d. menschlichen Körpers, IV, c. 21, S. 164: *Ὑγρότητος οὖν δαψιλοῦς ἐν τῷ ῥαγοειδεῖ χιτῶνι περιεχομένης, μέλανές εἰσιν οἱ ὀφθαλμοί· ὥσπερ εἰ ὀλίγη ἐστὶν ἡ ὑγρότης, γλαυκοί.* Vgl. noch Anm. 1 des folg. Kapitels.) Uebrigens sei noch bemerkt, dass Aristoteles die Krystall-Linse nicht erwähnt.

[2] Galen, a. a. O. [das Eingeklammerte fehlt bei Oreibasios,]: [*γλαυκοὶ μὲν ὀφθαλμοὶ λάμποντες ὑγρότητι καθαρᾷ τε καὶ οὐ πολλῇ φωτὸς λαμπροῦ γίνονται περιουσίᾳ, μέλανες δ᾽ ἔμπαλιν· οἱ δ᾽ αὖ μεταξὺ κατὰ τὰς ἀνὰ μέσον αἰτίας.*] *γλαυκὸς μὲν οὖν ὀφθαλμὸς ἤτοι διὰ μέγεθος ἢ λαμπρότητα τοῦ κρυσταλλοειδοῦς ἢ προπετῆ θέσιν, ἢ διὰ τὴν τοῦ λεπτοῦ καὶ ὑδατώδους ὑγροῦ τοῦ κατὰ τὴν κόρην ὀλιγότητά τε καὶ καθαρότητα γίνεται· πάντων μὲν ἅμα συνελθόντων, ὁ γλαυκότατος· εἰ δὲ τὰ μὲν αὐτῶν παρείη, τὰ δὲ μή, τὸ μᾶλλόν τε καὶ ἧττον ἐν γλαυκότητι συνίσταται.* Vgl. Gesch. d. Augenheilk. im Alterth., S. 363. In seinem Hohenlied auf den Demiurgos, ich meine die Schrift von dem Nutzen der Theile, hat übrigens Galenos die verschiedene Färbung der Regenbogenhaut nur kurz berührt, um die Weis-

Wenn der Krystall sehr gross ist, und seine Lage mehr nach vorn[3]; dabei die Eiweiss-Feuchtigkeit klar, und ihre Menge normal oder selbst geringer: dann wird das Auge blau sein aus dieser Ursache, — falls nicht eine Hinderung von Seiten der Haut vorliegt.

Wenn aber die ⟨Augen-⟩Feuchtigkeiten trüb sind, dabei der Krystall klein, das Eiweiss ausgedehnt ist, dann tritt eine dunkle Farbe[4] des Auges hervor, wie die des tiefen Wassers[5]; und ⟨auch⟩, wenn der Krystall in der Tiefe liegt, wird das Auge schwarz.

Die Ursache, die in den Häuten liegt, beruht auf der Beerenhaut.[6] Wenn diese dunkel ist, wird das Auge aus diesem Grunde schwarz; und, wenn sie blau ist, wird das Auge blau.

Die Beerenhaut wird einerseits blau aus Mangel an Reifung[7], wie eine Pflanze, — denn im Beginn, wenn sie entsteht, hat die letztere keine merkbare Färbung, vielmehr neigt

---

heit der schwarzen zu preisen: *μέλαν δὲ ἵν' ἀθροίζῃ τε τὴν αὐγὴν καὶ πρὸς τὴν κόρην παραπέμπῃ.*

[3] „seine Lage mehr nach vorn" steht im arabischen Text wie in der latein. Uebersetzung nicht hinter „Krystall", wohin es gehört, sondern hinter „Eiweiss-Feuchtigkeit". Dass wir richtig umgestellt, folgt nicht blos aus dem griechischen Text, sondern auch aus der Fortsetzung des arabischen.

[4] Galen, a. a. O., fährt fort: *μέλας δ' ὀφθαλμὸς ἢ διὰ τὴν σμικρότητα τοῦ κρυσταλλοειδοῦς ἢ διὰ τὴν ἐν βάθει θέσιν, ἢ ὅτι λαμπρόν τε καὶ αὐγοειδὲς ἀκριβῶς οὐκ ἔστιν, ἢ ὅτι τὸ λεπτὸν ὑγρὸν ἤτοι πλέον ἢ οὐ καθαρόν ἐστιν, ἢ διά τινα τούτων ἢ διὰ πάντα πέφυκε γίνεσθαι· τὸ μᾶλλον δὲ καὶ ἧττον ἐν αὐτοῖς, ὡς ἔμπροσθεν εἴρηται.*

[5] Aristot., von der Zeugung der Thiere, V, c. 1 (A. d. Berl. Ak. I, 779b, Z. 26): *οἱ μὲν γὰρ ἔχουσι τῶν ὀφθαλμῶν πλέον ὑγρὸν, οἱ δ' ἔλαττον τῆς συμμέτρου κινήσεως, οἱ δὲ σύμμετρον. τὰ μὲν οὖν ἔχοντα τῶν ὀμμάτων πολὺ τὸ ὑγρὸν μελανόμματά ἐστι διὰ τὸ μὴ εὐδίοπτ' εἶναι τὰ πολλά, γλαυκὰ δὲ τὰ ὀλίγον, καθάπερ φαίνεται καὶ ἐπὶ τῆς θαλάττης· τὸ μὲν γὰρ εὐδίοπτον αὐτῆς γλαυκὸν φαίνεται, τὸ δ' ἧττον ὑδατῶδες, τὸ δὲ μὴ διωρισμένον διὰ βάθος μέλαν καὶ κυανοειδές. τὰ δὲ μεταξὺ τῶν ὀμμάτων τούτων τῷ μᾶλλον ἤδη διαφέρει καὶ ἧττον.*

[6] Dieser Zusatz des Arabers zu dem Dogma der Griechen enthält den Keim des Richtigen.

[7] Aristot., a. a. O., S. 780b, Z. 7: *ἥ τε γὰρ πολιότης ἀσθένειά τίς ἐστι τοῦ ὑγροῦ τοῦ ἐν τῷ ἐγκεφάλῳ καὶ ἀπεψία καὶ ἡ γλαυκότης.*

sie zum Weissen hin; später mit der Reifung wird sie grün; — und aus dieser Ursache sind die Augen der Neugeborenen[8] blau und grau, und diese Art von Bläuung erfolgt aus ausgiebiger Feuchtigkeit; oder andrerseits aus Auflösung derjenigen Feuchtigkeit, von welcher die Färbung herrührte im Zustande der völligen Reifung, — geradeso wie die Pflanze, wenn ihre Feuchtigkeit schwindet, anfängt weiss zu werden; und diese ⟨letztere⟩ Bläuung hängt ab von vorherrschender Trockenheit. Die Augen von Kranken und von Greisen werden grau aus dieser Ursache. Denn bei Greisen vermehrt sich ⟨zwar⟩ die fremde (äussere) Feuchtigkeit, es schwindet ⟨aber⟩ die angeborene (innere).

Oder ⟨drittens⟩ tritt diese Farbe bei der Geburt auf, — nicht deshalb, weil die Beerenhaut sich ihr zugesellt, während dies vorher nicht der Fall gewesen; sondern sie erfolgt wegen der Klarheit der Feuchtigkeit, aus welcher ⟨jene Haut⟩ geschaffen ist. Es entsteht aus einer der beiden ⟨genannten⟩ Ursachen, wenn ⟨die Bläue⟩ ihr bei der Geburt zu eigen wird: dies wird diagnosticirt aus der Güte der Sehkraft und aus ihrer Mangelhaftigkeit.[9]

Es giebt ⟨also⟩ eine natürliche (angeborene) Bläuung, und eine zufällige (erworbene).

Die graue Beschaffenheit aber entsteht aus einer Zusammenhäufung der Ursachen der Schwärze und der Bläue; und daraus setzt sich zusammen ⟨die Zwischenstufe⟩ zwischen ⟨der⟩ Schwärze und ⟨der⟩ Bläue, die eben grau ist. Wenn wirklich das graue auf dem Feuer beruhte, wie Empedokles[10] annimmt; so wäre das blaue Auge geschädigt durch seinen Mangel an Feurigkeit, welche doch das Werkzeug des Sehens darstellen soll.

---

[8] Aristot., a. a. O., S. 780b, Z. 1: τὰ δὲ παιδία δι' ὀλιγότητα τοῦ ὑγροῦ γλαυκὰ φαίνεται τὸ πρῶτον. Also ein wenig anders. Und S. 779a, Z. 29: γλαυκότερα δὲ τὰ ὄμματα τῶν παιδίων εὐθὺς γεννωμένων ἐστὶ πάντων, ὕστερον δὲ μεταβάλλει πρὸς τὴν ὑπάρχειν μέλλουσαν φύσιν αὐτοῖς.

[9] Gentil.: Avic. videtur sibi contradicere. Aber Ibn Sina macht nur zu viele Worte. Der Sinn derselben ist: Die Bläue der Neugeborenen ist vergleichbar der Farblosigkeit einer unreifen Pflanze, die der Greise der einer überreifen. Die angeborene Bläue aus Klarheit des Bildungsstoffs ist mit guter Sehkraft verbunden.

[10] Ambadoqlis. Vgl. Arist., a. a. O., S. 779b, Z. 15: Τὸ μὲν οὖν ὑπολαμβάνειν τὰ μὲν γλαυκὰ πυρώδη, καθάπερ Ἐμπεδοκλῆς φησί, τὰ δὲ μέλανα πλεῖον ὕδατος ἔχειν ἢ πυρός ... οὐ λέγεται καλῶς, εἴπερ μὴ πυρὸς τὴν ὄψιν θετέον ἀλλ' ὕδατος πᾶσιν. Also wieder nicht ganz so, wie Ibn Sina es darstellt.

Einige Schwarz-Augen werden aber übertroffen von den Blau-Augen in der Sehschärfe, wenn die Bläue den letzteren nicht in Folge einer Schädigung anhaftet. Die Ursache liegt im folgenden. Die Schwärze, welche abhängt von der Menge der Eiweissfeuchtigkeit, hindert das Eindringen der Farben-Gestalten[11], weil sie im Gegensatz steht zur Durchgängigkeit, — ebenso wie jene ⟨Schwärze⟩, die aus Trübung der Feuchtigkeit hervorgeht, gradeso diejenige, deren Ursache in der Menge der Feuchtigkeit liegt.[12]

Denn auch, wenn viel Feuchtigkeit vorliegt, gehorcht sie nicht der Bewegung des Schauens und dem Heraustreten nach vorn, in genügender Weise.[13]

Wenn das Auge blau ist wegen Kleinheit der Eiweiss-Feuchtigkeit, so sieht es besser in der Nacht und in der Dunkelheit, als am Tage, wegen des ⟨starken Affects⟩, den eine kleine Masse durch die Bewegung des Lichts erleidet[14]; die letztere hindert es an der Klarheit. Eine solch' ⟨starke⟩ Bewegung ist nicht im Stande, die Dinge klar unterscheiden ⟨zu lassen⟩, — ebenso wenig, wie ⟨andrerseits das Auge⟩ im Stande ist, zu sehen, was in der Finsterniss ist, nach dem Licht.

Aber das in Folge ⟨vieler⟩ Feuchtigkeit schwarze Auge hat in der Nacht schlechteres Sehen, deshalb weil es des Schauens und der Bewegung der Materie nach aussen bedarf. Ein Ueberschuss an Materie ist widersetzlicher oder weniger gehorsam, als eine geringe Menge.

---

[11] [durch das Weisse] ist nicht ganz klar, vielleicht „das durch das Weisse bedingt ist". (Lat. cum declaratione, Bellun. manifestatione.)

[12] Der Araber sagt nicht, wie wir, a = b; sondern a = b = a, um die vollständige Gleichheit oder Identität auszudrücken. Davon haben wir mehrere Beispiele in unsrem Text.

[13] Vgl. den Anfang der Anm. 5.

[14] Aristot., a. a. O., S. 779b, Z. 35: *τὰ μὲν γλαυκὰ μὴ εἶναι ὀξυωπὰ τῆς ἡμέρας, τὰ δὲ μελανόμματα τῆς νυκτός. τὰ μὲν γὰρ γλαυκὰ δι' ὀλιγότητα τοῦ ὑγροῦ κινεῖται μᾶλλον ὑπὸ τοῦ φωτὸς καὶ τῶν ὁρατῶν, ᾗ ὑγρὸν καὶ ᾗ διαφανές. ἔστι δ' ἡ τούτου τοῦ μορίου κίνησις ὅρασις, ᾗ διαφανές, ἀλλ' οὐχ ᾗ ὑγρόν. τὰ δὲ μελανόμματα διὰ πλῆθος τοῦ ὑγροῦ ἧττον κινεῖται. ἀσθενὲς γὰρ τὸ νυκτερινὸν φῶς. ἅμα γὰρ δυσκίνητον ἐν τῇ νυκτὶ γίνεται τὸ ὑγρόν. δεῖ δὲ οὔτε μὴ κινεῖσθαι αὐτό, οὔτε μᾶλλον ἢ ᾗ διαφανές.* Durch diese Stelle werden die Worte des Ibn Sina einigermaassen klar.

Das Auge ⟨aber⟩, das von Seiten der Haut schwarz ist, sammelt kräftig die Sehkraft.

Fünfunddreissigstes Kapitel.

Behandlung.[1]

Erprobt ist ein Collyr aus trocknem Bilsenkraut; man kocht ⟨das letztere⟩ in Wasser bis zur Honig-Dicke und bereitet daraus ein Collyr. Oder man nimmt Antimon aus Ispahan 3 Drachmen, Perlen 1 Drachme, Moschus, Campher je 1 Scrupel, Lampenruss von Oliven- oder Jasmin-Oel 2 Drachmen, Safran 1 Drachme; vereinigt alles durch Reiben und wendet es an. Auch Safran selbst oder sein Oel gehört zu dem, was die Pupille schwärzt; ebenso Fuchstraubensaft. Oder man nimmt vom Saft des Burzeldorns 2 Drachmen, zerkleinerte Galläpfel 1 Drachme, Oel aus Kernen von Oliven, die auf dem Baume schwarz geworden, und Oel von nicht entschaltem Sesam je 1 Drachme; man kocht dies auf gelindem Feuer und macht daraus ein Collyr.

Zu den erprobten Mitteln gehört das folgende: man röstet Haselnüsse und mischt sie mit Oel und salbt ⟨damit⟩ die Scheitelnaht des blauäugigen Kindes. Auch kann man die Sonde in feuchte Coloquinten tauchen und damit einreiben, indem es heisst, dies schwärze die Pupille der Katze gar sehr.

Ebenso die zerstossene Rinde der Wallnuss. Oder man nehme einen Theil Akazien⟨-Frucht⟩, Galläpfel $^1/_6$, vereinigt sie mit der Abkochung von Blüthen der Anemone und dem Saft derselben und bereitet daraus Augentropfen.[2] Aehnlich wirkt der Saft des Bilsenkrauts und der Granatapfel-Rinde.[3]

[1] Mittel gegen die blaue Farbe des Auges, hauptsächlich solche, welche die Pupille erweitern, wie Bilsenkraut, haben bereits die Griechen überliefert. Vgl. Galen, B. XII, S. 740; Aëtios, c. 43: *Πρὸς γλαυκοφθάλμους ὥστε μελαίνας ἔχειν τὰς κόρας. . . . ἔνσταζε ὑοσκυάμου τὸ κυανοῦν ἄνθος.* Theoph. Nonn. (I, S. 230) hat ein halbes Kapitelchen *Πρὸς γλαύκωσιν. Στρύχνου χυλὸς ἐγχυματιζόμενος μέλανας ὀφθαλμοὺς ποιεῖ.*

[2] Galen u. Aët., a. a. O.: *Ἀκακίας τὸν καρπὸν καὶ κηκίδιον ὀλίγον τρίψας ἐπιμελῶς ἀναλάμβανε ἀνεμώνης τῷ χυλῷ . . . τὸ ὑγρὸν ἀπόθου.*

[3] [Und ebenso eine Amme, welche aus Sensch oder Abessynien stammt: wenn sie das Kind säugt, hört die Blau-Aeugigkeit auf.] Dies ist vielleicht ein abergläubischer Zusatz eines ägyptischen Abschreibers, steht aber auch in der römischen Ausgabe.

Tractat III.

Von den Erkrankungen des Lids und ihren Begleit-Erscheinungen.

Erstes Kapitel.

Von den Läusen[1] in den Lidern.

Der Bildung-Stoff der Läuse ist faulige Feuchtigkeit, welche die Natur nach einem Theil der Haut hin ausgetrieben hat. Die vorbereitende Kraft ihrer Erzeugung ist eine unnatürliche Wärme. Derjenige wird hauptsächlich befallen, welcher Schwelgerei liebt und dabei wenig Bewegung, unsauber ist und niemals badet.[2]

Zweites Kapitel.

Behandlung.[1]

Beginne mit Reinigung des Körpers und des Hauptes und des Augentheils, auf die bekannte Weise; und besonders mit einem Gurgelmittel aus Essig und Senf.

K. 1. [1] Diese Krankheit war den Alten wohl bekannt. Cels., VI, 6, 15; Galen, B. XIV, S. 771; Oreibas., V, S. 449; Aët., c. 67 (S. 156); Paul., III, c. 22, § 16 (S. 74); Leo, c. 13 (S. 135); Ioann. Akt., II, c. 7 (S. 445 u. IV, 11); Cael. Aurel., III, 2. Vgl. Gesch. d. Augenheilk. im Alterth., S. 258 u. 378. Paul. spricht von der Krankheit selber gar nicht, nur von der Behandlung.

[2] Aët., a. a. O.: *ἐξ ἀδηφαγίας καὶ φαύλης διαίτης καὶ ἀλουσίας.* Bei Ibn Sina steht „grösste Mannigfaltigkeit in den Speisen"; damit muss wohl „Schwelgerei" gemeint sein.

K. 2. [1] Paul., a. a. O.: *Ἐκκαθάραντας πρότερον τοὺς φθεῖρας δεῖ θαλάσσῃ προςκλύζειν χλιαρᾷ, εἶτα προςάπτεσθαι τοῦ ταρσοῦ τῷ ὑπογεγραμμένῳ φαρμάκῳ· στυπτηρίας σχιστῆς μ^ε $\overline{β}$, σταφίδος ἀγρίας μ^ε $\overline{α}$· λείοις χρῶ.* Das Mittel des Celsus (Soda, Schwefel-Arsen, Läusekraut, mit ranzigem Oel und Essig) ist wirksamer.

Auch wendet man Waschung des Auges an und Besprengung mit Meer[1]- und Salz- und Schwefel-Wasser. Der Lidrand wird bestrichen mit einem Mittel aus Alaun und halb soviel Läusekraut.[1] Zuweilen fügt man Aloë und Salpeter, je $^1/_2$ Theil, hinzu.

Das beste ist das Mittel, welches aus Meerzwiebel-Essig bereitet wird. Aber Läusekraut und Salpeter ist ein gutes Mittel dafür.

Drittes Kapitel.

Ueber Sulaq[1] (Lidrand-Entzündung).

Es ist dies eine Verdickung an den Lidern und entsteht aus einer Materie, welche dick ist und schlecht und ätzend und salpetrig, durch welche die Lider rot werden, und die Wimpern ausfallen; es zieht nach sich Verschwärung der Lidränder; darauf folgt Verderbniss des Auges. Meist entsteht ⟨diese Krankheit⟩ im Verlauf der Augen-Entzündung (des Augentriefens). Eine Form derselben ist frisch (akut), eine andere veraltet und schlecht.

Viertes Kapitel.

Behandlungen.[1]

Bei der frischen ⟨Art⟩ nützt es, einen Umschlag zu machen aus Linsen-Abkochung mit Rosenwasser, und einen Umschlag

---

Kap. 3. [1] [das ist griechisch anjusima.] Dies dürfte Zusatz eines gelahrten Abschreibers sein, der im Paul. (III, c. 22, § 17 u. 18) nach dem Kapitel über die Läuse, das von der Madarosis gefunden. Ibn Sina aber handelt hier von der Ptilosis. — Wisse, die Griechen nennen *μαδάρωσις* den Wimper-Mangel, *πτίλωσις* den Wimper-Mangel mit Lidrand-Verdickung, *μίλφωσις* den Wimper-Mangel mit Lidrand-Röthung. (Gesch. d. Augenheilk. im Alterth., S. 378.) Weder bei Aët. (c. 80) noch bei Paul. (III, 22, §§ 17—19) finden wir einen unsrem Kapitel 3 entsprechenden Text, wohl aber bei Ioann. Akt. (II, 446), der ja allerdings nach Ibn Sina gelebt, aber doch wohl nur aus älteren griechischen Quellen geschöpft hat: *ἥ γε μὴν πτίλωσις, παχύτης οὖσα βλεφάρων τυλώδης, ἐνερευθής, ἀπὸ παχυτέρων καὶ πλέον διεφθορότων χυμῶν γινομένη, ἐνίοτε καὶ τὰς βλεφαρίδας διαφθείρει.*

K. 4. [1] Für dieses Kapitel finden wir in den üblichen griechischen Texten kein Vorbild.

mit Portulak, Endivie, nebst Rosen-Oel und Eiweiss: das ganze wird die Nacht hindurch angewendet; und danach geht man in's Bad.

Oder man nimmt enthülste Linsen und Sumach und das Fleisch von Granat-Aepfeln und Rosen; man macht das ganze ein mit eingekochtem Wein und wendet es an in der Nacht, und badet Morgens. Ununterbrochene Anwendung des Bades gehört ⟨hierbei⟩ zu den nützlichsten Dingen.

In veralteten und chronischen Fällen ist es nothwendig, den Schenkel zu schröpfen und an den Stirn-Venen zur Ader zu lassen und häufiges Baden zu verordnen. Von den örtlichen Arzneien verwendet man die folgenden: Gebranntes Erz $^1/_2$ Drachme, Traganth 3 Drachmen, Safran und Pfeffer je 1 Drachme; man zerreibt alles mit Galläpfel-Wein so lange, bis es wie feiner Honig wird: dieses wird dann auf die Aussenfläche der Lider angewendet.

In jenem Fall, wo die Krankheit im Gefolge des Augentriefens auftritt, ist ein Collyr von der folgenden Art erprobt. Vitriol, aus dem man Tinte bereitet, gebrannt, Safran und Narde je 1 Theil, Granatapfel-Samen 10 Theile; man bereitet daraus eine Salbe, welche in die Augenlider eingestrichen wird.

Fünftes Kapitel.

Ueber Härte der Augenlider.[1]

Hierbei besteht Schwierigkeit der Bewegung zum Lidschluss, wenn die Lider offen sind; und zur Oeffnung, wenn sie geschlossen sind: dazu Schmerz und Röthung — ohne

[1] Vgl. Gesch. d. Augenheilk. im Alterth., S. 375 und Paul., III, c. 22, § 9 u. 10. Weit genauer stimmt aber der Text des Kanon mit der griechischen Darstellung des Demosthenes, die uns bei Aët (c. 76) überliefert ist: *Περὶ σκληροφθαλμίας· Δημοσθένους. Σκληροφθαλμία ἐστίν, ὅταν συμβῇ τὰ βλέφαρα σκληρὰ εἶναι καὶ αὐτὸν τὸν ὀφθαλμὸν σκληρότερον καὶ δυσκινητότερον ὑπάρχειν, ἔμπονόν τε καὶ ἐνερευθῆ καὶ μάλιστα μετὰ τὸ ἐκ τῶν ὕπνων ἐξαναστῆναι δυσκόλως διανοίγειν τὰ βλέφαρα, ὑγρασίαν τε μηδεμίαν κενοῦσθαι, λημία δὲ ἐν τοῖς κανθοῖς συνίστασθαι μικρὰ συνεστραμμένα, ὑπόξηρα.* Wir ersehen aus diesem Beispiel, dass Paul. nicht immer die Quelle des Ibn Sina zu sein braucht.

Feuchtigkeit, in der Regel; es ist dem ⟨Leiden⟩ vielfach eigenthümlich, dass die ⟨Lider⟩ zur Oeffnung beim Erwachen nach dem Schlaf nicht gehorchen.

Meist ist die Krankheit verbunden mit Absonderungen der harten, trocknen Augen-Entzündung. Fluss besteht dabei nur zufällig (als Complication). Diese Augenkrankheit entsteht nämlich aus trocknem Temperament, oder aus einer klebrigen Mischung, die schon stark zur Trockenheit hinneigt. Aber bisweilen besteht auch Schmerz und Röthung. Wenn jedoch Jucken vorhanden ist, ohne Materie, die zu ihm hinfliesst, so wird es Trockenheit des Auges genannt.[2] Und häufig ist hier heisse Mischung und viele dicke Materie, welche der Entleerung bedarf.

Sechstes Kapitel.

Ueber die Behandlungen.

Der Kranke muss fortwährend Bähung des Auges mit einem Schwamm anwenden, der in laues Wasser getaucht ward[1], und andauernd das Bad gebrauchen mit lauwarmem Süsswasser.[2]

Auf das Auge muss er während des Schlafs Eiweiss legen, das mit Rosenöl zusammengeschlagen ist[3]; und lasse sich regelmässig den Kopf netzen mit befeuchtenden Mitteln und Oelen und Umschlägen und Kopfreinigungsmitteln, aus Veilchen- und Seerosen-Oel.[4] Wenn die Krankheitszustände anzeigen, dass mit der Trockenheit gallige Materie verbunden ist, so führe er ab mit Veilchen-Oel und der Acker-Winde.[5] Denn die letztere besitzt eine specifische Wirkung.

[2] Demosthenes, bei Aët., a. a. O.: *Ξηροφθαλμία ἐστὶν, ὅταν ὑπόξηρος ὁ ὀφθαλμὸς γένηται καὶ κνησμώδης καὶ ἡσυχῇ ἐπίπονος χωρὶς σκληρότητος τῶν βλεφάρων.* — Xerophthalmie ist trockner Katarrh, Sclerophthalmie derselbe mit Lidrand-Verdickung, Psorophthalmie derselbe mit Geschwüren an den Lid-Winkeln und -Rändern. (Die letztere kann der Araber nicht abhandeln, da er unter Lidkrätze das Trachom versteht.)

K. 6. [1] Paul., a. a. O.: *πυριᾶν οὖν αὐτοὺς συχνῶς σπόγγοις ἐξ ὕδατος θερμοῦ.*

[2] Paul., a. a. O. behandelt die Sclerophthalmie *λουτροῖς.*

[3] Bei Paul. heisst es, nach den in Anm. 2 erwähnten Worten: *καὶ ἐπιτιθέναι τοῖς βλεφάροις εἰς κοίτην ὠὸν μετὰ ῥοδίνου.*

[4] Paul., a. a. O., kürzer: *καὶ λιπαινέσθω ἡ κεφαλή.*

[5] Paul., a. a. O., kürzer: *καὶ ἡ κοιλία ὑπαγέσθω.*

Wenn man glaubt, dass in dem Leiden eine dicke, eingetrocknete, der Lösung bedürftige Materie vorhanden sei; so löse man sie mit dem Schleim des Bockshorn-Klee und dem des Leinsamens, die man beide mit Milch aufnimmt. Denn diese beiden, wenn sie auf das Auge gelegt werden, beseitigen die Härte und entfernen die schlechte Mischung.

Zu den Mitteln, welche gegen die Krankheit erprobt sind, gehören Hühner-Fett[6], Schleim des Leinsamens, Wachs und Rosen-Oel; dies werde stets aufgelegt. Zuweilen werde angewendet, was die Thränen anzieht, wie die Salbe des Erasistratus.[7] Denn es nützt in der durch Materie bedingten, chronischen Form die Anwendung derjenigen Collyrien, welche Thränen hervorrufen.[8] Dieselben lösen nämlich die dicke Materie und bewirken, dass sie fliesst, und ziehen von den feineren Säften das an, was die Materie mildert, und lösen es durch ihre auflösende Kraft.

Siebentes Kapitel.

Ueber die Verdickung der Augenlider.

Diese Krankheit folgt auf ⟨Lid-⟩Krätze. Kalte Umschläge auf das Lid schaffen dieselbe bisweilen.

Ihre Behandlung ist ein Pulver aus Lasur-Stein, Armenischem Stein, gebrannten Dattelkernen und Narden, und fortgesetztes Baden, und Vermeiden des Dattelweins.

Bisweilen massirt man reichlich mit der Sonde und milder, rother Salbe. Aber durch Reiben mit Zucker wird es bisweilen gereizt, und es entsteht dadurch Krätze.[1]

---

[6] Paul. hat a. a. O.: *στέαρ χηνός.*

[7] Arasistratos. Paul. hat a. a. O.: *ἡ Ἐρασιστράτου πάγχρηστος.* (Ebenso Aëtios-Demosthenes.) Dieses Recept hat uns Galen überliefert (von den örtl. Heilmitteln, IV, c. 7, B. XII, S. 735). Es enthält gebranntes Erz, Myrrhe, Pfeffer, Misy, Safran, in Wein gekocht, in einer Büchse aus Kupfer aufgehoben.

[8] Paul., a. a. O.: *καὶ φάρμακα τῶν δριμέων ὥστε καὶ δάκρυον παρακαλεῖσθαι.*

K. 7. [1] Vgl. Aët. (Severus), c. 45: *τὰ τραχώματα ἐκ κακοθεραπείας πολλάκις γίγνεται.*

Achtes Kapitel.

Ueber die Aufblähung der Lider.[1]

Diese entsteht durch feine Materien und Dünste und in Folge von Schwäche der Verdauung und Verderbniss derselben, wie bei Schlaflosigkeit und in schlaflosen Fiebern.

Bisweilen entsteht sie im Anfang der Wassersucht und der Kachexie und durch feuchte Entzündungen, wie Lungen-Entzündung und Schlafsucht.

Wenn sie Genesende betrifft, so zeigt sie öfters einen Rückfall an; und besonders, wenn ihnen in den übrigen Gliedern die Blähung fehlt, und die Lider selbst erregt und gebläht bleiben. Die Behandlung besteht in der Beseitigung der Ursache und in der Bähung.[2]

Neuntes Kapitel.

Ueber die Schwere in den Augenlidern.

Bisweilen entsteht sie durch Aufblähung und ihre Ursachen. Manchmal entsteht sie durch Schwächung der Kräfte und ihren Verfall, wie bei dem hektischen Fieber. Bisweilen entsteht sie in Folge von Verdickung und der sogen. Wasserblase und ähnlichen ⟨Erkrankungen der Lider⟩. Manchmal entsteht Schwere und Erschlaffung im Anfang von Wechselfiebern.

---

[1] Emphysem war bei den Griechen nicht blos Luft-Geschwulst, sondern jede jähe Anschwellung. Paul. (III, c. 22, § 7a) ist dürftig: *Τὸ μὲν ἐμφύσημα ὄγκος ἐστὶν οἰδηματώδης τοῦ βλεφάρου.* Viel besser ist der griechische Kanon der Augenheilkunde (Demosthenes), den uns Aët. (c. 14) überliefert. Ibn Sina übertrifft beide, indem er die Lidschwellung „bei Wassersucht" beschreibt: während Demosthenes nur ganz allgemein „von Krankheit des ganzen Körpers" spricht. (Aët., c. 15.)

[2] Paul., a. a. O: *πυριᾷν.* Aët., a. a. O.: *πυριῶντα.*

Zehntes Kapitel.

Ueber die Verwachsung der beiden Lider an den Thränenwinkeln und an andren Orten.[1]

Bisweilen geschieht es dem Lid, dass es mit dem Auge verklebt, entweder mit der Bindehaut[2], oder mit der Hornhaut, oder mit beiden. Bisweilen geschieht es in dem einen der beiden Winkel und bisweilen dehnt es sich bis zur Mitte aus und bisweilen wird es vollständig.

Die Ursachen sind folgende: entweder frische Geschwüre[3] oder eine Zerreissung, die ein Augen-Arzt[4] bewirkt, wenn er den Pannus aus dem Auge nimmt oder das Flügelfell beseitigt oder aus dem Lid die Krätze (das Trachom) abreibt; und danach nicht das Auge mit Kümmel und Salz und dergl. touchirt, wie es von mir angegeben ist, und zwar in genügender Weise; und der ⟨überhaupt⟩ nicht zu jeder Zeit das Nöthige berücksichtigt, bis dann Lidverwachsung eintritt, und die Sache schlimm wird.

---

[1] Die Ueberschrift des Kapitels entspricht nicht genau dem Inhalt, denn nicht so von der Verwachsung der Lider mit einander ist hier die Rede, sondern vielmehr von der Anwachsung des Lids an den Augapfel; nicht von *σύμφυσις*, sondern von *πρόςφυσις*. (Vgl. Gesch. der Augenheilk. im Alterth., S. 274.) Offenbar hat Ibn Sina durch die Ueberschrift des Paul. *περὶ συμφυῶν βλεφάρων* (VI, c. 15) sich beeinflussen lassen. (Die Verwachsung der Lidränder folgt Kap. 35.)

[2] Paul., a. a. O.: *ποτὲ πρὸς τὸν ἐπιπεφυκότα, ποτὲ δὲ καὶ πρὸς αὐτὸν τὸν κερατοειδῆ*. Noch besser ist Aët., c. 66: *Προςφύεται τὰ βλέφαρα τῷ λευκῷ ἢ τῷ μέλανι ἢ πρὸς ἄλληλα· ὅταν οὖν πρὸς τὸ λευκὸν ἡ πρόσφυσις τῶν βλεφάρων γίγνηται, κατὰ δὲ τὴν κίνησιν ἐμποδίζηται ὁ ὀφθαλμός, καλοῦσι τὸ πάθος ἀγκύλωσιν.*

[3] Aët.: *ἑλκώσεως προηγησαμένης.*

[4] Basil.: aut ruptura faciens alkohol; Venet.: aut ruptura facientis alkohol. Das erste ist ganz unverständlich, das zweite sehr schwer verständlich: al-kaḥḥāl heisst der Augen-Arzt. (Allerdings haben die alten Erklärer, Gentil. und Jacob. d. part., das Richtige erkannt.)

Elftes Kapitel.[1]

Von den Behandlungen.

Wenn es in den Thränenwinkeln sitzt, so ist das richtigste, einzuschneiden[2], und es danach zu behandeln, wie ein Geschwür; oder zu salben mit Königs-Salbe und dem Veilchen-Mittel und den Arzneien gegen Flügelfell und besonders mit dem Arsen-Collyr. Besteht Verwachsung mit dem Weissen und dem Schwarzen ⟨des Auges⟩, so kommt die Behandlung des Flügelfells[3] in Frage, wie wir sie erklärt haben.

Zwölftes Kapitel.

Ueber die Verkürzung des Lids (und das Hasen-Auge).[1]

Hiervon giebt es drei Arten. Die erste besteht darin, dass das ⟨obere⟩ Lid sich zusammenzieht[1] und nicht mehr das Weisse des Auges bedeckt. Diese Art besteht entweder von Geburt[1] her oder sie entsteht nach einer Lid-Operation.[1] Ein derartiges Auge wird als Hasen-Auge bezeichnet.

Die zweite Art ist von mittlerer Stärke und besteht darin, dass ⟨das Lid⟩ einen Theil des Weissen nicht bedeckt, und

---

K. 11. [1] Der arabische Text hat hier eine irrthümliche Einschiebung aus Kap. 22. [Von der Maulbeere. Es ist dies ein pustelartiges Fleischstück, das dem Auge zugefügt wird.] So auch die lateinische Uebersetzung in der Venet. Ausg. Doch hat Bellunensis bereits das Richtige am Rande hinzugefügt. — Nach Geschwür steht noch [Thränenfistel oder Pustel].

[2] Diesen einfachsten Fall hat Paul. übergangen; Cels. hat ihn beschrieben (Gesch. d. Augenheilk. im Alterth., S. 274) und ebenso Aët., c. 66: *ὅσαι μὲν οὖν προσφύσεις κατὰ τὸν κανθὸν γεγόνασι τῶν βλεφάρων ἀμφοτέρων, ἀγκίστροις ἀνατείνοντα χρὴ διελεῖν καὶ ἀναστέλλειν μότῳ κἄπειτα θεραπεύειν ὡς τὰ κοινὰ ἕλκη.*

[3] *πτερυγοτόμῳ ἀπολύειν τὴν πρόσφυσιν*, sowohl bei Aët. wie bei Paul.

K. 12. [1] Paul., VI, c. 10: *Λαγοφθάλμους καλοῦσι τοὺς τὸ ἄνω βλέφαρον ἀνεσπασμένον ἔχοντας. Τοῦτο δὲ γίνεται τὸ πάθος ἢ φυσικῶς ἢ ἐξ οὐλῆς τραύματος· καὶ τούτου ἢ αὐτομάτως ἢ ὑπὸ ἀναῤῥαφῆς ἢ καύσεως ἀφυῶς γεγενημένης.* Weit besser ist wieder der griechische Kanon (Demosthenes), den uns Aët. (c. 75) überliefert hat: *Λαγόφθαλμοι καλοῦνται ἐφ' ὧν ἀνέσπασται τὸ ἄνω βλέφαρον, καὶ ἀνέῳγεν ὁ ὀφθαλμὸς ἐν τῷ καθεύδειν, καθάπερ τῶν λαγωῶν.* Ueber diesen Namen vgl. Gesch. d. Augenheilk. im Altherth., S. 280.

wird Lid-Verkürzung genannt. Ihre Ursache ist von gleicher Beschaffenheit, wie bei der ersten, aber von geringerer Grösse.

Die dritte Art besteht darin, dass das obere Lid nicht mit dem unteren zusammenschliesst. Dies geschieht aus einer Drüsenschwellung oder aus der Wucherung von wildem Fleisch, die von Anfang an besteht oder ⟨erst später⟩ entsteht aus einer Runzelung (Schrumpfung) des Lids, in Folge eines verheilten Geschwürs auf dem Lid[2]: was dann nicht gestattet, dass das obere Lid mit dem unteren zusammenpasst. Und zuweilen entsteht alles dies aus einem Krampf[3] der Muskeln, welche das Lid bedecken.

Dreizehntes Kapitel.

Behandlung.

Bei der Art, welche durch Verkürzung des Lids entsteht, besteht die Behandlung darin, dass die Haut gespalten und nicht vernäht wird, so dass das Lid sich verlängert und vernarbt nach dem Wachsen hautartigen Fleisches.[1] Dies ist die Behandlung der ersten und der zweiten Art, je nach dem stärkeren oder geringeren Grade.

Bei derjenigen Art aber, welche aus Drüsenbildung und wildem Fleisch entsteht, besteht die Behandlung darin, dass man beides mit dem Messer entfernt.

Bei der Form, die aus den Rückständen eines vernarbten Geschwürs entsteht, welches das Lid verkürzt, geschieht die Heilung durch das Messer: es wird gespalten und heilt zu ⟨in der verlängerten Form⟩.

Die Behandlung derjenigen Art, die aus Krampf entsteht, besteht in der Behandlung des Krampfs nach seinen beiden Arten.

---

[2] Aët., a a. O.: *Ποτὲ δὲ ἑλκώσεως προηγησαμένης.*

[3] Häufiger und eher aus einer Lähmung (Lagophth. paralyt.).

K. 13. [1] Paul., a. a. O.: *δεῖ αὐτὴν τὴν οὐλὴν ἐπιδιελόντα καὶ διαστήσαντα τὰ χείλη διὰ μοτοῦ* . . . Besser Aët., c. 75: *μηνοειδῆ τομὴν κατὰ τῆς οὐλῆς ὅλης ἐμβάλλοντα . . . ἔπειτα διαστέλλειν ξύσμασιν ὀθονίων τὴν διαίρεσιν καὶ κατάγειν κάτω τὸ βλέφαρον καὶ ἴσον ποιεῖν τῷ κατὰ φύσιν σχήματι.*

Vierzehntes Kapitel.

Ueber das Hagelkorn.[1]

Es ist dies eine verdickte Feuchtigkeit, die sich in Stein[2] umwandelt, an der Innenseite des Lids, und bisweilen zu der weissen Farbe, ähnlich der des Hagelkorns, hinneigt.

Fünfzehntes Kapitel.

Behandlung.

Aufgestrichen werde eine Salbe aus der Absonderung der Bienenwaben u. dergl. Bisweilen fügt man Rosen-Oel, Fichtenharz und persisches Gummi hinzu. Oder man bestreicht es mit Ammoniak-Harz, das mit Essig verrieben ist, und mit Galban[1]-Harz und dem Gummi des Liebes-Stöckels. Oder mit der Salbe des Oreibasios, die in dem Kapitel über das Gerstenkorn beschrieben wird.

Sechzehntes Kapitel.

Vom Gerstenkorn.[1]

Das Gerstenkorn ist ein länglicher Abscess, welcher am Lidrande sich zeigt, ähnlich einem Gerstenkorn an Gestalt. Seine Materie ist in den meisten Fällen vorwaltendes Blut.

K. 14. [1] Paul., III, c. 22 u. VI, c. 16 ist mittelmässig. Besser Aët., c. 83: *Χαλαζιᾶν δὲ λέγουσι τὰ βλέφαρα, ὅταν ἐκτραπέντων αὐτῶν φαίνεταί τινα ὑπερέχοντα στρογγύλα διαφανῆ ὅμοια χαλάζῃ· καὶ διαιρουμένων ὑγρὸν κενοῦται ὅμοιον τῷ λευκῷ τοῦ ὠοῦ.*

[2] *Χάλαζά ἐστι κεγχρώδης συστροφὴ κατὰ τὸ βλέφαρον καὶ λιθίασίς ἐστι τὸ αὐτό.* Def. med., Gal., XIX, S. 437. Vgl. Gesch. d. Augenheilk. im Alterth., S. 270, Anm. 1.

K. 15. [1] Paul., a. a. O: *ἐφ' οὗ ἀμμωνιακὸν ὄξει λειώσας ἅμα χαλβάνῃ χρίε.* Also fast wörtlich ebenso.

K. 16. [1] Paul., III, c. 22, § 19 (nach Galen, XVIIa, S. 325, Comm. zum 2. Buch d. Volkskrankh. d. Hipp.): *κριθή ἐστιν ἀποστημάτιον κατὰ τὸν τοῦ βλεφάρου ταρσὸν ἐπίμηκες.* — Gal., XIX, 437: *κριθῇ ὁμοία.* Ebenso Aët., c. 84, mit dem Ibn Sina's Behandlung vielfach übereinstimmt.

Siebzehntes Kapitel.

Behandlung.

Behandelt wird es mit dem Aderlass und der Abführung durch das Bittermittel, wie du es schon kennen gelernt hast. Danach nehme man etwas Sagapen-Harz[1], löse es in Wasser und streiche es auf den Ort. Denn das ist sehr gut. Dem Kranken nützen auch Bähungen mit geschmolzenem Fett[2], oder Gerstenmehl und Galban-Harz, oder gewärmte Brot-Rinde[3], häufig aufgelegt. Oder Umschläge mit den Schwänzen (Körpern) von Fliegen, deren Köpfe man abgeschnitten hat[4]; oder Wasser, in dem Gerste gekocht ist.[5] Oder das Blut der zahmen oder der wilden oder der Turtel-Taube.

Oder man nimmt ein wenig Salpeter und viel Galban-Harz, mischt beides und legt es auf das Gerstenkorn.[6] Ferner die Salbe des Oreibasios.[7] Ihr Recept ist das folgende. Du nimmst Weihrauch, Myrrhe, von jedem einen Theil, Cist-Harz $^1/_4$, Wachs, Alaun, armenischen Salpeter je $^1/_2$ Theil; dies werde mit dem Satz von Lilien-Oel vereinigt und auf das Gerstenkorn gestrichen.

Achtzehntes Kapitel.

Ueber die Fettgeschwulst.[1]

Es ist dies die Hinzufügung (Vermehrung) einer fettigen Materie, die das Oberlid befällt und das Lid beschwert bei der

K. 17. [1] Aët., a. a. O.: *σαγαπηνὸν σὺν ὄξει λεάνας κατάχριε.*

[2] Paul. etwas anders: *κηρῷ λευκῷ πυριᾶν.* Aët. fügt hinzu *θερμῷ.*

[3] Aët., a. a. O.: *πυριατέον ... καὶ ἄρτῳ θερμῷ.*

[4] Paul., a. a. O.: *ἢ μυίας τὴν κεφαλὴν ἀποβάλλοντα τῷ λοιπῷ σώματι παρατρίβειν.* Ebenso Aët., a. a. O.

[5] Paul., a. a. O.: *ἢ κριθῶν ἀποβρέγματι καταντλεῖν.*

[6] Aët.: *ἢ χαλβάνην μαλάξας καὶ νίτρον βραχὺ προσπλέκων ἐπιτίθει.*

[7] Wir haben vollständig von Oreibasios nur die Uebersicht (Synopsis). In dieser wird gegen Hagel- und Gerstenkorn nur Sagapen mit Essig empfohlen. Die hier von Ibn Sina beschriebene Salbe ist uns bei Oreib. nicht erhalten, auch nicht in seiner Collyr-Lehre (II, S. 140).

K. 18. [1] Paul., VI, c. 16: *Περὶ ὑδατίδων. Οὐσία τις ἔστι πιμελώδης ὑπεστρωμένη τῷ τοῦ βλεφάρου δέρματι κατὰ φύσιν. Ἐπὶ τινων δὲ καὶ μάλιστα τῶν παιδίων ὡς ὑγροτέρων αὐξανομένη συμπτωμάτων αἰτία γίνεται φορτίζουσα*

Oeffnung und dasselbe gleichsam schlaff (herabhängend) macht. Es ist zusammenhängend (festhaftend); nicht beweglich, wie ein Knötchen ⟨im Lide⟩. Gewöhnlich befällt es Kinder und ⟨Kranke⟩ mit feuchtem Temperament, bei denen viele Thränen und Augen-Entzündung vorhanden sind.

Neunzehntes Kapitel.

Von ihren Symptomen.

Zu den Zeichen der Krankheit[1] gehört das folgende. Wenn du die Anschwellung mit zwei Fingern eindrückst, und dann die ⟨letzteren⟩ von einander entfernst, so entsteht eine Hervorragung in ihrer beiden Mitte.

Zwanzigstes Kapitel.

Die Behandlungen.[1]

Die Behandlung geschieht mit der Hand und zwar folgendermaassen. Der Kranke sitzt. Sein Kopf wird gehalten und nach

---

τὸν ὀφθαλμὸν καὶ διὰ τοῦτο ῥευματίζουσα. Das ist fast wörtlich ebenso wie bei Ibn Sina; nur würden wir statt „einer“ lieber „der“ fettigen Materie erwarten. Vgl. Gesch. d. Augenheilk. im Alterth. S. 409 u. 269. (Hydatis ist hauptsächlich ein stark vergrössertes, nach aussen wachsendes Hagelkorn.) Aëtios, der sonst uns vielfach den Kanon der griechischen Augenheilkunde (Demosthenes) aufbewahrt, hat kein Kapitel über Hydatis. Zum Glück ist aber der betreffende Abschnitt, wenigstens aus der latein. Uebersetzung (Demosthenis l. de oculis) bei Simon Januensis (1270 bis 1303, clav. sanat.) aufbewahrt: Ydatis graece Demoste. est inter cartilaginem atque cutem frigidioribus partibus palpebrae naturalis pinguedinis augmentum, adeo ut inflata palpebra, colore naturali servato, stabiles ac teneras faciat partes, astante gravedine aquosam lachrymam fundens, et magis circa vesperam accedente difficultate substollendae palpebrae ad intuendam lucem. Vocant autem Ydatis, non quod aquosum liquorem in semet teneat clausum, sed quod impedimento partium fluorem faciat lachrimarum etc. (Vgl. C. G. Kühn, additam. ad elench. med. veterum, N. XI, 1827).

K. 19. [1] Ziemlich wörtlich nach Paul., a. a. O.: *ἄν τε τοῖς δακτύλοις ἐπιθλίψωμεν αὐτὰ καὶ διαστήσωμεν τοὺς δακτύλοις, ἐμφυσᾶται τὸ μεταξύ.*

K. 20. [1] Paul., VI, c. 14 stimmt so genau damit überein, dass wir daselbst für fast jeden Satz unsres Kapitels eine Parallel-Stelle finden.

hinten gezogen.[2] Die Stirnhaut ⟨oberhalb⟩ vom Auge werde gespannt und das ⟨obere⟩ Lid gehoben.[3] Der Arzt nehme das letztere zwischen seinen Zeige- und Mittelfinger und drücke es ein wenig zusammen[4]; dann sammelt sich die Materie, hingedrängt in den Zwischenraum zwischen den beiden Fingern.[5] Der ⟨Gehilfe⟩, welcher den Kopf hält, ziehe die Haut von der Mitte der Augenbrauen an.[6] Wenn die Hervorragung erscheint, schneide man die Haut vor derselben ein[7], mit genügendem Schnitt, der jedoch zart sei und nicht tief.[8] Denn Vorsicht dabei[9] und, dass man Schnitt nach Schnitt macht, ist sicherer, als wenn man auf einmal kühn in die Tiefe dringt.

Wenn ⟨die Materie⟩ nach dem ersten Schnitt erscheint, ist es gut[10]; wo nicht, füge man einen ⟨zweiten⟩ Schnitt hinzu, bis jene erscheint.[11] Sobald man jene blosgelegt findet, wickle man seine Hand in ein linnenes Läppchen und nehme so die Fettgeschwulst heraus, indem man sie abtrennt rechts und links.[12] Wenn noch ein Rückstand bleibt und nicht folgt, so streue man etwas Salz darauf, damit es jenen verätze.[13] Wenn sie in einer Kapsel[14] sich befindet und besonders fest haftet; so nehme man

---

[2] Paul., a. a. O.: *τῷ δὲ ὄπισθεν ἑστῶτι καὶ τὴν κεφαλὴν στηρίζοντι.*

[3] Paul., a. a. O.: *κατὰ τὸ μέσον τῆς ὀφρύος ἀνατείνειν μετρίως τὸ βλέφαρον.*

[4] Paul., a. a. O.: *τοῖς δυσὶ δακτύλοις, λιχανῷ τε καὶ τῷ μέσῳ, μικρὸν ἀποδιεστῶσι, τὸ βλέφαρον πιλήσομεν.*

[5] Paul., a. a. O.: *συναγωγήν τινα τῆς ὑδατίδος πρὸς τὴν μεσότητα τῶν δακτύλων ποιούμενοι.*

[6] S. Anm. 3.

[7] Paul., a. a. O.: *διέλομεν αὐτὸ κατὰ τὸ μέσον ἐγκαρσίως.*

[8] Paul., a. a. O.: *τὸ δὲ βάθος ὡς ὅλον τὸ δέρμα διελεῖν.*

[9] Paul., a. a. O.: *προσέχοντες ἀκριβῶς τούτῳ.* Bei Angabe der Vorsichten in der Operation wird der Araber ausführlicher.

[10] Paul., a. a. O.: *καὶ εἰ μὲν εὐθὺς ἡ ὑδατὶς προφανῇ, ταύτην ἐξελκύσομεν.*

[11] Paul., a. a. O.: *εἰ δὲ μή, καὶ αὖθις ἐπιδιέλομεν ἠρεμαίως.*

[12] Paul., a. a. O: *Ταύτην δὲ προφανεῖσαν δι᾽ ὀθονίου μαλθακοῦ τοῖς δακτύλοις ἐπιλαβόμενοι τῇδε κἀκεῖσε καὶ ποτὲ κατὰ περιαγωγὴν κινοῦντες ἐξελκύσομεν.*

[13] Paul., a. a. O.: *Τινὲς δὲ καὶ λείους ἅλας . . . ἐπεντιθέασιν . . . διὰ τό, εἴ τι καὶ περιλέλειπται τῆς ὑδατίδος, ἐκτήκειν αὐτό.*

[14] Von dieser spricht Paul. nicht, wohl aber Cels., VII, VII (vesicae pingues).

das fort, was man davon blossgelegt hat, und lasse das andre und greife es nicht an, sondern überlasse es der Auflösung von Seiten des Salzes, das darauf gestreut wird.

Dann lege man darüber ein Läppchen, getränkt mit Essig. Wenn der Morgen des zweiten Tages kommt, und Sicherheit gegen Augen-Entzündung besteht[15]; so behandle man es mit den klebenden (vereinigenden) Mitteln. Dazu gehören Kreuzdorn, Schöllkraut-Collyr und Safran.[16]

Bisweilen machst du dich an den angewachsenen Theil, der nicht freigelegt wird durch seine Entblössung und Abhäutung, mit ⟨Pferde-⟩Haaren, die mittelst Haken darunter geführt und nach rechts und links bewegt werden, bis er frei geworden: oder man macht dasselbe mit einem Federkiel.[17]

⟨Wie gesagt⟩[18], es ist nöthig, Vorsicht in der Durchbohrung anzuwenden, dass man nicht ⟨zu sehr⟩ in die Tiefe dringe. Wenn nämlich der schneidende ⟨Wundarzt⟩ das Lid gewaltsam ausdehnt und zu lange in der Durchtrennung fortschreitet, bis die Haut und ⟨sogar⟩ die unter ihr befindliche Hülle ⟨der Fettgeschwulst⟩, durch einen einzigen Schnitt durchtrennt wird; dann dringt das Fett vor an der durchschnittenen Stelle, wenn man sie mit den Fingern zusammendrückt, welche die ausgedehnte Haut von beiden Seiten umgeben: darauf entsteht heftiger Schmerz und ein heisser Abscess; und zurück bleiben harte Reste, die zurückgehalten werden und schlimmer sind, als das ursprüngliche Uebel.

Vielleicht könnte dabei auch von dem das Auge[19] erhebenden Muskel ein Stück abgeschnitten werden; dann wird das Lid in Bezug auf die Oeffnung geschwächt.

---

[15] Paul., a. a. O.: *ἀφλεγμάντους ὄντας.*

[16] Paul., a. a. O.: *ἢ λυκίῳ ἢ γλαυκίῳ ἢ κρόκῳ ἀποθεραπεύσομεν.*

[17] Dies könnte für ein Einschiebsel aus dem Kapitel vom Flügelfell (Tract. II, c. 23) gehalten werden; doch giebt es in der That solche Bildungen (z. B. angeborene Dermoïd-Cysten).

[18] Auch dies könnte für ein Einschiebsel gehalten werden, da es den früheren Faden, den Ibn Sina schon fallen gelassen, wieder aufnimmt. Doch erinnern wir uns, dass er über die Vorsichten bei der Operation zweimal zu sprechen liebt.

[19] Gemeint ist der Lidheber; das ist selbstverständlich und folgt auch aus dem Nachsatz. Vgl. Paul., a. a. O.: *πολλοὶ γὰρ βαθύτερον πήξαντες . . . πάντως γε μυότρωτον εἰργάσαντο τὸ βλέφαρον.*

Ist das Uebel frisch und schwach ausgeprägt, so wird es gewöhnlich schon durch die auflösenden Mittel ohne Operation geheilt.

Einundzwanzigstes Kapitel.
Ueber die Maulbeere.[1]

Es ist dies ein weiches Fleisch, das an der Innenfläche des Lids sich bildet, und von dem unablässig Blut fliesst, rothes, schwarzes, grünes.

Die Behandlung besteht in der Reinigung mittelst der austrocknenden und ätzenden Mittel und der scharfen Collyrien.

Wenn die Maulbeere fortgeätzt worden, dann soll man Pulver anwenden und Collyrien, welche Fleisch erzeugen; sie sollen aus denjenigen ⟨gewählt⟩ werden, welche ich bei den Geschwüren der Lider nennen werde. Ueberhaupt soll die Kur für das Jucken und die Krätze ⟨der Lider⟩, und zwar für die starken Arten derselben, angewendet werden.

Zweiundzwanzigstes Kapitel.
Ueber die Steinbildung.[1]

Steinbildung ist eine kleine Anschwellung, welche blutet und in Stein sich umwandelt.

---

[1] Griechisch *μόρον*. Aber die Griechen hatten für diese (seltnere) Krankheit einen andren Namen. Galen, XIV, S. 770: *πλαδαρότης δέ ἐστι μαλακὰ οἷον σώματα παλαιά γε καὶ ἀχρούστατα κατὰ τὸ ἔντος τῶν βλεφάρων οὔπω τὸ τραχὺ ἔχοντα.* Vgl. Wörterb. d. Augenheilk., S. 53 (Morum) und S. 83 (Pladarotes, Nässe). Gemeint sind wohl die Wucherungen, welche aus den nach innen durchgebrochenen Hagelkörnern emporwachsen. Die unablässige Blutung ist Uebertreibung. Doch giebt es Polypen und Papillome der Bindehaut, welche wiederholentlich bluten.

K. 22. [1] Im Kap. 19 war schon von der Steinbildung des Hagelkorns die Rede. Aber auch die Griechen haben neben der unter den Chalazien abgehandelten Steinbildung noch ein besonderes Kapitel darüber. Vgl. Galen, XIV, 771 und Aët., c. 82: *Περὶ λιθιάσεως ἐν βλεφάροις. Λιθίασιν ἐν βλεφάροις λέγουσιν, ὅταν ἐκστραφέντων τῶν βλεφάρων πώροις ὅμοια περὶ αὐτὰ ὑπάρχῃ λευκὰ καὶ τραχέα* ... Folgt die Heilung durch Operation. In der That giebt es ausser den harten hagelkornähnlichen Bildungen an der Innenfläche der Lider noch ganz kleine, rauhe Concretionen. (Conj. petrificans ist nicht gemeint.)

Bisweilen befreit die Operation davon. Danach werden Mittel gegen Lidgeschwüre angewendet.

Dreiundzwanzigstes Kapitel.

Ueber Geschwüre und Zerreissungen des Lids.

Angewendet werde bei den ersteren ein Umschlag aus enthülsten Linsen und Rinden der Granatäpfel, die in Essig gekocht sind. Wenn die Schörfe abgefallen sind, und das Fressen beseitigt ist; wende man darauf Eiweiss mit Safran an: denn dies schafft Vernarbung. Wenn du willst, kannst du auch das Weihrauch-Collyr anwenden, und die Bleisalbe mit dem styptischen und dem rothen milden Collyr.

Aber die Zerreissungen des Lids empfangen Vernarbung und Heilung durch dieselbe Behandlung, wie die Zerreissungen der Häute ⟨überhaupt⟩, worüber in dem entsprechenden Kapitel schon gesprochen worden.

Vierundzwanzigstes Kapitel.

Ueber Krätze und Jucken in den Lidern.[1]

Ihre Ursache ist eine Materie von salziger, salpetriger[2] Beschaffenheit, — aus heissem Blut oder aus einer andren heissen Mischung, — welche bewirkt, dass erst Jucken entsteht, dann Krätze.

---

[1] Die Griechen hatten den Begriff der Lidkrätze für das, was man heute Lidrand-Entzündung (Blepharitis, Blepharadenitis) nennt. Vgl. Wörterb. d. Augenheilk., S. 86, Gesch. d. Augenheilk. im Alterth., S. 264 u. 374. Paul., III, c. 22, § 8: *ἡ δὲ ψωροφθαλμία κνησμώδης τοῦ βλεφάρου φωρίασις.* Aët., c. 78: *Ψωροφθαλμία δέ ἐστιν, ὅταν οἱ κανθοὶ ἑλκώδεις εἰσὶ καὶ ἐνερευθεῖς καὶ κνησμώδεις σφόδρα, καὶ τὰ βλέφαρα ἐνερευθῆ, καὶ δάκρυον ἁλμυρὸν ἢ νιτρῶδες ἀποστάζει.* Diejenige Krankheit aber, welche Ibn Sina (und die übrigen Araber) als Lidkrätze beschreiben, ist die Körnerkrankheit, Trachoma. Vom letzteren giebt Paul. (III, c. 22, § 13) die folgende Schilderung: *Τὸ μὲν τράχωμα τραχύτης ἐστὶ τῶν ἔνδον τοῦ βλεφάρου· ἡ δὲ τούτων ἐπίτασις ὥστε καὶ οἷον ἐντομὰς ἔχειν, σύκωσις καλεῖται· χρονίσασα δὲ καὶ τυλωθεῖσα τύλωσις ὀνομάζεται.* Vgl. Gesch. d. Augenheilk. im Alterth., S. 376 und Aët., c. 45 (nach Severus).

[2] Vgl. Aët., Anm. 1.

Meist folgt sie den Geschwüren des Auges; es beginnt die Krankheit mit geringem Jucken; dann entsteht Rauhigkeit[3], und das Lid röthet sich; hierauf entsteht etwas feigenartiges[4], geschwüriges; danach ⟨schliesslich⟩ etwas kornartiges hartes[5], indem starke Spaltung[6] (Unebenheit) bei dem Jucken und der Entzündung vorhanden ist.

Fünfundzwanzigstes Kapitel.

Die Behandlungen.

Wenn die Lidkrätze mit Augen-Entzündung verbunden ist, so behandle zuerst die Entzündung, ohne die Sache der Krätze aus dem Auge zu verlieren, danach schreite gegen die Krätze vor.[1]

Aehnlich ist die Anordnung und das Urtheil, wenn eine andre Krankheit ⟨neben der Lidkrätze⟩ vorhanden ist. Denn man muss auf die stärkere von den beiden sorgfältig aufpassen. Wenn du ⟨dabei⟩ Geschwüre und Abscess siehst, so hüte dich, scharfe Mittel und dergl. dabei anzuwenden, ausser wenn du sicher zur Möglichkeit ⟨der Anwendung⟩ gelangt sein wirst[2]; sonst würdest du mit jenen Mitteln gewaltigen Schaden anrichten.

Aber in der zweiten und dritten der vorher erwähnten Arten ist das Reiben[3] nöthig, entweder mit dem Eisen oder mit denjenigen Arzneimitteln, welche man zum Reiben zu benutzen pflegt, wie mit Meeres-Schaum[4], besonders mit dem bimssteinartigen[4],

---

[3] [4] [5] [6] Vgl. Paul. am Schluss von Anm. 1.

K. 25. [1] Eine kleine Umstellung schien uns zweckmässig. Im Arabischen steht der Satz danach vor dem Satz ohne.

[2] Es ist dies ein ganz richtiger Gedanke, den wir schon bei Galen, v. d. örtl. Mitteln, IV, c. 2 (B. XII, S. 704) finden: *ἐπὶ δὲ τῶν ἕλκος ἐχόντων ⟨τραχομάτων⟩ μετὰ ῥεύματος δακνώδους οὐχ οἷόν τε τοιούτῳ χρήσασθαι φαρμάκῳ ⟨ῥυπτικῷ⟩* ... Uebrigens stammt dieser Satz aus der Darstellung des Severus, die Aët. (c. 45) uns aufbewahrt hat. (Die röm. Ausg. hat: ausser wenn du sorgsam zum Ort des Juckens gelangst.)

[3] Gesch. d. Augenheilk. im Alterth., S. 130—136. Paul., III, c. 22, § 13: *ξέσωμεν διὰ κισσήρεως ἢ σηπίας ὀστράκου ἢ φύλλων συκῆς ἢ καὶ διὰ τοῦ ὀργάνου βλεφαροξύστου καλουμένου.*

[4] Dioskur. (III, 135) beschreibt fünf Arten des *Ἀλκυόνιον* (Meeres-

oder mit Feigenblättern[3]; oder mache die Reibung mit Blut-Eisenstein[5], Safran und Markasit (Schwefeleisen-Kies), indem du daraus ein Collyr bereitest und damit reibst.

Jedoch bei der Art, welche arzneiliche Behandlung zulässt, — und das ist diejenige, welche nicht bis zu dem zweiten oder dritten der vorher genannten Grade ansteigt, — besteht der Beginn der Behandlung in fortgesetztem Aderlassen, und wäre es selbst zwei Mal im Monat, und im Aderlass der Thränenwinkel nach dem allgemeinen, und im fortgesetzten Baden und im Vermeiden von Staub und Rauch und Schreien, im Vermeiden des allzuengen Knöpfens und der Engigkeit des Halsband-Ausschnitts, der Wuth, des Zorns und zu vieler Gespräche und der Ebnung des Kopfkissens und des langen Liegens auf dem Gesicht ⟨beim Beten⟩, und aller Dinge, welche Materien nach oben emporsteigen lassen und sie nach dem Gesicht hinziehen.[6]

Im Anfang der ⟨Krankheit⟩ nützt das rothe milde Collyr und das grüne milde. Wenn die Krankheit stärker geworden, so nimm' das starke von den beiden und das Trachom-Mittel[7] und das Collyr des Erasistratos und das aus Safran.

Zuweilen wird es geheilt mit der Galle der Ziege[8] und der

---

schaum, Schwamm, Koralle), von denen die fünfte (in der Landes-Sprache) ἁλὸς ἄχνη genannt wird und zum Reiben dient. Ibn Sina (II, II, c. 613) hat die fünf Arten des Dioskur. reproducirt.

[5] Paul., a. a. O.: καὶ αὐτῷ τῷ αἱματίτῃ λίθῳ.

[6] Diese diätetische Behandlung findet sich nicht in dem uns erhaltenen griechischen Kanon; nur eine Andeutung bei Cels., VI, VI. Vgl. Gesch. d. Augenheilk. im Alterth., S. 263. — Manche von diesen Dingen sind in der Neuzeit wieder hervorgeholt worden.

[7] Galen, X, S. 1018: τὰ τραχωματικὰ καλούμενα. Aët. (II, III, c. 110) giebt uns ein ganzes Kapitel solcher Trachom-Mittel, welche metallische Bestandteile enthalten und die merkwürdigsten Namen führen (Phönix, Mono⟨melon⟩, eutonum, harmation u. A.). Marcell. (c. 8, § 215) hat ein trachomaticum collyrium (Aeris usti et loti ℈ XVIII, cadmiae lotae ℈ XVIII, lapidis haematit. unc. una, chalcitidis ustae ℈ XVI, aerug. ℈ IX, opii ℈ VI, gummis ℈ VI, aquae pluvialis quantum satis sit ad colligendum pulverem et collyria formanda miscebis.

[8] Ziegengalle oder Honig empfiehlt auch Celsus (VI, VI), wenn keine zusammengesetzten Mittel gegen Trachom zur Stelle sind. Vgl. Gesch. d. Augenheilk. im Alterth., S. 263.

Galle des Schweins und dem Steinsalz und mit gebranntem Erz und weissem Vitriol, zusammen und einzeln.

Auch Königs-Salbe und Aschen-Salbe ist gut und das Mittel des Erasistratos ist sehr gut. Zu den nützlichen Mitteln gehört auch das folgende.

Nimm Bernstein 1 Theil, Erz-Schuppen (Hammerschlag) 2 Theile; sie werden mit Honig geknetet. Oder Aloë 1 Theil, Ammon'sches Steinsalz $^1/_2$ Theil; sie werden mit Honig geknetet und angewendet. Ferner werden genommen von gebranntem Erz 16 Drachmen, von Pfeffer 8 Drachmen, von gelbem Galmei 4 Drachmen, Myrrhe 2 Drachmen, Safran 2 Drachmen, Kupferblüthe 5 Drachmen, Gummi 20 Drachmen: sie werden vereinigt, verrieben mit dem Wasser vom Wege-Senf und mit Regenwasser.

Sechsundzwanzigstes Kapitel.

Ueber die Aufblähung[1] ⟨der Lider⟩.

Es ist dies eine kalte Anschwellung mit Jucken. Das dabei vorherrschende ist bisweilen Luft, bisweilen eine dünne schleimige Absonderung, bisweilen eine wässrige, bisweilen eine schwarzgallige.

Siebenundzwanzigstes Kapitel.

Von den Zeichen.

Die Art, welche aus Luft besteht, entsteht zuweilen plötzlich und zieht sich nach der Thränen-Gegend hin; sie gleicht einem Fliegenstich in jener Gegend und entsteht im Sommer und bei Greisen[1], dabei fehlt die Schwere ⟨des Lids⟩.

K. 26. [1] Quelle ist die Beschreibung des in dem griechischen Kanon (des Demosthenes) als *ἐμφύσημα* beschriebenen Leidens, die uns Aët. (c. 14) überliefert hat. Vgl. noch I, c. 13 über die windige Augen-Entzündung.

K. 27. [1] Aët., a. a. O.: *συμβαίνει δὲ τοῦτο ⟨τὸ ἐμφύσημα⟩ ὡς ἐπίπαν τοῖς πρεσβυτέροις μάλιστα, ἀπὸ τοῦ πρὸς τῇ ῥινὶ κανθοῦ κνησμοῦ ἀρχομένου, ὥσπερ ὑπὸ μυίας δακνομένου ἢ κώνωπος· προςπλεονάζει δὲ ἐν θέρει.* (Paul. ist in dem entsprechenden Kapitel einsilbig.)

Die Art, welche aus Schleim entsteht, ist kälter und schwerer, und bewahrt die Spur des ⟨Finger-⟩Eindrucks eine gewisse Zeit. Aber bei der wässrigen Art bleibt die Spur des Drucks nicht, auch ist kein Schmerz dabei.[2] Die schwarzgallige ist in der Regel gemeinsam, sowohl dem Lid als auch dem Auge, und ist verbunden mit Härte und Ausdehnung, welche die Brauen erreichen und die oberen Theile der Wange; dabei ist kein heftiger Schmerz, den man zu hehandeln hätte, und die Farbe ist dunkel.[3] Meist folgt sie nach der Augen-Entzündung und nach den Blattern (Karbunkeln).

Achtundzwanzigstes Kapitel.

Behandlungen.

Man muss damit anfangen, den Körper zu entleeren und den Kopf zu reinigen.[1] Bei derjenigen Form, welche mehr zum Schleim hinneigt, verabreiche einen Umschlag aus Malven-Blättern, — stärker noch sind Ricinus-Blätter, zerrieben und mit Alaun gemischt, — und eine Bähung mit einem Schwamm[2], der in Essig getaucht ist und in warmes Wasser. Man mache auch eine Lidsalbe aus Aloë und Catechu und eine Salbe aus Schöllkraut und Palmen-Catechu und Safran mit Nachtschatten-Wasser.[3] Denn dies ist nützlich.

[2] Diese Form der Lidschwellung ist bei Aët. (c. 15) als *οἴδημα* beschrieben: *ἔστι δὲ σομφὸν οἴδημα περὶ τὸ βλέφαρον γιγνόμενον, ὃ πιέζοντι μὲν τῷ δακτύλῳ ταχέως ὑποχωρεῖ καὶ ταχέως ἀναπληροῦται· καὶ ἔστιν ἄπονον . . . γίνεται δὲ ὡς ἐπίπαν ὑπὸ ῥεύματος ὑδαροῦς.*

[3] Diese Form ist bei Aët. (c. 16) als *οἴδημα σκιρρῶδες* beschrieben: *Γίνεται δὲ καὶ σκιρρώδη οἰδήματα περὶ τὸν ὀφθαλμὸν ἔξωθεν ὡς ἐπίπαν ἀντίτυπα καὶ σκληρά, προσερχόμενα καὶ τῶν ὀφρύων· μάλιστα δὲ τοῦτο ἐπισυμβαίνει ἐκ τῶν ἀνθρακώσεων καὶ τῶν πολυχρονίων ὀφθαλμιῶν.* Aus dem arabischen Text wie aus seiner latein. Uebersetzung (post variolam) könnte man vermuthen, dass hier bei Ibn Sina die erste Andeutung einer Beschreibung der Augen-Entzündung nach Pocken (ophthalmia variolosa) vorliegt: die griechische Quelle des Satzes belehrt uns eines Besseren.

K. 28. [1] Aët., c. 14: *συμφέρει δὲ καὶ κενοῦν τὴν κοιλίαν . . . καὶ καταχεῖν κατὰ τῆς κεφαλῆς εὔκρατον θερμὸν ὕδωρ.*

[2] Aët., a. a. O.: *πυριῶντα διὰ σπόγγων.*

[3] Aët., a. a. O.: *ἢ στρύχνου . . . ποιεῖ δὲ καὶ τὸ γλαύκιον.*

Neunundzwanzigstes Kapitel.

Ueber das häufige Blinzeln.

Das häufige Blinzeln entsteht, wenn ein leichter Gegenstand in's Auge gefallen ist; zuweilen entsteht es in Folge einer Phlyktaene. Zuweilen häuft es sich bei denen, die an Krampf leiden oder dazu neigen; in akuten Krankheiten deutet es hin auf Tetanus und Krampf.

Dreissigstes Kapitel.

Ueber den Ausfall der Wimpern.

Es fallen die Wimpern aus, entweder durch eine materielle[1] oder durch eine örtliche Ursache. Die Ursache von Seiten der Materie besteht darin, dass dieselbe verringert wird, wie z. B. gegen Ende der akuten, schweren Krankheiten; oder dass sie verdorben wird durch eine Beimischung bei ihrer Entstehung, wie z. B. bei der Fuchskrankheit (Alopecie). ⟨Der Wimper-Ausfall⟩ kommt daher, dass an der inneren Seite des Lids eine scharfe Feuchtigkeit sich befindet oder eine salzige, salpetrige Materie, ohne dass am Lid selber eine sichtbare Schädlichkeit erscheint; aber jene schadet den Wimpern.

Jedoch die Ursache von Seiten des Orts besteht darin, dass daselbst eine offenkundige Schädigung besteht, z. B. eine Verhärtung und Verdickung; sodass der Dunst, durch den die Haare erzeugt werden, keinen Durchgang findet: oder ⟨es besteht⟩ ein Abscess oder eine Verschwärung, und dies wird angezeigt durch Röthung und heftiges Beissen.

Einunddreissigstes Kapitel.

Von den Behandlungen.

Bei demjenigen Fall, der durch eine örtliche Ursache bedingt wird, behandle die örtliche Schädigung nach dem, was

---

K. 30. [1] Aët., c. 80: *ἡ μὲν μαδάρωσις αὐτὴ μόνον ἐστὶν ἀπόπτωσις τῶν τριχῶν, διὰ ῥεῦμα δριμὺ γιγνομένη· ἐπὶ δὲ τῶν πτιλῶν καὶ πεπάχυνται καὶ τετύλωται τὰ μέρη ταῦτα.* (Paul., III, c. 22, § 17—19.) Diese beiden Zustände hat Ibn Sina noch genauer logisch zu gliedern versucht.

über die Behandlung einer jeden Art an ihrer Stelle gesagt ist. In demjenigen Fall, wo Stoff-Mangel die Ursache abgiebt, soll man zuerst den Körper mit belebenden Mitteln und reichlicher Ernährung behandeln; ⟨dann⟩ verabreiche Arzneien, welche Haar-Stoff nach den Lidern hinziehen, durch diejenigen Dinge, welche wir ⟨gleich⟩ nennen werden, und durch diejenigen, welche bereits genannt sind in dem Abschnitt von den Arzneien und in den Kapiteln über die einfachen Heilmittel.

In demjenigen Fall, der auf Verderbniss von Materie beruht, verordne Reinigung des Kopfs und Reinigung des ⟨betroffenen⟩ Theils und dann behandle mit dem Haar-Mittel. Dazu hilfreiche Pulver liefert der armenische und der Lasur-Stein.[1] Von den zusammengesetzten Mitteln gehört hierher das Pulver aus Dattelkernen mit Cist-Harz, das in der Heilmittel-Lehre beschrieben ist. Oder man nehme gebrannte Kerne unreifer Datteln 3 Drachmen, Narden 2 Drachmen: daraus bereite man ein Pulver.[2] Zu den bewährten Mitteln gehört das folgende. Man reibe schwarze indische Narde zu einem Lidpulver und wende es mit dem Schminkstäbchen an.[3] Man mache auch ein Pulver aus gebranntem Mäusedreck und aus nicht gebranntem, mit Honig.[4] Specifisch wirkt das Lidmittel, welches angewendet wird in der Behandlung der Lidverdickung. Oder man nehme Rebstock-Erde mit Safran und römischer Narde — das ist die keltische[5], — zu gleichen Theilen, und bereitet daraus ein Pulver. Zu den bewährten Mitteln für denjenigen Fall, der verbunden ist mit Jucken, Röthung und Zerfressen, gehört es, dass ein Granatapfel, im Ganzen oder in seinen Theilen, in Essig bis

---

[1] Aët., c. 80: *Ἀρμένιον ᾧ χρῶνται οἱ ζωγράφοι.*

[2] Paul., a. a. O.: *φοινίκων ὀστῶν κεκαυμένων γγ̄, νάρδου κελτικῆς γβ̄, λείοις χρῶ.*

[3] Paul., a. a. O.: *χρῶ τοῖς καλλιβλεφάροις λεγομένοις σμήγμασι.* Aët., c. 80: *στίμμι γυναικεῖον.* (Enthält *ναρδοστάχυος γβ̄.*)

[4] Paul., a. a. O.: *μυοχόδια κεκαυμένα καὶ μέλιτι συλλειωθέντα ἔγχριε.*

[5] Ibn Sina meint (was seinen Erklärern entgangen ist,) mit ikliti die keltische. Es heisst Paul., a. a. O.: *γῆς ἀμπελίτιδος, κρόκου κελτικῆς, λαδάνου ἴσα λεάνας χρῶ.* Hier ist offenbar zwischen *κρόκου* und *κελτικῆς* das Wort *νάρδου* ausgefallen. (Dioskur. I, 25 spricht nicht von keltischem Krokos; wohl aber I, 7 von keltischer Narde. — *Κρόκος* ist gewöhnlich männl. Geschlechts.) Ueber Rebstock-Erde vgl. Galen, VII, S. 186.

zum Zerfall gekocht und auf dem kranken Ort befestigt werde. Auch ist alles schleimige nützlich. Ferner nehme man für dieses ⟨Leiden⟩ gelben Galmei, grünen Vitriol und weissen Vitriol in gleichen Theilen, zerreibe sie und wende sie an.

Zu den erprobten Mitteln gehört auch das folgende. Man nehme gerösteten Hasen-Koth 8 Drachmen, zerreibe ihn und wende ihn als Pulver an. Oder man bereite ein Pulver aus getrockneten Fliegen, deren Köpfe abgeschnitten worden. Oder man röste eine Haselnuss, zerreibe sie und knete sie mit Bocksfett oder Bärenfett und bestreiche damit den Ort; denn das macht Wimpern wachsen und schwärzt sie dabei gleichzeitig. Man nehme auch von gebranntem Antimon 1 Theil, Pfeffer 1 Theil, von gebranntem, gewaschenem Erz 4 Theile, Safran 4 Theile, Narde 3 Theile, geröstete Dattelkerne 2 Theile und bereite daraus ein Pulver.

Zweiunddreissigstes Kapitel.

Ueber die eingestülpten und überschüssigen Wimpern.

Die Behandlung dieser Wimpern besteht in einer der folgenden fünf Arten: Klebmittel, Brennung, Gradrichtung mit der Nadel, operativer Lidverkürzung, vorbeugender Ausrupfung.

Das Ankleben hat den Zweck, die Haare zu heben und grade zu richten: ⟨es geschieht⟩ mit Mastix und Fichtenharz, Gummi, Leim, Ammoniak-Harz, dem Leim, der aus dem Bauch der Schnecken kommt, Aloë und persischem Gummi und Traganth und Weihrauch, in Essig gelöst.[1] Zu den guten Klebmitteln gehört Hanf-Oel und noch besser ist Käse-Leim, von dem wir in der Heilmittel-Lehre gesprochen haben.

Die Behandlung mit der Nadel besteht darin, dass die Nadel von der Innenseite des Lids zur äusseren durchgeführt werde, da wo das ⟨falsche⟩ Haar sitzt. Dann werde das Haar in das Oehr gebracht, und es soll an der andren (äusseren) Seite aus-

[1] Aët., c. 70: *Ἀνακολλήματα τῶν τριχῶν μαστίχη, . . . ταυροκόλλα, κοχλίου τὸ κολλῶδες, ἀμμωνιακὸν θυμίαμα· ῥητίνης* . . . Paul., III, c. 22: *Τριχοκόλλια . . . κολωφωνία, κόμη* . . . und VI, c. 13: *ἢ κόμμι ἢ ἑτέρῳ τινὶ κολλώδει.* Galen, XII, S. 741. — Strenge Systematik kennzeichnet dies Kapitel des Ibn Sina.

treten und festgeklemmt werden. Wenn das Einbringen des Haars in das Nadel-Oehr schwierig ist, so werde in das letztere ein Frauen-Haar gelegt; man leite aus dem Nadel⟨-Oehr⟩ die beiden Enden desselben nach derselben Seite heraus[2], bis gleichsam eine Schlinge an der inneren Seite übrig bleibt: in diese werde das ⟨Wimper⟩-Haar gethan, und so werde es herausgezogen. Wenn Wiederholung der Nadel⟨-Operation⟩ erforderlich ist, so wähle man eine andre Stelle, denn Wiederholung des Nadels-Durchstichs ⟨an derselben Stelle⟩ erweitert das Loch und hält die Wimpern nicht zurück.

Der Schnitt besteht darin, dass die Wuchs-Stelle des Haars vom Lid abgetrennt werde. Einige empfehlen die Lid-Kante zu spalten[3]; später verwächst sie wieder und es wächst weiteres Fleisch hinzu, ohne Zweifel, und dies ebnet das Haar und duldet nicht, dass es sich umdreht.

Vom Brennen ist die beste Art die mit einer Nadel, welche ein gekrümmtes Ende besitzt. Dieses wird im Feuer erhitzt, das Lid gespannt, und dann damit die Stelle, wo das Haar wächst, gebrannt[4], und das letztere kehrt nicht wieder. Bisweilen sind jedoch 2 bis 3 Wiederholungen nöthig; dann aber kehrt es gar nicht wieder.

Die vorbeugende Ausrupfung[5] besteht darin, dass ⟨das

---

[2] Der arabische Text ist hier nicht ganz klar und lautet wörtlich: man führe von der Nadel heraus ein Ende von jener Seite mit dem Haar. Unsre Uebersetzung im Text entspricht den folgenden Worten des Paulus: *διείρομεν διὰ τοῦ ὠτὸς αὐτῆς τριχὸς γυναικείας . . . τὰ δύο ὁμοῦ πέρατα συναγαγόντες.* Vgl. Paul., VI, c. 13: *περὶ ἀναβροχισμοῦ* (Einfädlung), und ferner Gesch. d. Augenheilk. im Alterth., S. 278 (Celsus).

[3] Paul., a. a. O.: *καὶ δώσομεν τὴν ὑποτομὴν ἐσωτέρω τῶν νυττουσῶν κατὰ τοῦ ταρσοῦ.* Ibn Sina hat sich auf wenige Worte beschränkt, da ihm diese Operation, welche mit geringen Aenderungen noch heute geübt wird, wohl zu schwierig vorkam. — Vgl. unser I. Register, unter iǵǵāna.

[4] Paul., a. a. O.: *πυρῆνα ἢ μηλωτίδα ἤ τι τοιοῦτον λεπτὸν ὄργανον πεπυρωμένον εἴρουσι τῷ τόπῳ ὅθεν ἡ θρὶξ ἢ αἱ τρίχες ἐκομίσθησαν.* Celsus, der aus den Alexandrinern schöpfte, empfahl zu diesem Brennen eine dünne, eiserne Nadel, die nach Art eines Spatels verbreitert ist. (Gesch. d. Augenheilk. im Alterth., S. 277.) — (Statt *εἴρουσι* ist vielleicht *ἐρείδουσι* zu lesen.)

[5] Paul., III, c. 22, § 21: *Προεκτίλας τὰς νυσσούσας τρίχας ἐπίχριε τὸν τόπον εὐθέως αἵματι βατράχου.* Aët. hat ein ganzes Kapitel (69) über *φάρμακα πρὸς τὸ τὰς ἐκτιλλομένας τρίχας μὴ φύειν.* Diese Lehre findet sich schon im Papyrus Ebers! (Gesch. d. Augenheilk. im Alterth., S. 19.)

Haar⟩ ausgerupft und dann auf die Stelle Mittel gelegt werden, welche das Wachsthum der Haare hindern, und insbesondere auf das Lid solche, die in den Kapiteln von den einfachen Mitteln genannt sind und die wir in dem ⟨sogleich folgenden⟩ Kapitel über die falschen Wimpern noch nennen werden.

Dreiunddreissigstes Kapitel.

Ueber die falschen (überflüssigen) Wimpern.[1]

Sie entstehen aus einer Fülle fauler Feuchtigkeit, die in den Lidern des Auges sich ansammelt.[2]

Vierunddreissigstes Kapitel.

Behandlungen.[1]

Die Behandlung besteht in Reinigung des Körpers und Kopfes und der Augen, mit den Mitteln, die du schon kennst. Dann wende scharfe Collyrien an, welche das Lid reinigen, wie die Königssalbe (Basilikon) und die Lidschminke, das rothe scharfe und das grüne scharfe ⟨Collyr⟩ und das aus Myrobalan: und besonders wenn Thränen dabei sind und etwas begleitende Feuchtigkeit.

Genügt dies nicht, so wende die Kur des Ausrupfens[2] an. Rupfe die Haare aus und streiche über ihre Wuchs-Stelle das Blut[3] des Igels[4] und seine Galle[5] und die Galle des Chamäleon[5] und die Galle vom Geier und die von der Ziege.

K. 33. [1] Vgl. Gesch. d. Augenheilk. im Alterth., S. 277 u. 379.

[2] Severus (bei Aëtios, c. 68): *γίνεται . . . ἡ διστιχία διὰ πολλὴν ὑγρότητα.* Vgl. Gesch. d. Augenheilk. im Alterth., S. 403.

K. 34. [1] Vgl. Anm. 5, Kap. 32 und Galen, XII, S. 799: *περὶ τριχιάσεως.*

[2] Paul., a. a. O.: *προεκτίλας*, Galen, a. a. O.: *τίλλων.*

[3] Vgl. Anm. 5, Kap. 32.

[4] Aët., a. a. O.: *σὺν αἵματι ἐχίνου χερσαίου.*

[5] Aët., a. a. O. (nach Archigenes): *ἐχίνου χερσαίου χολὴν καὶ τοῦ αἵματος ἴσα, καστορέου τὸ σύμμετρον . . . καὶ ἀνάπλαττε ὡς λεπίδας ὀψαρίου . . .*

Zuweilen mischt man jene Gallen- und Blut-Arten mit Bibergeil[4] und macht daraus Collyrien wie Fisch-Schuppen[5] und wendet sie an, im Bedarfsfall gelöst im Speichel des Menschen[5]; wer es aber anwendet, soll eine halbe Stunde[5] dabei verharren.

Zu den guten Behandlungen gehört, dass man Galle vom Igel nehme und Galle vom Chamäleon und Bibergeil zu gleichen Theilen und sie mit Taubenblut vereinige und daraus Kügelchen bilde. Zu den Mitteln, die man anführt, gehört das Blut der Zecken, besonders derjenigen des Hundes, und das Blut des Frosches; aber die Erfahrung hat es nicht bestätigt.[6] Und richtiger ist es nach der Meinung ⟨Vieler⟩, dass es mit Pech vermischt werde.

Zu den Mitteln, welche man anführt, gehört die Anwendung von Geier-Galle mit Asche und Ammon'schem Salz und dem Saft des Lauchs, und besonders, wenn man es in einer Pfanne über das Feuer stellt, bis es sich mischt und gleichförmig wird; Wenn die Asche von Schnecken stammt, wird es noch besser. Rost des Eisens mit Menschenspeichel ist das höchste, obwohl es Schmerz verursacht. Zu den Mitteln, welche erprobt sind, gehört der Holzwurm mit Ammon'schem Salz, und ganz besonders mit gebranntem Eselshuf nebst starkem Essig. Ebenso Meeres-Schaum mit dem Wasser des Flohkrauts[7]; denn, wenn der Ort dadurch betäubt und abgekühlt wird, lässt er keine Haare darauf wachsen.

εἶτα λεπίδα μίαν τῷ ἐκ τοῦ στόματος σιάλῳ νήστει διαλύων . . . κατάχριε καὶ κράτει τὸν τόπον ὡς ἡμιώριον. Galen hat fast dasselbe Recept, nur fügt er noch an dritter Stelle ein *χαμαιλέοντος χολῆς ἴσον* hinzu.

[6] Aus Galen, von den einfachen Mitteln, X, c. 5 (B. XII, S. 262): *Τοῦ δὲ τῶν χλωρῶν βατράχων . . . τὸ αἷμα διαβεβαιουμένου τινὸς, ἐπειδὰν τῶν βλεφάρων ἐκτίλας τὰς τρίχας ἐπαλείψῃς, οὐκετ᾽ ἀναφύεσθαι, ψεῦδος εὗρον ὑποβαλὼν τῇ πείρᾳ.* Nach unsren Gepflogenheiten hätte hier Ibn Sina den Galen citiren müssen.

[7] Aët., a. a. O.: *ψύλλειον.*

Fünfunddreissigstes Kapitel.

Ueber die Verwachsung der Lid-Ränder.[1]

Diese erfolgt meist nach der Augen-Entzündung. Man muss also von persischem Gummi und weissem Zucker gleiche Theile anwenden, vom Meeres-Schaum ein Viertel; man zerreibe es gründlich und streue es über die Gegend der Lidränder: denn es ist nützlich.

[1] Vgl. Kap. 10.

Tractat IV.

Von den Zuständen der Sehkraft und ihren Thätigkeiten.

Erstes Kapitel.

Von der Sehschwäche.[1]

Schwäche der Sehkraft und schädliche Folge derselben wird bedingt: entweder durch die allgemeine Körper-Mischung[2], welche auf vorherrschender Trockenheit oder Feuchtigkeit beruht, sei dieselbe materiell oder nicht materiell; oder durch Dünste, welche emporsteigen, aus dem Körper und ganz besonders aus dem Magen[3]; oder durch Abkühlung[3], sei dieselbe materiell oder nicht materiell; oder durch Vorherrschen der Wärme, die materiell oder nicht materiell sein kann. Oder ⟨die Sehschwäche⟩ ist andrerseits Folge einer cerebralen Ursache[4], — nach den bekannten Hirnkrankheiten, — die in der Substanz des Hirns belegen ist, entweder im vorderen Hirn-Ventrikel, — wie z. B.

---

[1] Vgl. Paul., III, c. 22, § 38 u. 39: *περὶ ἀμαυρώσεως καὶ ἀμβλυωπίας* und besonders Aët., c. 49: *περὶ ἀμβλυωπίας, Γαληνοῦ*, sowie c. 40: *περὶ ἀμαυρώσεως, Δημοσθένους καὶ Γαληνοῦ.* Die ätiologische Darstellung des Arabers, der sich vielfach an Galen, von den Ursachen der Symptome (I, 2) anlehnt, ist in logischer Hinsicht geordneter und vollständiger, als die der Griechen.

[2] Aët., a. a. O.: *συμβαίνει δὲ ἀμβλυωπεῖν καὶ τοὺς πολυχρονίῳ νόσῳ συσχεθέντας καὶ ἐπὶ λύπαις ἰσχυραῖς.*

[3] Aët., a. a. O.: *προηγοῦνται ἀπεψίαι συνεχεῖς ... ἢ κατάψυξις.*

[4] So auch bei den spätesten Griechen. Vgl. Ioann. Akt., S. 448: *ἢ μὴν καὶ διά τινας τοῦ ἐγκεφάλου κατ' ἐκεῖνο τὸ μέρος βλάβας.* Doch hat auch schon Galen unter den Ursachen der Sehstörung *τῷ τὸν ἐγκέφαλον πεπονθέναι.* (VII, S. 86.)

ein zusammendrückender Schlag, der ihm zustösst und Blindheit verursacht[5]; oder ⟨überhaupt⟩ im vorderen Theil ⟨des Gehirns sitzt⟩.

Das meiste ⟨von diesen Störungen⟩ beruht auf überwiegender Feuchtigkeit oder Trockenheit, die auf Krankheiten folgt und auf übermässige Bewegungen, körperliche und seelische, und übermässige Entleerungen, welche die Kraft mindern und die Materie austrocknen.

Besonders pflegt die Sache mit dem Sehgeist selbst zusammenzuhängen und mit den ihm dienenden Organen, z. B. mit dem hohlen ⟨Seh-⟩Nerven, und den Feuchtigkeiten und den Häuten ⟨des Auges⟩.

Was den Sehgeist selbst anbetrifft, so kommt es zuweilen vor, dass er sich verdickt oder verdünnt, und dass er sich vermehrt oder vermindert.[6] Aber die Vermehrung ist besser und nützlicher ⟨als die Verminderung⟩. Die Verdünnung wird meist durch Trockenheit bewirkt, zuweilen aber durch die heftige Ausströmung, welche eintritt beim Anblick der Sonne und ähnlich glänzender Gegenstände.

Zuweilen führt die übermässige Anhäufung ⟨des Sehgeistes⟩ zu einer solchen Zusammendrängung, die Auflösung (Verflüchtigung) nach sich zieht; zuerst wird ⟨derselbe⟩ zwar eingedickt, dann hernach stark verdünnt; das ist es eben, was beim langen Verweilen im Dunkeln passirt.[7]

Die ⟨bleibende⟩ Verdickung entsteht durch Feuchtigkeit und geschieht durch eine Ansammlung, die ⟨zwar⟩ stark ist, aber nicht so sehr, dass sie zur Erlangung einer verdünnenden Mischung (Verflüchtigung bewirkenden Concentration) führt. Zuweilen ist die Ursache in beiden ⟨Zuständen⟩ eine solche, die in den Anfang der Geburt fällt.

Die Verringerung ⟨des Sehgeistes⟩ besteht zuweilen von

---

[5] Wörtlich „so dass das Auge nichts sieht".

[6] Galen, von den Urs. der Symptome, I, c. 2 (B. VII, S. 98): *οὕτω δὲ καὶ τὸ πνεῦμα τὸ ψυχικὸν ἢ ἀκριβῶς ἐστι καθαρὸν . . . ἢ ὑγρὸν καὶ θολερὸν . . . καὶ κατὰ τὸ ποσὸν τῆς οὐσίας ἤτοι πλέον ἢ ἔλαττον.*

[7] Der Araber liebt physikalische Bilder. Er denkt sich etwa den aus einem Schornstein strömenden Rauch durch den Wind zusammengepresst, bis er plötzlich in grosser Menge hervorbricht.

der Geburt her; zuweilen tritt sie ⟨erst später⟩ ein, durch starke Trockenheit und durch reichliche Entleerungen oder durch ausgeprägte Schwäche der vorderen Hirntheile oder durch Bösartigkeit von Krankheiten oder durch die Nähe des Todes, wo eben der Sehgeist sich auflöst (verflüchtigt).

Was aber die Schwäche und den Schaden anbetrifft, der von den Häuten ⟨des Auges⟩ ausgeht, so kommt das meiste von der äusseren Haut her, ohne ⟨dass⟩ die inneren ⟨betheiligt sind⟩. ⟨Die Schäden⟩ liegen entweder in der Substanz der Haut oder in ⟨der Art⟩ des Durchgangs durch dieselbe.

Diejenigen, welche in der Haut[8] selber beruhen, entstehen durch schlechte Mischung; meist besteht eine Zurückhaltung des Dunstes in derselben, oder ein Ueberschuss von Feuchtigkeit, der sich mit jenem mischt, oder eine Austrocknung und Trockenheit und Alters-Schwäche und eine Runzelung, die ihr zustösst, besonders der Traubenhaut und der Hornhaut; oder eine Verderbniss (Unregelmässigkeit) ihrer Oberfläche durch den Eindruck von Geschwüren[8], seien es sichtbare oder verborgene; oder das Ueberstehen vieler Augen-Entzündungen, was die Durchgängigkeit (Durchsichtigkeit) aufhebt; oder eine fremdartige Färbung[9], welche in ⟨die Haut⟩ eindringt, wie es der Hornhaut geht bei der Gelbsucht[9] mit der gelben Farbe, oder bei dem Blut-Erguss[9] mit der rothen; oder die Beseitigung der natürlichen Färbung, wie es der Traubenhaut[10] zustösst, dass sie zunimmt an Durchsichtigkeit und dem Angriff des Lichts die Fähigkeit gewährt, Herr zu werden des Blicks und den Sehgeist zu zerstreuen. Zuweilen erfolgt eine Austrocknung und Erwärmung, weil Luft und Licht der Feuchtigkeiten sich bemächtigen, oder eine Verdünnung ⟨der Hornhaut⟩ in Folge einer zufälligen Verschwärung: dann kann das Licht nicht abgestuft (abgeschwächt) werden beim

---

[8] Galen, a. a. O. S. 98: *τοῦ δὲ κερατοειδοῦς ἡ πρὸ τῆς κόρης μοῖρα παχυτέρα καὶ πυκνοτέρα καὶ ὑγροτέρα γεννηθεῖσα βλάπτει τὴν ὄψιν· οὕτω δὲ καὶ εἰ κατὰ τὴν χροιὰν ὑπαλλαχθείη, καὶ εἰ ἕλκος ἀξιόλογον σχοίη . . .*

[9] Galen, a. a. O. S. 99: *δια τοῦτο γοῦν οἱ ἰκτεριῶντες ὠχρὰ πάντα θεᾶσθαι δοκοῦσι καὶ οἱ ὑπόσφαγμα πεπονθότες ἐρυθρά.*

[10] Die latein. Uebersetzung hat corneae. Hier ist sicher nachzuweisen, dass die Abschreiber — die Häute verwechselt haben! Gemeint ist der Albinismus.

Eintritt in die ⟨Feuchtigkeiten⟩; vielmehr dringt es sofort mit voller Kraft in den Krystall ein[11]; oder ⟨die Sehstörung entsteht⟩ als Folge einer Haut-Bildung, wie im Flügelfell, oder durch Verdickung und Aufblähung der Blut-Adern, wie beim Hornhautfell.[12]

Aber die Störungen im Seh-Loch[13] und im Durchgang entstehen dadurch, dass entweder das erstere sich abnorm verengt, durch Ursachen, die wir in dem betreffenden Kapitel ⟨9⟩ angeben werden; oder sich erweitert; oder verstopft wird, sei es völlig, sei es theilweise, wie z. B. bei der Star-Bildung:[14] wir werden diese Kapitel ausdrücklich anführen.

Die Störungen seitens der ⟨Augen-⟩Feuchtigkeiten bestehen im folgenden. Der Krystall, der zu ihnen gehört, verliert seine normale Beschaffenheit: er wird verdichtet, oder stark verdünnt (erweicht), oder er verändert seinen natürlichen Stand-Ort; und wird behindert, das Licht und die leuchtenden Farben durch sich hindurchtreten zu lassen.

Ferner ⟨entstehen Störungen⟩ von Seiten der eiweissartigen[15] ⟨Feuchtigkeit⟩, insofern diese sich stark vermehrt oder eindickt;[16] [diese Verdickung geschieht entweder in der Mitte gegenüber dem Seh-Loch, oder um die Mitte herum; oder sie betrifft alle ihre Theile;] das ist der Grund ihrer verminderten Durchlässigkeit. Oder ⟨gleiches erfolgt⟩ wegen der Flüssigkeit⟨s-Menge⟩ und wegen der Dünste, welche sich mit jener mischen und die Durchgängigkeit ändern. Denn Dünste und Räuche schaden ⟨der Sehkraft⟩, sowohl die fremden von aussen kommenden als auch erst recht die inneren. Alle Körner

---

[11] Galen, a. a. O. S. 99: *ἀλλὰ καὶ τῷ δι' ὀλίγου τὸ κρυσταλλοειδὲς ἀναγκάζειν ὁμιλεῖν τῷ φωτί.*

[12] Galen, a. a. O. S. 99: *καὶ εἴ τι τῶν ἔξωθεν ⟨τοῦ κερατοειδοῦς⟩ προκειμένων αὐξηθὲν ἐπισκοτήσειεν.*

[13] Galen, a. a. O.: *τὸ μὲν οὖν τρῆμα κατὰ τέσσαρας τρόπους ὑπαλλάττεται τῆς αὑτοῦ φύσεως, ἢ αὐξανόμενον ἢ μειούμενον ἢ παρασπώμενον ἢ ῥηγνύμενον.*

[14] [oder einem schmutzigen Geschwür, das der Hornhaut zustösst, so dass das Seh-Loch mit Eiter sich anfüllt.] Einschiebsel.

[15] Galen, a. a. O. S. 94: *⟨ἡ λεπτὴ ὑγρότης⟩, εἴτε πλείων εἴτε ἐλάττων γένοιτο, βλάπτει τὴν ὄψιν . . . εἰ μὴν δὴ παχύτερον ἑαυτοῦ γίγνοιτο τοῦτο τὸ ὑγρὸν, τήν τε ἀκριβείαν τῆς ὄψεως ἀφαιρήσεται . . .*

[16] Vielleicht ein Einschiebsel: 14 und 16 fehlen in der lat. Uebers., aber nicht in der röm. Ausgabe des arab. Textes.

⟨-Früchte⟩, welche Blähung und Dunst verursachen, beschweren das Sehvermögen. Aber die von der glas-artigen Feuchtigkeit herrührenden Schädigungen der Sehkraft sind nicht maassgebend, es sei denn, dass sie dem Krystall schaden und seine Wesenheit abändern von der Norm, durch normwidrige Nahrung, die jene ihm zuführt. [Die Schädigung des Sehvermögens seitens der Netzhaut beruht in der Zusammenhangs-Trennung; ist dieselbe theilweise, dann besteht noch Sehen: ist sie völlig, so besteht gar kein Sehen.[17]]

Die von dem ⟨Seh-⟩Nerven ausgehende Schädigung beruht darin, dass ihm eine Verstopfung ⟨seines Kanals⟩ zustossen kann, oder eine Entzündung oder eine Dehnung oder Zerreissung.[18]

Zweites Kapitel.

Von den Zeichen.

Bei derjenigen ⟨Schwäche des Sehvermögens⟩, welche im Zusammenhang steht mit ⟨dem Allgemeinzustand⟩ des Körpers, gilt dasjenige, was wir ⟨bereits⟩ mitgetheilt haben von den Anzeichen, die auf die Mischung des gesammten Körpers hinweisen, ⟨I, 2, 5, 2.⟩ Diejenige ⟨Sehschwäche⟩, welche mit dem Gehirn in Verbindung steht, zeigt einiges von den Merkmalen, die auf Schädigung im Gehirn hinweisen, in Verbindung damit, dass gleichzeitig auch die übrigen Sinne geschädigt sind; das giebt uns die Sicherheit einer Abhängigkeit von Hirn-Leiden.[1]

Bisweilen ist das Seh-Vermögen vorwaltend betheiligt, nebst dem Geruchs-Vermögen, aber mit Ausschluss des Gehör-Vermögens, wie z. B. beim drückenden Schlag, wenn er den vorderen Theil des Gehirns befällt.[1] Bisweilen ist das Gehör

[17] Ein späterer Abschreiber hat an zahlreichen Stellen Bemerkungen über die Netzhaut hinzugefügt, welche in den alten Handschriften, die Bellunensis benutzte, vollständig fehlen. Die röm. Ausg. hat den Satz.

[18] Galen, von den örtl. Leiden, IV, 2 (B. VIII, S. 218): *ὅτ᾽ ἂν μὲν οὖν μηδενὸς φαινομένου κακοῦ περὶ τὸν ὀφθαλμὸν ἀπολέσθαι τὴν ὀπτικὴν αἴσθησιν συμβῇ, τὸ καθῆκον ἐξ ἐγκεφάλου νεῦρον εἰς αὐτὸν ἔχει τὴν αἰτίαν, ἤτοι φλεγμαῖνον, ἢ σκιρρούμενον . . . ἢ ὁπωσοῦν ἄλλως ἐμφραττομένου ⟨τοῦ⟩ πόρου τοῦ κατ᾽ αὐτόν.*

K. 2. [1] Eine vollkommen richtige Bemerkung.

in seinem ⟨Normal-⟩Zustand; und das Auge bleibt offen, und ist nicht im Stande, die Lider zu schliessen; aber das Seh-Vermögen ist aufgehoben.

Dem Sehgeist selber ist folgendes Zeichen eigenthümlich. Wenn derselbe zwar fein, aber nur in geringer Menge vorhanden ist, sieht ⟨der Mensch⟩ bei aufmerksamer Betrachtung zwar die nahen Gegenstände, aber nicht die fernen.[2] Wenn jedoch ⟨der Sehgeist⟩ einerseits fein, andrerseits aber reichlich ist, sieht ⟨der Mensch⟩ sowohl die nahen als auch die fernen Gegenstände. Wenn ⟨der Sehgeist⟩ aber allzusehr verdünnt ist, haftet er nicht auf den stark glänzenden Gegenständen; vielmehr verjagt ihn und zerstreut ihn das strahlende Licht. Ist er aber verdickt und dabei in reichlicher Menge vorhanden, so fehlt nicht das genaue Sehen in die Ferne, aber das Nahesehen ist nicht genau.

Die Ursache hiervon liegt bei denen, welche vom Strahl reden[3], darin, dass das Sehen nur geschehe durch ein Heraustreten des Strahls ⟨aus dem Auge⟩ und durch sein Begegnen mit dem Seh-Gegenstand, und dass die Fortbewegung in die Ferne seine Dicke verdünnt und seine Wesenheit gleichmässig macht, — wie denn natürlich eine derartige Fortbewegung einen feinen Sehgeist auflöst, so dass er nichts mehr leistet.

Aber für diejenigen, welche sagen, dass das Durchgängige die Gestalten der sichtbaren Dinge passiren lasse, ist die Ursache

---

[2] Galen, von den Ursachen der Symptome, I, c. 2 (B. VII, S. 98): *ἐὰν μὲν οὖν ⟨τὸ πνεῦμα τὸ ψυχικὸν⟩ ἅμα πολύ τε καὶ αἰθερῶδες, καὶ τὰ πλεῖστον ἀπέχοντα θεᾶται καὶ ἀκριβῆ τὴν διάγνωσιν αὐτῶν ποιεῖται· ἐὰν δὲ ὀλίγον μὲν ῇ, καθαρὸν δὲ, τὰ μὲν ἐγγὺς ἀκριβῶς διαγινώσκει, τὰ δὲ πόρρωθεν οὐχ ὁρᾷ· ἐὰν δὲ ὑγρότερόν τε ἅμα καὶ πολὺ τύχῃ, μέχρι μὲν πλείστου, οὐκ ἀκριβῶς δὲ ὁρᾷ· ὥσπερ γε καὶ εἰ ὑγρόν τε ἅμα καὶ ὀλίγον εἴη, οὔτ᾽ ἀκριβῶς οὔτ᾽ ἄχρι πλείστου ὁρᾷ.* Also diese merkwürdig ausgearbeitete Doctrin von dem, was wir heute als Fehler der Refraction und Accommodation bezeichnen, hat Ibn Sina fast wörtlich vom Galen übernommen; aber er hat den einen Fall — der Verdünnung des Sehgeistes, — welchen Galen übergangen, noch hinzugefügt. Einigermaassen eigenthümlich ist dem Araber auch die Theorie, wobei er merkwürdiger Weise nicht blos, wie sonst die Galenischen Aerzte, auf Plato's Lehrmeinungen eingeht, sondern auch die des Aristoteles als gleichberechtigt diesen gegenüberstellt. Vgl. Gesch. d. Augenheilk. im Alterth., S. 150 und Galen, über die Dogmen des Hippokr. und Plato (B. V, S. 630 u. 643).

[3] Bei den Anhängern der Synaugie des Empedokles und Plato.

eine andre, von der erstgenannten verschiedene, nämlich dass die Erschütterung des Krystalls heftig ist beim Sehen des Fernen; und diese trägt dazu bei, dicken Sehgeist, der in ihm wohnt, zu verdünnen; und dünnen zu verflüchtigen, besonders wenn er noch dazu sparsam sein sollte.

Die Feststellung der richtigen von diesen beiden Ansichten ist Sache der Weltweisen, nicht der Aerzte.

Aber die Diagnose ⟨der Sehschwäche⟩ aus dem Zustand der Häute und der Feuchtigkeiten in der Tiefe gehört zu den schwierigen Dingen, wenn weiter kein ⟨Anhalts-⟩ Punkt vorliegt. Mitunter nimmt man seine Zuflucht zu dem Zustand der Farbe der Häute und zu dem Zustand ihrer Anschwellung und Ausdehnung und ihrer Runzelung und Verdünnung und zu dem Zustand der Kleinheit des Auges durch eigne Verkleinerung und zu dem Zustand dessen, was über ⟨das Auge⟩ sich ergiesst von Feuchtigkeiten, und was ihm vorschwebt ähnlich einem Regenbogen[4], oder ⟨was⟩ in ihm gesehen wird, von Trockenheit und Trübheit, und was man deutlich wahrnimmt von aussen. Gelegentlich wird dabei nicht mehr „der Mensch im Auge“ gesehen[5], das ist die Figur desjenigen, der ⟨in das Auge eines andren⟩ hineinblickt[6]; bisweilen weist dies hin auf ein Leiden der Hornhaut, manchmal auf eines der eiweissartigen Feuchtigkeit; derjenige, welcher dies ⟨Symptom⟩ darbietet, sieht immer zwischen seinen beiden Augen wie einen Nebel.

Wenn man eine Trübung sieht gegenüber dem Sehloch allein, und die übrigen Theile der Hornhaut frei von Trübung sind; so ist das ein Anzeichen von Trübung in der Eiweiss-Feuchtigkeit. Wenn aber die Trübung über die Ausdehnung (die Theile) der Hornhaut sich erstreckt; so ist das eine klar, dass die Hornhaut von Trübung betroffen ist: nur der Zweifel bleibt bestehen, ob gleichzeitig das Eiweiss trüb ist.[7]

---

[4] Aët., c. 53: τισὶ δὲ περὶ τοὺς λύχνους κύκλοι φαίνονται.

[5] Eine sehr gute Beobachtung, die wir nicht bei den Griechen finden, ausser bei ihren — Thier-Aerzten, z. B. Chiron, 400 n. Chr. Ueber dieses Bildchen im Auge und die Bezeichnungen für Pupille vgl. Gesch. d. Augenheilk. im Alterth., S. 64.

[6] Vgl. ebendaselbst und Plato, Alcib. I, 133 A. (A. von L. Hermann, II, S. 320, 1896.)

[7] Eine ganz gute Bemerkung.

Zuweilen befällt eine Trockenheit jenes Eiweiss. Diese Trockenheit bewirkt, dass einige Theile[8] desselben gerinnen (sich verdichten) und ihre Durchgängigkeit einbüssen. Dann erscheint ⟨dem Kranken⟩ vor jenen ⟨Theilen⟩ ein Loch oder mehrere Löcher ⟨in dem Bilde der Aussenwelt⟩.[9] Bisweilen wird dasselbe durch Spuren von Pusteln bewirkt, welche verborgen in der Hornhaut liegen, und Gesichts-Täuschungen hervorrufen; und oft täuscht man sich darin und hält sie für Gesichts-Täuschungen des Stars, und sie sind es doch nicht. Aber die Verengerung und Erweiterung ⟨der Pupille⟩ und den Star und die Krankheitszustände der Sehnerven werden wir später besprechen.[10]

Und wisse, dass alle Verderbniss, welche von der Trockenheit herrührt, stark wird beim Hungern und bei der erlahmenden Anstrengung und bei der Entleerung und zur Mittags-Stunde; und diejenige, welche von der Feuchtigkeit herrührt, verhält sich genau entgegengesetzt.

Drittes Kapitel.

Behandlungen.

Wenn die Ursache der ⟨Seh-⟩Schwäche in der Trockenheit liegt, so nützen befeuchtende Dinge über den Kopf, Käse-Wasser und Molken, und das Trinken derselben; anfeuchtende Oele werden auf den Kopf gestrichen, besonders wenn es sich um Reconvalescenten handelt. Nützlich sind Schlaf und Ruhe und anfeuchtende Kopf-Reinigungen, und besonders Seerosen-Oel.

---

[8] Galen, a. a. O. S. 96: *εἰ δὲ ⟨τὸ λεπτὸν ὑγρὸν⟩ τῆς συστάσεως ... ἐξίσταιτο τῆς κατὰ φύσιν, ὅ τι περ ἂν αὐτοῦ μέρος οὕτω διακείμενον ἐπὶ τὸ τῆς κόρης ἀφίκοιτο χωρίον, ὅμοιον ἑαυτῷ καὶ τὸ φάντασμα παρέξει τοῖς ὁρατοῖς.*

[9] Verdickung im Eiweiss und Beginn des Stars sind nach der Doctrin fast dasselbe. Vgl. also Galen, a. a. O. S. 95: *κατὰ δὲ τὸ κέντρον τῆς κόρης εἰ γένοιτο σύστασις ὑποχύματος μικροῦ, τῶν ἐν κύκλῳ μενόντων καθαρῶν, ἅπαντα φαίνεται τοῖς οὕτω πάσχουσιν οἷον θυρίδας ἔχοντα· τὸ γὰρ ἐν μέσῳ τὸ μὴ βλεπόμενον ἐκκεκολάφθαι φαίνεται.* (Text falsch *ἐγκ.*)

[10] [Und was die Anzeichen der Zusammenhangs-Trennung der Netzhaut anlangt, wenn sie in ihrer Gesammtheit vorhanden ist, so hört ⟨dabei⟩ das Sehen plötzlich auf.] Ein Einschiebsel, das in den latein. Uebersetzungen fehlt, in der röm. Ausgabe vorhanden ist.

Die Behandlung derjenigen ⟨Sehstörung⟩, die in der Haut ⟨des Auges⟩ belegen, ist recht schwierig.

Ist sie eine Folge von Feuchtigkeit, so wende man auflösende Mittel an, nach der Entleerung. Dasjenige Erbrechen, welches leicht von Statten geht, ist nützlich, besonders für die Greise; aber das mühsame ist sehr schädlich. Auch die Gurgel-Mittel und diejenigen, welche den Schleim aus der Nase herausbefördern, und die Nies-Mittel sind nützlich. Zu den hierbei nützlichen Entleerungen gehört das Trinken von Ricinus-Oel in einem Aloë-Aufguss.[1] Auch die Anwendung eines Mittels, das den Dunst vom Kopf abhält, wie z. B. Rosen-Oel, besonders während des Schlafes, ist sehr nützlich und wird noch unterstützt durch Gymnastik[2] der Extremitäten, besonders der unteren; auch Massage derselben muss angewendet werden.

Wenn aber die Ursache ⟨der Sehstörung⟩ auf Verdickung ⟨der Haut des Auges beruht⟩, so wird jene behandelt mit den abwischenden (reinigenden) Mitteln, die erwähnt sind in der Arznei-Tabelle vom Auge. Wenn du die scharfen Arzneien anwendest, sollst du gleichzeitig die styptischen anwenden. Zu den hierbei nützlichen Stoffen gehört gewaschener Galmei, gepflegt mit dem Wasser von Mairan oder dem des Fenchel oder dem des Basilien-Krauts, und mit dem Saft des Andorn.

Der anhaltende Gebrauch einer Einreibung mit Kreuzdorn-Saft (Lycium) nützt dem Auge gar sehr und bewahrt seine Sehkraft bis in das hohe Lebensalter. Auch eine Einreibung zu machen mit dem Pulver von Mirabellen nebst Rosenwasser nützt ausserordentlich, wenn dünne Absonderung besteht mit Hitze und Jucken.

Zu den nützlichen Collyrien auf diesem Gebiet gehören auch die Gallen[3], für sich allein: so die Galle vom Rebhuhn, die vom

---

[1] Aët. (c. 50): *διδόναι ἀλόην.*

[2] Aët., a. a. O.: *γυμνασίοις τε τῶν κάτω μερῶν χρηστέον.* Paul., III, c. 22, § 39: *τρίψεις τε τῶν κάτω μερῶν.*

[3] Galen, von den einfachen Arzneien, X, c. 11 (B. XII, S. 279): *ἐνίων δὲ ζώων ἐξαιρέτως ἐπήνηται χολὴ παρὰ τοῖς ἰατροῖς, ὡς ὀξυδερκές τε ἅμα καὶ ὑποχυμάτων ἀρχὰς διαφοροῦσα, καθάπερ ἥ τε τοῦ ἰχθύος, ὀνομάζουσι δ᾽ αὐτὸν καλλιώνυμον, ὑαίνης τε καὶ τοῦ θαλασσίου σκορπίου καὶ ἀλεκτορίδος καὶ πέρδικος κ.τ.λ,* Ueber diesen Fisch (Uranoscopus?) vgl. Aristot., V, S. 360.

Falken, und Galle vom Fisch[3] und von der Weihe, und vom Ochs und vom Bär und vom Hasen und vom Bock und vom Kranich und von der Schwalbe und vom Sperling und vom Fuchs und vom Wolf und von der Katze und vom weissen Beduinen-Hund und vom Bergwidder; die Galle der Gans hat eine wunderbar specifische Wirkung, entweder für sich oder in Zusammensetzuug.

Zu den nützlichen Oelen gehört das Oel des Ricinus und der Narcisse und das aus den Körnern des Lorbeer-Baums und vom Rettich; und Oel vom Bockshorn und von der Lilie und vom Basilien-Kraut und von Kamillen und vom Mutterkraut. Auch das Einreiben mit Basilien-Kraut-Wasser ist nützlich.

Zu den guten und normalen Mitteln gehört es, zwei Nüsse zu rösten und 30 Kerne der gelben Mirabelle; man zerreibt sie und streut darüber von ungebranntem Pfeffer eine Drachme, und reibt damit ein. Zu den nützlichen Arzneien gehört es, den Saft der Granat-Pulpe zu nehmen, ihn einzukochen bis zur Hälfte, dann vom Feuer zu entfernen; darauf mischt man dazu halb soviel Honig und stellt es in die Sonne und wendet es an. Ebenso ⟨nützt es⟩, wenn man das Wasser von zwei Granat-Aepfeln nimmt und es in der Sonne stehen lässt zwei Monate lang in der Sommerzeit und es durchseiht und hinzufügt gleiche Theile vom langen Pfeffer und von Aloë und von Ammon'schem Salz, mitunter aber auch ohne das letztere, und alles tüchtig zusammenreibt; und ⟨zwar⟩ über ein Pfund ⟨der ersteren⟩ drei Drachmen ⟨der letzteren⟩ streut: man bewahrt es auf; je älter es ist, desto besser. Zu den hierbei hilfreichen Arzneien gehört auch Kalmus mit Schöllkraut, zu Pulver verrieben. Auch das Einstreichen von Zwiebel-Wasser mit Honig ist hilfreich.

Das Collyr der Gallen ist kräftig; die wirksamen Gallen sind die des Falken und des Adlers.[4]

Auch nehme man eine Wetz-Tafel und einen Reiber, beide von Kupfer, und träufle darauf ⟨einige⟩ Tropfen Essig, einen Tropfen Milch und einen Tropfen Honig, und reibt dann so lange, bis es schwarz wird, und macht ein Collyr daraus.

---

[4] Vgl. Anm. 3. Galen, a. a. O.: *αἱ δὲ τῶν ἱεράκων τε καὶ ἀετῶν ⟨χολαὶ⟩ δριμεῖαι ἱκανῶς.*

Wisse, beständig weisse Rüben zu sich zu nehmen, mögen sie gebraten oder gekocht sein, das gehört zu denjenigen Dingen, welche die Sehkraft sehr stärken, sogar so weit, dass es eine vorher bestehende Sehschwäche zum Verschwinden bringt.

Wenn Jemand in der Lage ist, Vipernfleisch[5] zu sich zu nehmen, das in der Weise gekocht ist, wie zum Theriak, und in der Weise, wie es im Kapitel über den Aussatz auseinander gesetzt wird; so erhält dies die Gesundheit des Auges im höchsten Maasse.

Zu den Mitteln, welche gut sind für Greise und für denjenigen, dessen Sehkraft geschwächt ist durch Coïtus und dgl., gehört dasjenige, dessen Recept folgendermaassen lautet. Man nimmt Galmei, gewaschenen[6], 6 Theile; Wein, soviel wie nöthig; dann Balsam-Oel, mehr als Galmei, soviel wie nöthig: man zerreibt den Galmei und giesst darauf ein wenig Balsam-Oel, sodann Wein, und reibt tüchtig, so wie es erforderlich ist, und hebt es auf und wendet es an. Ferner ⟨giebt es⟩ ein Mittel, welches, wie man sagt, soviel Nutzen stiftet, dass es das Auge so herstellt, dass ihm das Schauen in den Sonnen-Körper nicht schadet. Sein Recept ist das folgende. Man nehme den Stein Basfis, ⟨der ähnlich ist dem Jaspis,⟩ und Magnet-Stein und den Achat und weissen[7] Alaun und Blut-Stein (Haematit) und Kamillen und Saft von Seifenkraut, von jedem einen Theil; und von Adler-Galle und Vipern-Galle je $^1/_2$ Theil[8]: daraus wird ein Collyr bereitet.

Auch die Anwendung des Kämmens auf dem Kopf ist nützlich, besonders für die Greise. Es muss also jeden Tag mehrere Male angewendet werden, weil es die Dünste nach oben zieht und von der Augengegend entfernt. Auch das Hineingehen in klares Wasser und das Untertauchen und das Oeffnen

---

[5] Vgl. Galen, von den einf. Arzneien, XI, c. 1 (B. XII, S. 311 flg.): περὶ σαρκὸς ἐχίδνης.

[6] Hier hat der arabische Druck eine Rand-Anmerkung: In einer Handschrift „nicht gewaschen“.

[7] Arab. „das ist der weisse Alaun“.

[8] Arabisch „einen Theil“; doch wäre dann das unmittelbar Vorhergehende „von jedem einen Theil“ überflüssig. Die latein. Uebersetzung hat „$^1/_2$ Theil“, nach der Verbesserung des Bellunensis.

beider Augen in demselben[9], so lange es möglich ist, gehört zu dem, was die Gesundheit des Auges erhält und es kräftigt, zumal in der Jugend. Besonders ist nothwendig für denjenigen, welcher über Dünste des Magens klagt und über Schaden seitens der Feuchtigkeit, dass er vor dem Essen eine Abkochung von Wermuth anwendet und Meerzwiebel-Honig und alles, was lindert und die Absonderungen, die im Magen sich befinden, zu zertheilen im Stande ist.

Viertes Kapitel.

Auseinandersetzung derjenigen Dinge, welche dem Sehvermögen schaden.[1]

Zu denjenigen Dingen, welche dem Sehvermögen schaden, gehören Beschäftigungen und Bewegungen, sowie Nahrungsmittel und Anordnungen in der Speisen-Aufnahme.

Zu den Beschäftigungen und Bewegungen gehört alles, was austrocknet, wie häufiger Coïtus und Uebertreibung im Anschauen von feinen Gegenständen und das Lesen feiner ⟨Schriften⟩ im Uebermaass, während der Mittelweg in diesen Dingen nützlich ist, und ebenso die feinen Arbeiten; und Schlaf bei überfülltem Magen und gleich nach der Hauptmahlzeit. Jedenfalls soll derjenige, welcher an Gesichts-Schwäche leidet, warten, bis die Speise verdaut ist.

Jede Ueberfüllung schadet ihm und alles, was seine Natur austrocknet; und alles, was sein Blut trübt, von salzigen, scharfen und derartigen Stoffen, schadet ihm. Und auch der Rauch ist ihm schädlich. Das Erbrechen aber nützt ihm, insoweit es den Magen reinigt; und ⟨andrerseits⟩ schadet es ihm, insofern es die Materien des Gehirns in Bewegung setzt und sie zu ⟨dem Auge⟩ hintreibt: wenn es durchaus erfolgen muss, so soll es nach der ⟨Nahrungs-⟩Aufnahme und ohne Anstrengung geschehen. Auch das ⟨häufige⟩ Baden schadet ihm, und Schlaf im Uebermaass schadet ihm, und heftiges Weinen, und häufiges Aderlassen, und vor allem ununterbrochenes Schröpfen.

---

[9] Vgl. I, c. 5, besonders Seite 24, Anm. 1.

[1] Vgl. Tract. I, c. 5, wo z. Th. wörtlich dasselbe steht.

Von den Speisen aber sind es die salzigen und scharfen und dünstigen, und diejenigen, welche den Magenmund verletzen, wie der dicke, trübe Wein und Lauch und Zwiebel und Basilien-Kraut zum Essen und reife Oliven und Dill und Kohl und Linsen.

Fünftes Kapitel.

Von der Nachtblindheit.[1]

Es kommt vor, dass das Sehvermögen in der Nacht schwindet: bei Tage sieht ⟨der Mensch⟩ und gegen Ende des Tages wird das Sehvermögen schwächer. Die Ursache dieses ⟨Zustands⟩ ist Vermehrung der Augenfeuchtigkeiten und ihre Verdickung, oder Feuchtigkeit des Sehgeistes und Dicke desselben.[2] Häufiger ist es bei schwarz-äugigen[3], und nicht bei blauäugigen, und bei enger Pupille und bei denjenigen, die viele Farben und krumme Gänge in den Augen haben. Denn das deutet auf Sparsamkeit des Sehgeistes von Geburt an. Zuweilen hängt dies Leiden von einer Augenkrankheit ab, zuweilen steht es im Zusammenhang mit dem Magen und dem Gehirn. Dies erkennt man durch die Zeichen, welche dir schon bekannt sind. (Tr. I, c. 3.)

---

[1] Vgl. Gesch. d. Augenheilk. im Alterth., § 51—53 u. § 244. Paul., III, c. 22, § 35: *Νυκτάλωπα λέγουσιν, ὅταν συμβῇ τὴν μὲν ἡμέραν βλέπειν, δυομένου δὲ ἡλίου ἀμαυρότερον ὁρᾶν, νυκτὸς δὲ γενομένης οὐδαμῶς ὁρᾶν.* Ebenso Oreib., V, S. 451, Aët., S. 116, Akt., II, S. 447, und zwar, wie der erstere angiebt, aus Galen.

[2] Aët., a. a. O.: *γίγνεσθαι δὲ τοῦτο δοκεῖ μᾶλλον διά τινα ἀσθένειαν περὶ τὴν κεφαλήν, καὶ μάλιστα διὰ τὴν τοῦ ὀπτικοῦ πνεύματος παχύτητα καὶ τῶν λοιπῶν περὶ τὸν ὀφθαλμὸν ὑγρῶν καὶ χιτώνων.* Vgl. unten Kap. 7, Anm. 2.

[3] Aristot., *Zγε*, I, 779b; 780a, 16: *οἱ δὲ νυκτάλωπες καλούμενοι τοῖς μελανοφθάλμοις.* Auch bei Aristot. ist *νυκτάλωψ* = nachtblind. In der Gesch. d. Augenheilk. im Alterth., S. 101, muss die Stelle aus Aristot. lauten: *Τὰ μὲν γλαυκὰ μὴ εἶναι ὀξυωπὰ τῆς ἡμέρας, τὰ δὲ μέλανα ὄμματα τῆς νυκτός.*

Sechstes Kapitel.

Behandlungen.

Ist Vollblütigkeit vorhanden, so mache man einen Aderlass[1] aus der Cephalica, und an den Augenwinkeln, und gebrauche die übrigen bekannten Entleerungsmittel[2], und zwar wiederholt. Zuweilen entleert man mit Skammonium-Harz und Bibergeil[3]; das ist nützlich: und man reicht dem Kranken vor der Mahlzeit Ysop-Syrup, oder Ysop oder Raute[4] in Form eines Pulvers, und giebt nach der vollständigen Verdauung ein wenig von altem, süssem Wein zu trinken.

Zu den bewährten Mitteln gehört der Saft, welcher aus der Ziegenleber[5] fliesst, wenn man sie mit einem Messerchen durchstochen und über Kohlen gestellt hat: wenn es fliesst, nimm davon und streue indisches Salz und langen Pfeffer darüber und streiche es in's Auge. Zuweilen werden jene Arzneien schon darüber gestreut, wenn ⟨die Leber noch⟩ auf den Kohlen liegt; und man neigt sich über ihren Dampf und isst von dem gebratenen ⟨Leber-⟩Fleisch; alles dies ist sehr nützlich. Zuweilen zerschneidet man ⟨die Leber⟩ in breite Streifen und bildet daraus eine Schicht; eine ähnliche Schicht bildet man aus langem Pfeffer, und zwar macht man die unterste und die oberste Schicht aus Leber, und das wird in einem Ofen gebraten, jedoch das Braten nicht übertrieben; darauf nimmt man es und seiht die Flüssigkeit daraus durch und streicht damit ein. Aehnlich ⟨macht man es mit der⟩ Hasen-Leber. Aehnlich wirkt das

---

[1] Paul., a. a. O.: *θεραπεύειν χρὴ . . . κενοῦντας ἀπὸ ἀγκῶνος καὶ τῶν κανθῶν.* Ebenso Aët.

[2] Paul., a. a. O.: *ἑξῆς καθαίροντας ἢ κενοῦντας κλυστῆρι.* Aehnl. Aët.

[3] Paul., a. a. O.: *πάλιν διδόναι τὸ διὰ τῆς σκαμμωνίας καὶ τοῦ καστορίου καθαρτικόν.* Ebenso Aët., der die zu gebenden Mengen anführt.

[4] Paul.: *διδόναι πρὸ τροφῆς ὕσσωπον πίνειν ἢ πήγανον.* Ebenso Aët.

[5] Vgl. Gesch. d. Augenheilk. im Alterth., S. 100, 101, 217, 390. Paul., a. a. O.: *ἧπαρ τράγειον ὀπτήσας τὸν ἐν τῇ ὀπτήσει ⟨ἀπορρέοντα⟩ ἰχῶρα συναγαγὼν ἔγχριε, αὐτὸ δὲ τὸ ἧπαρ ἐσθίειν δίδου, καὶ ἑψομένου δὲ τὸν ἀτμὸν τοῖς ὀφθαλμοῖς ἀνεῳγόσι δέχεσθαι κέλευε.* Dies Recept gegen Nachtblindheit finden wir schon bei Dioskur., II, 47 und bei Galen, XII, 802. Ferner bei Alex. Trall., II, 47; Aët., c. 58; Theoph. Nonn., I, 247. (Aët. hat auch *μεθ᾽ ἁλός*.)

Collyr aus langem Pfeffer und dasjenige, welches nach der folgenden Vorschrift bereitet wird: Man nehme Pfeffer und langen Pfeffer und Narde zu gleichen Theilen und macht daraus ein Collyr.

Auch Gallen[6] sind nützlich, besonders die von Böcken und Bergwiddern. Ebenso ein Collyr aus Balsam-Oel, mit einer geringen Menge von Opium verrieben. Auch Einstreichen der 3 Pfeffer-Sorten, die zu Pulver zerstossen werden, ist sehr nützlich. Ebenso ägyptischer Alaun.[7] Auch Einstreichen von Honig und Fenchelwasser, indem das Auge darüber eine lange Zeit geschlossen wird[8], ist sehr nützlich. Noch stärker ist der Honig, wenn in ihm die Kraft des Alauns und des Ammon'schen Salzes sich befindet.[9]

Es nützt auch das Einreiben vom Blut der warmblütigen Thiere und auch das Einreiben vom Saft der Eselsgurke[10], verrieben mit dem Samen von Portulak. Auch das Collyr aus Pflanzen-Asche und das aus Kupferblüthe nützt ⟨dem Kranken⟩ und der Koth der Eidechse[11] und des Stichlings. Auch nimmt man von der Galle der Weihe 1 Theil, Pfeffer 2 Theile, Ammon'sches Salz 3 Theile, knetet es mit Honig und wendet es an.[12]

Siebentes Kapitel.

Von der Tag-Blindheit, d. h. dass man des Tags nicht sieht.[1]

Wir erklären die Ursache der Tag-Blindheit, d.h. desjenigen Zustands, wo man am Tage nicht sieht. Sie besteht in Dünne

---

[6] Aët., a. a. O.: *βοηθεῖ . . . καὶ πέρδικος χολὴ ἢ αἰγὸς ἀγρίας ἢ τράγου.*

[7] Aët., a. a. O.: *ἢ στυπτηρίας σχιστῆς γ. β̅, ἁλὸς ἀμμωνιακοῦ γ. α̅, λεῖα μετὰ μέλιτος.*

[8] Aët., a. a. O.: *ἐγχρίειν δὲ τοὺς ὀφθαλμοὺς μέλιτι ἀπεζεσμένῳ καὶ καταμύειν συνέχοντα τὰ ὑγρά.*

[9] Vgl. Anm. 7.

[10] Aët., a. a. O.: *ἐλατήριον . . . ἐγχριόμενον.*

[11] Aët., a. a. O.: *κροκοδείλου χερσαίου τὴν κόπρον.*

[12] [Es nützt auch der Aderlass von den Augenwinkeln, — wenn nicht ein Grund dagegen spricht, in Bezug auf das, was dir schon bekannt.] Dieser Satz dürfte ein Einschiebsel darstellen; in der latein. Uebersetzung fehlt die zweite Hälfte.

K. 7. [1] Aët., a. a. O.: *τισὶ δὲ συμβαίνει, νυκτὸς μὲν βέλτιον ὁρᾶν, ἡμέρας δὲ χεῖρον.*

des Sehgeistes[2] und geringer Menge desselben; daher verflüchtigt er sich im Licht der Sonne und sammelt sich ⟨erst⟩ in der Finsterniss. Bisweilen ist die Ursache der Tag-Blindheit nur gering und schwach; dann sieht ⟨der Kranke⟩ in der Dunkelheit und im Schatten, Nachts wie Tags; ist aber sehr ⟨seh-⟩ schwach im Licht.[2]

⟨Achtes Kapitel.⟩

Die Behandlung derselben besteht in der Zufuhr von Feuchtigkeit und in der Verdickung des Bluts, wie es dir bekannt ist.

Neuntes Kapitel.

Von den Gesichts-Erscheinungen.[1]

Die Gesichts-Erscheinungen sind Farben, die von dem Blick so empfunden werden, als wenn sie in der Luft ausgebreitet wären. Ihre Ursache ist das Stehen eines undurchsichtigen Dinges zwischen dem Krystall und den sichtbaren Gegenständen. Dieses Ding gehört entweder zu denjenigen, deren Abbild überhaupt nicht erfasst wird im gewöhnlichen Leben; dann erfasst es nur derjenige, der einen starken und das gewöhnliche Erfassen überragenden Blick besitzt: oder es gehört zu demjenigen, was der Blick erfasst, wenn er mittelgut und nicht im höchsten Grade scharf ist, sondern auf dem Pfade der Gewohnheit sich befindet.

Die Bedeutung der ersten Art ist die folgende. Wenn der Blick stark ist, vermag er das Schwache und Verborgene von denjenigen Dingen zu erfassen, welche in der Luft fliegen, nahe

---

[2] Aët., a. a. O.: *ἐπὶ δὲ τῶν νύκτωρ μὲν βέλτιον ὁρώντων, ἡμέρας δὲ χεῖρον, ἡμεῖς τεκμαιρόμεθα, λεπτύνεσθαι ἐπὶ πολὺ . . . κἀκ τούτου ἡμέρας σκιδνάμενον ἐπὶ πολὺ τὸ πνεῦμα ἀμαυροῦν τὴν ὄψιν, νύκτωρ δὲ παχυνόμενον καὶ συνιστάμενον κινεῖν τὴν αἴσθησιν.* Vgl. Kap. 5, Anm. 2.

K. 9. [1] Diese Doctrin von den *φαντασίαι* geht zurück auf Galen (von den Ursachen der Symptome, I, c. 2, B. VII, S. 96, und von den örtl. Leiden, IV, c. 2, B. VIII, S. 221) und ist in Uebereinstimmung mit der bei den Griechen herrschenden Theorie des Sehens. (Vgl. Gesch. d. Augenheilk. im Alterth., S. 317.) Immerhin hat der Araber diese Doctrin logisch sehr fein ausgearbeitet.

bei dem Blick, auch Sonnen-Stäubchen, von denen die Luft nie frei ist, und andre Dinge. Daher erscheinen sie ihm wohl, aber wegen ihrer Nähe oder ihres Glanzes kann er sie nicht verificiren. Ebenso ist es, wenn in den inneren Theilen ⟨des Auges⟩ Spuren von schwachen Dünsten[2] sich befinden, von denen ja niemals ein Temperament oder eine Natur-Anlage ganz frei ist. Dennoch bleiben diese beiden Dinge denjenigen Blicken verborgen, welche nicht auf der höchsten Stufe der Schärfe sich befinden. Also solche Gesichts-Erscheinungen hat Niemand, ausser demjenigen, welcher von besonderer Schärfe im Blick ist. Diese Dinge gehören zu demjenigen, was nicht zur Schädigung ⟨des Sehvermögens⟩ gerechnet werden kann.[3]

Aber die zweite Art ⟨die der gröberen Gesichts-Täuschungen⟩ beruht entweder in den Häuten oder in den Feuchtigkeiten. Diejenige, welche in den Häuten beruht, besteht darin, dass auf der Hornhaut ganz verborgene Spuren zurückgeblieben sind von Blattern oder Augen-Entzündungen oder Pusteln oder dgl. Das erscheint nicht äusserlich am Auge; aber es erscheint innerlich dem Auge, deshalb weil die Stelle, wo es sich befindet, nicht durchgängig ist.

Deshalb bleiben unter (hinter) der letzteren von den sichtbaren Dingen — und von der klaren Luft — Abschnitte verborgen, von einer Grösse, dass, wenn sie wirklich ausserhalb vorhanden wären, jener kleine Theil von (vor) dem Loch der Traubenhaut ihrer Gestalt ⟨genau⟩ entsprechen würde.[4]

Aber diejenige ⟨Trübung⟩, welche auf den Feuchtigkeiten beruht, theilt sich in zwei Unterarten: entweder hat die Substanz der Feuchtigkeit sich selbst in eine solche ⟨Trübung⟩ verwandelt,

---

[2] Vgl. Galen, B. VIII, S. 227: *Ὅταν γὰρ ἀθροισθῇ τις ἐν ἐγκεφάλῳ χυμὸς χολώδης ἅμα πυρετῷ διακαεῖ . . . λιγνὺς διεκπίπτουσα τοῖς ἐπὶ τὸν ὀφθαλμὸν ἀφικνουμένοις ἀγγείοις αἰτία γίνεται τῶν φαντασμάτων αὐτοῖς.*

[3] Ibn Sina beschreibt hier recht treffend die entoptischen Erscheinungen der mässig kurzsichtigen, scheinbar sehr scharfsichtigen Augen.

[4] Die latein. Uebersetzung und die Verbesserungen des Bellunensis stellen vergebliche Versuche dar, den Sinn dieses Satzes klarzulegen: dass nämlich — wegen des Sehstrahlen-Kegels eine wegen ihrer Kleinheit dem Arzt unsichtbare Narbe der Hornhaut doch für den Kranken einen grossen Sehgegenstand verdecken könne.

oder aber zur Substanz der Feuchtigkeit ist etwas herabgestiegen, was ⟨vorher⟩ ausserhalb derselben gewesen.

Die erste Unterart besteht darin, dass entweder einem Theil ⟨der Feuchtigkeit⟩ eine schlechte Mischung zustösst, die seine Farbe verändert, oder seine Durchsichtigkeit aufhebt, so dass der ⟨erwähnte⟩ Theil seine Durchgängigkeit einbüsst, — wegen der Kälte, oder der Feuchtigkeit, oder der Hitze, die jenen Theil zum Sieden bringt und in ihm das Luftförmige aufrührt; denn das ist ja eine Eigenschaft des Luftförmigen, dass, wenn es sich mit einer dünnen, durchsichtigen ⟨Feuchtigkeit⟩ mischt, es der letzteren eine dichte, milchige, undurchsichtige Färbung verleiht; oder wegen einer eindickenden und stark verdichtenden Trockenheit.

Aber, was diejenige ⟨zweite Unterart betrifft⟩, welche dadurch entsteht, dass zu der ⟨Augen-⟩Feuchtigkeit selber etwas Fremdes herabsteigt; so ist nothwendiger Weise das Hinzukommende entweder etwas nicht festes, d. h. es ist von der Art der Dünste, welche aus dem ganzen Körper emporsteigen, oder aus dem Magen oder aus dem Hirn[5], — und wenn sie fein sind, dringen sie durch und verflüchtigen sich, wie es geschieht in den Krisen, und nach dem Erbrechen und nach dem Zorn-Ausbruch —; oder es muss etwas Festes darin sein, und das bedeutet den Star.

Diese Gesichts-Erscheinungen unterscheiden sich in ihren Grössen-Verhältnissen; es giebt kleine und grosse. Sie unterscheiden sich nach ihrer Wesenheit; es giebt dicke und feine, verborgene. Sie unterscheiden sich nach ihrer Lagerung; es giebt durchlöcherte und geballt-nebelförmige.[6] Sie unterscheiden sich nach der Gestalt; es giebt körnige, mücken-ähnliche[7], fliegen-ähnliche, fadenförmige und haarförmige mit ⟨vorwaltender⟩ Längen-Ausdehnung.

---

[5] Galen, von den örtl. Leiden, IV, 2 (B. VIII, S. 221): *τοῖς γοῦν τῶν ὑποχεομένων φαντάσμασιν ὅμοια φαίνεται . . . ἐπὶ συμπαθείᾳ τῇ κατὰ τὸ στόμα τῆς κοιλίας ἢ κατὰ τὸν ἐγκέφαλον.*

[6] Galen, VII, S. 96: *ὡς δι᾽ ὁμίχλης . . . ποιήσει τὸν ἄνθρωπον ὁρᾶν.*

[7] Galen, VII, S. 96: *φαντασίαν ἐργάσεται . . . ὡς ἐκτὸς ὁρώμενά τινα περιφερόμενα κωνώπια.* Cass., Problem. (XIX): *ὁρᾶσθαι κωνοποειδῆ καὶ μυιοειδῆ . . .* Vgl. Gesch. d. Augenheilk. im Alterth., S. 108.

Zehntes Kapitel.

Von den Zeichen.

Das Zeichen für das, was ⟨nur⟩ durch Schärfe der Wahrnehmung bedingt ist, beruht darin, dass diese ⟨Gesichts-Erscheinungen⟩ leicht (schwebend) sind, nicht von einer und derselben Art und nicht von derselben (gleichbleibenden) Gestalt; sie befallen den Menschen zur Zeit völliger Gesundheit seines Sehvermögens, und ohne dass das letztere später sich abschwächt. Auf diejenige ⟨Art⟩, welche ihren Grund in der Hornhaut hat, weisen die ⟨bereits⟩ erwähnten Ursachen derselben hin, und ⟨der Umstand⟩, dass sie eine gewisse Zeit ⟨unverändert⟩ bleibt, indem sie nicht zunimmt, und keine ⟨weitere⟩ Schädigung des Sehvermögens herbeiführt, ausser der in ihr bereits vorhandenen. Diejenige, welche ihren Grund in der Eiweiss-Feuchtigkeit findet, ist derartig, dass sie lange dauert, aber nicht zu einer grossen Schädigung führt; sie entsteht entweder im Gefolge einer hitzigen Augen-Entzündung, oder im Gefolge einer abkühlenden oder erwärmenden Ursache: sie gehört aber zu denjenigen, die man nur durch Vermuthung annimmt, zumal wenn dabei die Hornhaut glänzend klar gefunden wird und ohne die geringste Rauhigkeit. Ferner ist sie etwas stationäres und vermehrt sich nicht und führt nicht zu einer grossen Schädigung.

Diejenige ⟨Art⟩ aber, deren Ursache Dünste sind, sei es aus dem Magen, sei es aus dem ganzen Körper[1], wird daran erkannt, dass sie sich bewegt mit den dünstigen Dingen, und bei der Anfüllung ⟨des Magens⟩ und bei der Verdauung und den Bewegungen ⟨des Körpers⟩ und bei den Schwindel- und Ohnmachts⟨-Anfällen⟩, und nicht in einem und demselben Zustand verharrt; vielmehr wird sie grösser und kleiner, und beschränkt sich nicht auf ein Auge, sondern befällt ⟨in gleicher Weise⟩ beide Augen.[1]

Ist Uebelkeit damit verbunden, so wird die Diagnose bestätigt; und ebenso, wenn Erbrechen ⟨dabei vorkommt⟩. Ferner wird die Ausleerung ⟨des Leibes⟩ mit dem Bitter-Mittel und die

[1] Galen, a. a. O. S. 222: τοὐπίπαν γὰρ αἱ ἐπὶ τῇ κατὰ τὴν γαστέρα κακοχυμίᾳ γινόμεναι φαντασίαι τοῖς ὀφθαλμοῖς ἀμφοτέροις ὡσαύτως συμβαίνουσι.

Verdünnung der Speisen und die Fürsorge für die Verdauung diese ⟨Art⟩ beseitigen oder ⟨wenigstens⟩ verringern.

Aber im Kapitel über die Sehschwäche hast du schon die Zeichen derjenigen Art kennen gelernt, deren Ursache Trockenheit des Eiweisses und dgl. darstellt.

Bleibt die Gesundheit des Auges und die Unversehrtheit ⟨der Sehkraft⟩ desjenigen, der an Gesichts-Erscheinungen leidet, sechs Monate hindurch bestehen, so ist er gemeinhin ganz in Sicherheit.[2]

Diejenige Gesichts-Erscheinung, welche dem Star vorhergeht, hört nicht auf[3], stufenweise (zunehmend) den Blick zu trüben, bis dann der Star auf einmal herabsteigt; selten dauert es über sechs Monate.

Wenn du aber siehst, dass die Erscheinungen schwinden[4] und wiederkehren, und sich vermehren und vermindern; dann weisst du, dass sie nicht starig sind. Und wenn du siehst, dass die Zeit der festbleibenden[5] ⟨Gesichts-Erscheinungen⟩ sich verlängert und ⟨der Kranke⟩ nicht fortschreitet in der Sehstörung, so wisse, dass dies nicht starig ist.

Elftes Kapitel.

Von den Behandlungen zur Beseitigung des Star-Anfangs und der Gesichts-Erscheinungen.

Das Wichtigste bei den Gesichts-Erscheinungen besteht darin, dass du zur ⟨richtigen⟩ Behandlung derjenigen gelangst, welche den Star anzeigen.

Den übrigen von ihnen, welche aus Trockenheit herstammen, nützen häufig die bekannten Befeuchtungen.

---

[2] **Galen**, a. a. O. S. 222: *εἰ γὰρ τριῶν ἢ τεττάρων μηνῶν ἢ καὶ πλειόνων ἤδη φαίνοιτο τὰ τῶν ὑποχεόμενων συμπτώματα, σοὶ δὲ κατασκεψαμένῳ τὰς κόρας μηδὲν ἀχλυῶδες ἐμφαινόμενον εὑρίσκοιτο, διὰ τὸ στόμα τῆς κοιλίας αὐτοὺς πάσχοντας εὑρήσεις.* Vgl. Gesch. d. Augenheilk. im Alterth., S. 320. Der Araber ist wieder noch vorsichtiger in der Prognose und setzt 6 für 4 Monate.

[3] **Galen**, a. a. O.: *τὸ μὲν γὰρ διηνεκὲς ὡς ἔνδειξιν ὑποχύσεως ἔχει.*

[4] **Galen**, a. a. O.: *τὸ δὲ διαλεῖπον ὑποψίαν τῶν κατὰ τὴν γαστέρα ⟨ἔχει⟩.*

[5] **Galen**, a. a. O.: *μενόντων.*

Denjenigen aber, die von Feuchtigkeit herstammen, oder von andrer Ursache, nur nicht von Trockenheit, nützt von den Collyrien alles das, was abwischt.

Bei denjenigen also, welche den Star ankündigen, musst du damit anfangen[1], den Körper zu reinigen und ebenso den Magen; dann aber fortschreiten zur Reinigung des Kopfes durch Gurgelmittel[2] und Kopf-Reinigungen und Kau-Mittel. Von den Niess-Mitteln[2] wird Nutzen erhofft, insofern sie erweichen und reinigen; gleichzeitig wird aber von seiten ihrer heftigen Körper-Bewegung auch ein Aufrühren des Stars befürchtet, und besonders, wenn er unter den Nerven fällt oder in seine Nachbarschaft.[3]

Wisse, dass das heilige Bitter-Mittel[4] von wunderbarer Wirkung dabei ist, und ebenso die Gold-Pillen[5] und diejenigen Mittel, welche Tausendgüldenkraut[6] enthalten, und die Bitter-Gurke.[6]

Du hast ja schon kennen gelernt, in den Kapiteln von den Behandlungen des Kopfes und von seiner Reinigung, alles das, was du ⟨hier⟩ beachten musst.

⟨Uebrigens⟩ ist es nothwendig, dass die Reinigung mittelst des heiligen Bitter-Mittels und der Gold-Pillen nach der Anwendungs-Art der Schlaf[7]-Pillen eingeleitet werde, ⟨und zwar⟩ recht häufig.

---

[1] Paul., III, c. 22, § 36 u. 37: *θεραπεύειν δὲ τοὺς ὑποχύσει πειρωμένους, πρὸ τοῦ συστῆναι τὸ πάθος, αἵματος ἀπ' ἀγκῶνος ἀφαιρέσει καὶ καθάρσει καὶ κενώμασι δριμυτέροις καθάπερ τοῖς διὰ κενταυρίου ἀφεψήματος ἢ σικύου πικροῦ καὶ κοιλίας λύσει συνεχεστέρᾳ.* Dies stammt aus dem griechischen Kanon der Augenheilkunde (Demosthenes), wie aus Aët., c. 53, zu ersehen ist.

[2] Aët., a. a. O.: *ἀποφλεγματισμοῖς δὲ χρῆσθαι καὶ ἐρρίνοις.*

[3] Hier ist Star im arabischen Sinne genommen, als krankhafter Erguss, der von oben, vom Hirn her, zum Auge herabsteigt.

[4] Paul. a. a. O. etwas anders: *ὅσοις δὲ παροράσεις γίγνονται, . . . τὸ διὰ τῆς ἀλόης πικρὸν δώσομεν φάρμακον.*

[5] Von Ibn Sina rührt der Gebrauch her, die Pillen zu vergolden und zu versilbern, wobei aber das Metall als hervorragendes Medicament wirken soll. (Berendes, die Pharmacie bei den alten Kulturvölkern, 1891, II, S. 163.)

[6] Vgl. Anm. 1.

[7] Schibjar-Pillen. Vgl. das Register der Arzneien.

Verdünnende und abwischende Arzneien als Collyrien darfst du nur erst nach der Reinigung anwenden.

Im Anfang des Stars nützt Aderlass hinter den Ohren.[8] ⟨Oertlich⟩ musst du mit leichten Arzneien beginnen, wie z. B. Fenchel-Wasser mit Honig und Oel.[9] Ebenso sagt man, dass Mairan-Parfüm denjenigen nützt, welche das Herabsteigen des Wassers (Stars) in das Auge fürchten; ebenso ⟨nützt⟩ das Aufziehen des ⟨Mairan-⟩Oels in die Nase.

Man sagt auch, dass Schröpfen an den Schläfen-Adern im Anfang des Stars nützt.[10] Gelobt wird auch das Einreiben mit Indigo-Samen; man sagt, dass dies den Star beseitige und auflöse, und dass es das Höchste sei.

Dann kommt man stufenweise zu den zusammengesetzten Mitteln[11] aus Sagapen-Harz[11] und ähnlichem. Hierher gehört das Mittel[11], welches aufnimmt: Sagapen 3 Theile, Assa foetida und weissen Niesswurz je 10 Theile, Honig 8 Becher.

Zu denen, welche sehr erprobt sind, gehört ein Collyr aus dem verbrannten Kopf der Schwalbe und aus Honig; und das styptische Collyr, und alle Gallen-Arten, welche in dem Kapitel über die Sehschwäche erwähnt sind. Das stärkste von denselben ist die Krankenhaus-Gallensalbe und das Honigmeth-Collyr[12] und das in der Arzneimittellehre erwähnte Collyr aus Schildkröten-Galle. Auch das Collyr des Oreibasius[13] ⟨und das⟩ aus Fenchel-

---

[8] Vgl. Anm. 1.

[9] Paul., III, c. 22, § 36 u. 37: *ἐν δὲ τοῖς ὀφθαλμοῖς φαρμάκοις χρηστέον· τὸ μὲν πρῶτον ἁπλοῖς, καθάπερ μέλιτι καὶ ἐλαίῳ σὺν μαράθρου χυλῷ.*

[10] Vgl. Paul. und Aët., a. a. O.: *καὶ σικύαν ἰνίῳ προσβάλλειν.*

[11] Paul., a. a. O.: *ὕστερον δὲ καὶ τοῖς συνθέτοις, οἷόν ἐστι καὶ τόδε· σαγαπήνου γ. β̄, ὀποῦ κυρηναϊκοῦ, ἐλλεβόρου λευκοῦ ἀνὰ γ. ϛ̄, οἱ δὲ καὶ ἐν μέλιτος κοτύλαις ὀκτώ.* Man sieht, dass des Arabers „Theil" = Drachme des Griechen.

[12] Arab. umilaus; in der latein. Uebersetzung aumalus, am Rande hydromel; also verdorben aus *ὑδρόμελι.* Ebenso sind im Folgenden die arabischen Worte Sarus und Marchumun verdorben, wohl aus *θαλασσερός* (meerwasserfarben) und *Μαλαβάθρινον* (Betel-Collyr). Das erstere steht bei Paul. III, c. 22, § 36, 37 an derjenigen Stelle, deren Uebersetzung unser arabischer Satz ist; das zweite bei Paul. VII, c. 16 (in der Collyrien-Sammlung) dicht hinter der Beschreibung des ersteren. Beide enthalten Galmei u. A.

[13] Paul., a. a. O.: *ἡμεῖς δέ φησιν Ὀρειβάσιος τῷ ὑπογεγραμμένῳ χρώ-*

Wasser und das Mairan- und das Meerwasser- und das Betel-Collyr und Balsam-Oel[13] nützt dabei gar sehr.

Zu dem, was im Anfang des Stars nützt, gehört ⟨auch das Folgende⟩. Man nehme die Galle eines jungen Stiers[14] von gesundem Körper und lege sie in ein ehernes Gefäss und lasse sie ⟨darin⟩ 10 Tage lang bis zu 2 Wochen; darauf nehme man von Myrrhen und Safran, die zerrieben sind, und von der Galle der Land-Schildkröte und von Balsam-Oel je 2 Drachmen und mischt das Ganze recht ausgiebig und reibt damit ein.

Ferner nehme man von Niesswurz 1 Theil, von Assa foetida einen Theil, von Sagapenharz $^1/_5 + {}^1/_{10}$, d. h. $^3/_{10}$, und bereitet ein Collyr daraus und reibt damit ein.

Ebenfalls von weissem Niesswurz und Pfeffer je einen Theil, von Ammon'schem Gummi 3 Theile, und bereite mittelst Rettigsaftes eine Salbe daraus und wende sie an.

Zu meiden sind Fische, verdickende und Dunst verursachende Speisen, das Trinken von viel Wasser und von Wein ebenfalls, und das sehr häufige Aderlassen und Schröpfen; vielmehr verschiebe man dies so lange, wie möglich, falls eben nicht eine starke Nothwendigkeit dazu zwingt, und Vertrauen besteht, dass das Blut heiss und reichlich ist.

Zwölftes Kapitel.

Die Erweiterung[1] ⟨der Pupille⟩.

Die Erweiterung besteht darin, dass das Seh-Loch der Beerenhaut (Traubenhaut) weiter ist, als von Natur. Bisweilen

---

μεθα· καυκαλίδων χυλοῦ, χαμαίδρυος, κωρωνόποδος ἑκάστου ἴσον λεάνας· . . . καὶ τὸ διὰ τοῦ χυλοῦ τοῦ μαράθρου (Fenchel), *καὶ ὁ πρωτεὺς ὅ τε θαλασσερὸς καὶ τὸ δι' ὀποβαλσάμου . . . πέφυκεν ὠφελεῖν.*

[14] Derartige Recepte hat Aët., c. 99. Vgl. auch Galen, XII, S. 801, 724 und a. a. O. (*ἐπαγγελίαι μεγάλαι, ἔργον οὐδέν*).

K. 12. [1] Paul., III, c. 22, § 32: *Ὅταν ἡ κόρη τῷ μὲν χρώματι μηδὲν ἀλλοιότερον φαίνηται, πλατυτέρα δὲ πολλῷ τοῦ κατὰ φύσιν, καί ποτε μὲν ὁλοσχερῶς ἐμποδίζῃ τὸ ὁρᾶν, ποτὲ δὲ ἐπιπολὺ, καὶ τὰ ὁρώμενα πάντα αὐτοῖς δοκεῖ μικρότερα εἶναι, μυδρίασις μὲν τὸ πάθος, αἰτία δὲ αὐτοῦ περιττωματική τις ὑγρότης ἐστίν.* Wörtlich ebenso schon bei Oreibas. (V, S. 450), auch im Ps.-Galen (XIV, 715) und später bei Akt. (II, 447); fast wörtlich ebenso bei Aët. (c. 54): so dass diese Definition zum Kanon der griechischen Augenheilkunde gehört.

geschieht das in Folge von Kopfschmerz oder wegen einer primitiven[2] Ursache in Folge eines Schlags oder Falls. Bisweilen erfolgt es wegen solcher Ursachen, die in der Pupille selbst vorhanden sind; und dies liegt entweder in dem Eiweiss oder in der Beerenhaut. Denn, wenn das Eiweiss wässrig und reichlich wird[3], dann bedrängt es die Beerenhaut und bewegt sie zur Erweiterung. Aber die Eintrocknung des Eiweiss an sich bewirkt nicht nothwendig eine Erweiterung, sondern nur zufällig, insofern darauf Vertrocknung der Beerenhaut folgt.

Was nun die Beerenhaut selbst betrifft[4], wenn diese trocken wird und sich nach ihren Enden hin dehnt, — wie durchbohrte ⟨Thier-⟩Häute sich dehnen, wenn sie trocknen, — so passirt es ihr, dass sie sich erweitert, wie sich erweitern die Löcher der ⟨genannten⟩ Häute, und besonders wenn sie von Feuchtigkeiten gedrängt wird.[5]

Zuweilen stösst ihr dies zu von einer Feuchtigkeit, die in ihre Substanz eintritt und ihre Dicke vergrössert und sie ausdehnt zur Verdickung, und dann passirt es dem Loch, dass es sich erweitert; und dies erfolgt auch wegen einer ausgedehnten Entzündung, die in der ⟨Beerenhaut⟩ auftritt.

Bisweilen ist die Weite der Pupille angeboren[6] und schadet der Sehkraft, denn das Auge sieht die Dinge kleiner, als sie gesehen werden sollen.[7] Bisweilen ist sie erworben, und dann geschieht es ebenso. Bisweilen wird die Pupille so weit, dass ⟨das Auge⟩ gar nichts ⟨mehr⟩ sieht. Denn mitunter erweitert die

[2] Galen, B. X, S. 66: *τὰ δὲ ἔξωθεν προσπίπτοντα, προκατάρχοντα.*

[3] Galen, VIII, S. 93: *ἐκ τοῦ πλήθους τῶν ὑποκειμένων ὑγρῶν.*

[4] Galen, VII, S. 93: *ἡ αἰτία ⟨τῆς εὐρύτητος⟩ τάσις ἐστὶ τοῦ ῥαγοειδοῦς χιτῶνος . . . κατὰ διττὸν τρόπον τείνεται, ὅτε κατὰ τὸν ἑαυτοῦ λόγον πάσχει, ἢ ξηραινόμενον ὡς ὁμοιομερές, ἢ ὑγραινόμενον ὡς ὀργανικόν.*

[5] Wir haben hier wieder die Vergleichs-Formel a = b = a. Ueber physikalische Unmöglichkeiten wollen wir mit Arabern und Griechen nicht rechten. — Ueber Spannung durchlöcherter Häute spricht auch Galen, III, S. 783.

[6] Galen, von den Urs. d. Sympt., I, c. 2 (B. VII, S. 88): *ἡ αὔξησις ἀεὶ βλάπτει τὴν ὄψιν, ἄν τ' ἐκ γενετῆς ᾖ, ἄν τε ὕστερον συμβαίνῃ . . . ὅτε οὖν ἡ κόρη γίγνεται μείζων, εἴτε κατὰ τὴν πρώτην διάπλασιν, εἴθ' ὕστερον — — ἡ δὲ εὐρύτης ⟨τῆς κόρης⟩ οὐκ ἀγαθὴ μὲν ἡ σύμφυτος.*

[7] S. Anm. 1. Vgl. Wörterbuch d. Augenheilk., S. 59.

Pupille sich so sehr, dass die Erweiterung den Kranz erreicht[8], und nichts Nennenswerthes von Sehkraft übrig bleibt.

Diejenige Erweiterung, die von einem Schlag oder Fall herrührt, ist unheilbar.[9]

Dreizehntes Kapitel.

Von den Zeichen.

Die Zeichen haben wir schon erwähnt in dem Kapitel von der Sehschwäche. (K. 1 und 2.)

Vierzehntes Kapitel.

Behandlungen.

Die angeborene ist unheilbar. Derjenigen aber, die ihren Grund in Trockenheit findet, nützt die Anfeuchtung des Auges mit den schon erwähnten feuchtenden Mitteln.

Derjenigen aber, welche von Feuchtigkeit herrührt, nützt der Aderlass[1], wenn im Körper Ueberfüllung vorhanden ist; und ebenso ist der Aderlass aus den Thränen-Blutadern eine örtliche Entleerung[2] und nützt dabei; und auch der Aderlass aus den Schläfen-Venen und die Durchschneidung derselben, und die Entleerungen[3], die du kennst,[4] und das Uebergiessen des Kopfes mit salzigem und gesalzenem Wasser, besonders dem mit Essig gemischten.[5]

---

[8] Aët., a. a. O.: *ὥστε ἐνίοτε συνεγγίζειν τῷ τῆς ἴρεως κύκλῳ.*

[9] Das ist richtig. — Hierauf folgt ein Einschiebsel: [Ich hörte von einem vertrauenswürdigen Mann, dass er die von einem Schlag hervorgerufene Erweiterung behandelte, indem er dem Kranken augenblicklich zur Ader liess und ihm Aloë-Pillen gab. Da wurde er nach wenigen Tagen gesund. Wenn die Erweiterung von einer Continuitäts-Trennung der Netzhaut herrührt, so giebt es gar keine Heilung dafür. Was herkommt von Erweiterung des hohlen Nerven, ist schwer zu heilen.]

K. 14. [1] Paul., a. a. O.: . . . *φλεβοτομοῦντας ἀπ᾽ ἀγκῶνος.*

[2] Paul., a. a. O.: *τὰς γοῦν ἐν τοῖς κανθοῖς διαιρεῖν φλέβας.*

[3] Paul., a. a. O.: *ἢ καθαίροντας.*

[4] Tr. I, c. 9.

[5] Aët., c. 54: *θαλάσσῃ προςαντλεῖσθαι τὸ πρόσωπον . . . θαλάσσης δὲ μὴ παρούσης ἁλὸς ὀλίγον παραμίσγειν τῷ ὕδατι ἢ ὀξυκράτῳ χρῆσθαι ὑδαρεῖ.* Paul., a. a. O. fast ebenso.

Es ist nicht nothwendig, die Entleerungen sehr häufig zu machen; denn sonst würden ⟨einerseits⟩ die Kräfte geschwächt, aber ⟨andrerseits⟩ doch nicht das entleert werden, was man ⟨entleert zu haben⟩ wünscht. Vielmehr genügt gewöhnlich dabei eine Entleerung alle zehn Tage mit einer Drachme oder $1^1/_2$ der Abführ-Pillen.[6]

Die Nahrung besteht in Erbsen-Abkochung mit Sesam-Oel.[7] Das zweite Auge soll mit Galmei eingerieben werden, damit ⟨seine Pupille⟩ sich nicht erweitere, wie die des ersten.

⟨Ferner⟩ ist es nothwendig, diejenigen Collyrien anzuwenden, welche in den Kapiteln von den Gesichts-Erscheinungen und vom Star erwähnt sind. Auch nützt hierbei das Schröpfen am Nacken[8], weil dies eine Ableitung nach hinten bewirkt.

Für diejenige ⟨Art⟩, welche in Folge eines Schlages eingetreten, muss man bei der Heilung darauf achten, dass man zur Ader lasse, danach das Haupt schröpfe und dann abkühlende Mittel anwende.[9] Mach' auch einen Umschlag aus dem Mehl enthülster Bohnen oder aus Gerstenmehl, das mit Salbei-Wasser angefeuchtet ist, oder dem der Endivie; ferner mit Wolle, getaucht in Eidotter, das zerschlagen ist in Rosen-Oel und einem wenig Wein. In's Auge träufle man das Blut von Turtel-Tauben und jungen Tauben. Am dritten Tage mag Milch eingeträufelt werden, und die Collyrien, welche stärker sind. Im Ganzen ist die Behandlung meist die nämliche, wie diejenige der heissen Entzündung. Danach wird ein Collyr angewendet aus Safran, Weihrauch und Myrrhe[10], je 1 Theil, und aus Arsen $^1/_2$ Theil.

Die folgende Arznei nützt gegen Mydriasis, d. h. gegen Erweiterung der Pupille; ihr Recept ist: man nehme Galle der Weihe und des Kranichs je zwei Drachmen, Safran eine Drachme, Pfeffer 170 Körner, Süssholzsaft 5 Drachmen und $^2/_3$, Ammon'sches Harz 2 Drachmen, Honig, soviel wie nöthig: man bereitet

---

[6] s. Kukuja im Register der Arznei-Mittel.

[7] Aët., a. a. O.: *ἡ δίαιτα πᾶσα λεπτοτέρα ἔστω.*

[8] Paul., a. a. O.: *εἶτα σικύαν ἰνίῳ προςβάλλειν.* Ebenso Aët., a. a. O.

[9] Im Ganzen sind die folgenden Vorschläge den Arabern eigenthümlich, während die Griechen bei dem schwer heilbaren Leiden (*πάθος ἄγαν δυσίατον*, Aët.) sich kürzer gefasst haben.

[10] Aët., a. a. O.: *ῥόδῳ, κρόκῳ, νάρδῳ.*

⟨aus den erstgenannten Stoffen⟩ ein Pulver und zerreibt es mit Fenchelwasser und knetet es mit dem Honig.

Bei derjenigen ⟨Art⟩, welche von einem Schlage herrührt, werde eine halbe Drachme ⟨davon⟩ mit Rettig-Saft verrieben, bis es völlig trocken geworden, und trocken eingerieben.

Ebenso von Bocks-Galle eine Drachme, und trockner Koth der Eidechse oder des Landkrokodils $1^1/_2$ Drachmen, Natron 1 Drachme, Pfeffer und Kranichsgalle je 2 Drachmen, Safran 1 Drachme, Ammon'sches Harz $^1/_2$ Drachme, weisser Niesswurz 1 Drachme: man reibe es mit Fenchelwasser und mische es mit Honig.[11]

Fünfzehntes Kapitel.

Ueber die Verengerung ⟨der Pupille⟩.[1]

Die Verengerung besteht darin, dass das Loch der Beerenhaut enger ist, als in der Norm. Ist dieser ⟨Zustand⟩ angeboren; so muss man ihn preisen.[2] Ist er aber krankhaft erworben, so wirkt er schädlicher[2], als die Erweiterung; und führt oft zu völligem Verschluss ⟨der Pupille⟩.

Seine Ursachen sind entweder Trockenheit der Beerenhaut[3] mit Runzelung und Verdichtung, so dass das Loch sich

---

[11] [Diejenige Erweiterung, welche ihren Grund hat in der Erweiterung, die von der Zerreissung der Netzhaut herkommt, oder in der Erweiterung der beiden hohlen Nerven, hat keine Heilung, o Gott; möglicherweise jedoch ist die Erweiterung der beiden hohlen Nerven nur schwer zu heilen und wird trotzdem erhofft.] Einschiebsel, auch der röm. Ausgabe.

K. 15. [1] Paul., III, c. 22, § 33 u. 34: *Ἡ φθίσις πάθος ἐστὶ τῆς κόρης στενουμένης καὶ ἀμαυροτέρας καὶ ῥυσοτέρας γινομένης. τὰ δὲ ὁρώμενα ἐπὶ τούτων μείζονα φαίνεται. αἰτία δὲ πύκνωσις ὑπὸ ξηρότητος μᾶλλον γινομένη.* Fast gleichlautend bei Galen (?) XIV, 776; Oreib. V, S. 450; Aët. c. 45; Akt. Es gehört diese Definition also zum griechischen Kanon der Augenheilkunde. Das Theoretische hat der Araber aus Galen, von den Ursachen d. Sympt. I, c. 2 (B. VII, S. 88 flg.).

[2] Galen, a. a. O.: *χαλεπὴ μὲν ἡ παρὰ φύσιν τῆς κόρης σμικρότης, ἀγαθὴ δὲ ἡ σύμφυτος.*

[3] Im Arab. karnije, cornea. Aber dies ist ein Schreib- oder Druck-Fehler, wohl veranlasst durch das folgende Wort „Runzelung", das gewöhnlich der Hornhaut zugeschrieben wird. In der latein. Uebersetzung steht richtig „uveae". Galen, a. a. O.: *ὁ ῥαγοειδὴς . . . ῥυσσοῦται.*

zusammenzieht, und die Verengerung oder Verschliessung entsteht: oder aber eine Feuchtigkeit[4], welche die Beerenhaut ausdehnt, von den Seiten her nach der Mitte zu, so dass die Oeffnung von allen Seiten her sich verengert, wie es den Sieben ⟨aus Leder⟩ passirt, wenn sie mit Wasser begossen und weich werden und nach allen Richtungen sich ausdehnen.

Oder ⟨drittens ist Ursache der Pupillen-Verengerung⟩ eine starke Vertrocknung der Eiweiss-Feuchtigkeit, so dass sie sich vermindert, und ihr die Haut nachfolgt in Verdünnung und Zusammenziehung, die im Gegensatz steht zu dem Zustand der Erweiterung. Meistens ist ⟨die Verengerung⟩ eine Folge von Trockenheit.[5]

Sechzehntes Kapitel.

Von den Zeichen.

Die Symptome haben wir schon erwähnt in dem Kapitel von der Sehschwäche. (Kap. 1.)

Siebzehntes Kapitel.

Behandlungen.

Bei derjenigen ⟨Art⟩, welche trocken ist, besteht die Behandlung in anfeuchtenden Mitteln, von den Einträuflungen und Kopfreinigungen, und Umschlägen, die man mit feuchten Säften macht und mit andren Dingen, die du ⟨bereits⟩ kennst. Die Speisen seien mild[1] und fett. ⟨Immer⟩ nach einigen Stunden soll man etwas reichen, das in sich eine Erwärmung enthält, so dass es feuchte Materie an das Auge anziehe. Nothwendig ist die Anwendung der Massage[2] des Kopfes und des Gesichts und

---

[4] Galen, a. a. O.: *τοῦ χιτῶνος ἔκτασις καὶ χάλασις . . . ὑγρότητι περιττῇ . . .*

[5] [Und es ist möglich, dass die Enge des Lochs von einer Verengerung des hohlen Nerven herrührt, in Gemässheit dessen, dass die Erweiterung der Pupille aus einer Erweiterung des hohlen Nerven erfolgt.] Einschiebsel, auch der röm. Ausgabe.

K. 17. [1] Aët., c. 45: *τροφὴ δὲ ἔστω εὐχυμωτάτη καὶ ῥοφηματώδης.*

[2] Aët., a. a. O.: *τρίβοντας ἐπιμελῶς τὴν κεφαλὴν καὶ τὸ πρόσωπον, εἶτα καὶ τοὺς ὀφθαλμοὺς ἄκροις τοῖς δακτύλοις.* Ebenso Paul., III, c 22, § 33 u. 34.

des Auges, d. h. des einen nach dem andren binnen kurzer Zeit: und alles dieses, damit es anziehe. Denn die Anwendung der lediglich feuchtenden Mittel kann auch schaden; wenn du die anziehenden Mittel[3] anwendest, dann wiederhole auch die feuchtenden.

Bei derjenigen Art aber, welche feucht ist, nützen die bekannten Collyrien, welche in den Kapiteln über die Augenschwäche und den Star und die Gesichts-Erscheinungen erwähnt sind. (Kap. 3 und 11.)

Dazu gehört das Collyr folgender Verschreibung. Man nehme Kupferblüthe, Ammon'sches Salz, je 1 Theil, Safran $1^1/_3$ Theil, Aloë 5 Theile, Moschus $^1/_2$ Theil: daraus werde ein Collyr bereitet.

Ferner Ammon'sches Salz 2 Drachmen, Kupferblüthe 4 Drachmen, Koth des Landkrokodils 3 Drachmen, Safran 2, Gummi 1 Drachme: man knetet es mit Honig und wendet es an.

Ferner Pfeffer und Ammoniak-Harz je 2 Theile, Balsam-Oel $^1/_9$, Safran 1 Theil: man löse das Ammoniak-Harz in Fenchel-Wasser, bringe darauf das Balsam-Oel, knete es mit Honig und wende es an; denn es ist sehr gut.[4]

Achtzehntes Kapitel.

Vom Star.[1]

Wisse, das Herabsteigen des Wassers (Star) ist eine verstopfende[2] Krankheit: es ist eine fremde Feuchtigkeit, die

[3] Aët., a. a. O.: *φαρμάκῳ καὶ ὑγρασίαν ἐπισπωμένῳ.*

[4] [Und ich habe Jemand geheilt, bei dem eine Verengerung ⟨der Pupille⟩ sich fand, die entstanden war nach der Vernarbung eines Hornhautgeschwürs, das aber nicht tief gewesen. Da heilte ich ihn mit abreibenden Mitteln, aufgelöst in Frauenmilch, einerseits und mit Anemonen-Saft andrerseits, und drittens mit Fenchel-Saft, in dem Honig gemischt war. Da wurde er geheilt und er pflegte zu sehen, wie er vorher sah.] Einschiebsel, auch der röm. Ausgabe.

K. 18. [1] Ueber Star-Lehre der Griechen vgl. Gesch. d. Augenheilk. im Alterth., S. 338. — Der griechische Kanon (Demosth.) lautet (Aët., c. 53): *Τὸ δὲ ὑπόχυμα ὑγρῶν ἐστι παρέγχυσις πηγνυμένων κατὰ τὴν κόρην.*

[2] Galen, V, S. 635 (von den Sätzen des Hipp. u. Plat. VII, c. 6): *ἐμφράττεται δὲ . . . ὁ κατὰ τὸν ῥαγοειδῆ χιτῶνα πόρος.*

in dem Loch der Beerenhaut steht[3], zwischen der Eiweiss-Feuchtigkeit[4] und der Hornhaut: so dass sie die Gestalten hindert[5] zum Blick durchzudringen. Es besteht Verschiedenheit in Bezug auf seine Grösse und auf seine Beschaffenheit. Die Grössen-Verschiedenheit beruht in folgendem: manchmal ist es sehr viel im Vergleich zu dem Sehloch, so dass es das ganze Loch versperrt, und das Auge gar nichts sieht; manchmal ist es gering im Vergleich zu jenem, so dass es nur einen Theil desselben verstopft und einen andren Theil frei lässt.[6]

Denjenigen Theil der sichtbaren Dinge, welcher vor der bedeckten Partie der Pupille liegt, erfasst der Blick nicht; wohl aber denjenigen, welcher vor der unbedeckten Partie liegt. Zuweilen nimmt der Blick nur die Hälfte eines Gegenstandes wahr, oder einen ⟨andren⟩ Theil desselben; nicht aber den Rest, — ausser durch Ortsveränderung der Pupille. Und zuweilen erfasst der Blick wohl ein Mal den Gegenstand ganz, aber nicht ein andres Mal, und zwar wegen seiner Lage. Denn, wenn der Gegenstand in seiner Ganzheit vor den bedeckten ⟨Theil der Pupille⟩ gelangt, so erfasst ⟨der Blick⟩ gar nichts davon; und, wenn er in seiner Ganzheit vor den unbedeckten gelangt, so erfasst ⟨der Blick⟩ ihn vollständig. Dieser unvollständige Verschluss fällt manchmal mehr nach oben, manchmal nach unten; mitunter auf die Mitte des Sehlochs, während der Rand des letzteren frei geblieben. In

---

[3] Paul., VI, c. 21: *Ὑπόχυμά ἐστιν ἀργοῦ ὑγροῦ σύστασις . . . κατὰ τὴν κόρην.*

[4] Mit der umfassendsten Localisation des Galen (vom Nutz. d. Th., X, c. 1 u. c. 4): *τὰ ὑποχύματα μέσα ἱστάμενα τοῦ κρυσταλλοειδοῦς καὶ τοῦ κερατοειδοῦς*, wäre der Araber in Uebereinstimmung, wenn Krystall für Eiweiss stände. Zwar kann „Eiweiss“ einen alten Schreibfehler der Handschrift darstellen. Aber die Griechen und Araber nahmen hinter der Pupille, zwischen derselben und dem Krystall, eine verhältnissmässig dicke Schicht von „Eiweiss“ an, so dass man unsren Text auch für richtig halten könnte.

[5] Galen, a. a. O.: *ἐμποδίζοντα τὰς ὄψεις* und VIII, S. 95: *διακωλύσει τὸ βλέπειν.*

[6] Galen, von den Urs. d. Sympt., I, c. 2 (B. VIII, S. 95): *εἰ δὲ . . . τι μέρος ⟨τοῦ τρήματος⟩ ἀπολείποιτο καθαρὸν, ὁρῶσι δι᾽ ἐκείνου τὰ ἐκτὸς . . . οὐ μὴν ὑφ᾽ ἕνα χρόνον ὁμοίως τὰ πολλά . . .* Die Kranken-Beobachtung ist richtig, die Deutung falsch. Vgl. Gesch. d. Augenheilk. im Alterth., S. 327. Uebrigens hat der Araber die Lehre von den Gesichtsfeld-Ausfällen (Skotomen) genauer ausgeführt, als der Grieche.

letzterem Fall sieht ⟨der Kranke⟩ von jedem Gegenstand nur die Seitentheile, nicht die Mitte; vielmehr sieht er in der Mitte gewissermaassen nur ein Loch oder eine Oeffnung[7]: die Bedeutung dieser ⟨Thatsache⟩ ist die, dass er nicht sieht, sondern Dunkelheit ⟨an dieser Stelle⟩ sich einbildet.[8]

Aber die qualitative Verschiedenheit ⟨des Stars⟩ beruht zuweilen in seinem Stoff; die eine Art ist dünn und klar und verdeckt nicht Licht und Sonne; eine andre ist ⟨hingegen⟩ sehr dick. Zuweilen beruht dieser Unterschied in der Farbe.[9] Der eine ⟨Star⟩ ist luftfarbig, der andre weiss und gypsfarben, ein andrer ist weiss und perlfarbig; ein andrer ist bläulich-weiss; oder türkis- oder gold-farben; eine Art ist gelb, eine schwarz, eine asch-farben.

Derjenige, welcher empfänglicher ist für Behandlung[10], mit Berücksichtigung der Farbe, ist der luftfarbige und der weisse, perl-farbige, und der bläulich-weisse und türkis-artige. Aber die gypsigen und grünen und trüben und tiefschwarzen und gelben lassen die ⟨operative⟩ Behandlung mit der Nadel nicht zu.

Von der Art der dicken ⟨Stare⟩ giebt es eine ⟨Unterart⟩, die zuweilen sehr hart wird[11], so dass sie die Wesenheit des Stars überschreitet: auch diese ist unheilbar.

Jener, der am meisten der Heilung zugänglich ist, ist der dünne.[12] Wenn du diesen im Halbschatten betrachtest und über denselben mittelst deiner Finger eine Compression[13] ausübst;

---

[7] Galen, a. a. O.: *κατὰ δὲ τὸ κέντρον τῆς κόρης εἰ γένοιτο σύστασις ὑποχύματος μικροῦ . . . ἅπαντα φαίνεται . . . οἷον θυρίδας ἔχοντα. τὸ γὰρ ἐν μέσῳ τὸ μὴ βλεπόμενον ἐκκεκολάφθαι δοκεῖ.* (Text falsch, *ἐγκ.*)

[8] Eine feine, psychologische Bemerkung des Arabers, die bei den Griechen sich nicht findet; oder doch nur (durch *δοκεῖ*) angedeutet wird.

[9] Der griechische Kanon lautet (Demosth. bei Aët., a. a. O.): *τὰ μὲν γὰρ τῶν ὑποχυμάτων ἀερίζει, τὰ δὲ ὑελίζει* (glasgrün), *τὰ δέ ἐστιν ἔκλευκα, τὰ δὲ ἐπὶ τὸ κυανεώτερον τρέπεται· τὰ δὲ ἀπογλαυκοῦται.*

[10] Paul., VI, c. 21: *τὰ μὲν γὰρ σιδηρίζοντα* (stahlfarbig) *ἢ κυανόχροα ἢ μολυβδῶδες ἐμφαίνοντα χρῶμα . . . πρὸς καταγωγὴν ἐπιτήδεια γίνεται. Τὰ δὲ γυψοειδῆ ἢ χαλαζώδη τῶν ὑπερπεπηγότων ὑπάρχουσιν.*

[11] Vgl. Anm. 10.

[12] Ganz richtig.

[13] Galen bei Paul., VI, c. 21: *ἐπὶ μὲν γὰρ τῶν μηδέπω πεπηγότων χύσις τις ἐκ τῆς θλίψεως τοῦ δακτύλου προςγίνεται, καὶ κατὰ μὲν τὸ πρῶτον πλατύτερον φαίνεται, αὖθις δὲ εἰς τὸ οἰκεῖον ἀνατρέχει σχῆμα καὶ μέγεθος.*

so findest du, dass er schnell sich zertheilt, dann aber zurückkehrt und sich wieder vereinigt. Die Beseitigung dieser Art mit dem Star-Instrument ist zu erhoffen. Aber immerhin trägt die andauernde Wiederholung dieses Versuchs dazu bei, den Star zu trüben und die Heilung mit der Nadel zu erschweren.

Doch hat man zuweilen jene Probe auf andre Weise angestellt, nämlich so, dass man auf das Auge einen Wattebausch[14] legt, stark hineinbläst, ihn fortnimmt und rasch zusieht, ob eine Bewegung in dem Star sichtbar wird; ist dies der Fall, dann ist jener schon geeignet, mit dem Instrument geheilt zu werden. Dasselbe gilt, wenn Verschluss des einen Auges ⟨Pupillen-⟩Erweiterung des andren bewirkt.[14]

Aber derjenige Star, welcher nach einem Sturz oder nach einer Hirnkrankheit entsteht, ist schwer heilbar.

Neunzehntes Kapitel.

Von den Zeichen.

Zeichen, welche den Star ankündigen, sind die vorher genannten Scheinbilder, — falls dieselben eben nicht von andren Ursachen herrühren. Ihre Beschaffenheit haben wir schon in dem Kapitel über die Scheinbilder (Kap. 9) auseinandergesetzt, und ebenso, dass mit ihnen ⟨beim Star⟩ eine sichtbare Trübung ⟨der Pupille⟩ zusammentrifft, zumal in einem Auge, und dass diesem die leuchtenden Scheinbilder vorschweben, wie z. B. die Lichtkerzen verdoppelt ⟨erscheinen⟩.

Aber zwischen Star und der inneren Verstopfung ⟨des Sehnerven⟩ besteht der folgende Unterschied[1]: wenn eines von den beiden Augen verschlossen wird, erweitert sich ⟨die Pupille⟩ des andren, im Falle des Stars; dagegen erweitert sich nicht ⟨die Pupille⟩ des zweiten, im Falle der ⟨Sehnerven-⟩Verstopfung.

Vgl. Gesch. d. Augenheilk. im Alterth., S. 336 und Beer (Augenkrankh., II, S. 292, 1817) bei dem Morgagni'schen Star.

[14] Galen, von den Urs. d. Sympt., I, c. 2 (B. VII, S. 89): *οἷς μὲν γὰρ εὐρύνεσθαι συμβαίνει τὴν κόρην μύσαντος θατέρου τῶν ὀφθαλμῶν, τούτους μὲν ἐλπὶς ὄψεσθαι παρακεντηθέντας.* Vgl. Kap. 19.

K. 19. [1] Vgl. Anm. 14, Kap. 18.

Dies ist darum so, weil die Ursache dieser ⟨Pupillen-⟩Erweiterung gegeben wird durch die gewaltsame Auspressung des Sehgeistes aus dem geschlossenen Auge in das andre[2]; aber wenn er hinten eine Verstopfung ⟨der Sehnerven⟩ vorfindet, so kann er nicht durchdringen. Dies gilt für die Mehrzahl der Fälle: meist erweitert sich ⟨bei dem Star die Pupille⟩ im zweiten Auge, — nämlich nur dann nicht, wenn der Star von ungewöhnlicher Dicke oder mit ⟨Sehnerven-⟩Verstopfung complicirt ist. Aber bei ⟨gleichzeitiger⟩ Pupillen-Erweiterung (Mydriasis) gilt nichts von diesen Regeln.[3]

Zwanzigstes Kapitel.

Von der Behandlung des Stars.

Ich selber habe von den Menschen, die zu vernünftiger Einsicht gelangt sind, einen beobachtet, dem der Star bereits zugestossen war, und der sich selber heilte mit Abführungen und Diät in Speise und Verringerung der Nahrungsmenge, Aufgeben der Suppen und der befeuchtenden Dinge, und sich begnügte mit Gebratenem und Geröstetem und mit der Anwendung auflösender, dünnmachender Augen-Pulver; und zurückgekehrt ist ihm seine Sehkraft in vortrefflicher Weise.[1] In Wahrheit, wenn man dem Star helfen will in seinem Anfang, so nützt dabei ⟨nur⟩ die Lebensweise.[2] Aber für den ausgebildeten Star passt nur die operative Behandlung. Daher muss, wer

---

[2] Galen, vom Nutzen der Theile, X, c. 5: *τὸ δὲ δι' ἔνδειαν τοῦ πνεύματος, ἐπ' ἐμφράξεσί τε ταῖς κατὰ τὰς ἄνωθεν ὁδοὺς ⟨στένωμα τῆς κόρης⟩ . . .* c. 14: *τὸ ἀπ' ἐγκεφάλου παραγινόμενον εἰς ἑκάτερον τῶν ὀφθαλμῶν πνεῦμα εἴ ποθ' ἕτερος αὐτῶν . . . μύσαιεν, ὅλον εἰς τὸν ὑπόλοιπον ἰέναι.* Ebenso von den Urs. d. Sympt., I, c. 2 (B. VII, S. 89).

[3] Eine klare und richtige Auseinandersetzung.

K. 20. [1] Hier haben wir einmal eine casuistische Mittheilung, die echt ist und in den alten Handschriften sich vorfindet. Sie ist aber auch durch ihren Stil und ihre Klarheit von den casuistischen Mittheilungen der Einschiebsel ganz und gar verschieden.

[2] Im griechischen Kanon (Demosth.) bei Aët., c. 53: *δίαιτα δὲ πᾶσα ἔστω λεπτύνουσα.* Paul., III, c. 22, § 36 u. 37: *καὶ κεχρῆσθαι τροφαῖς λεπτυνούσαις.*

den Star hat, ⟨das folgende⟩ meiden[3]: die Füllung des Magens, den Wein, und den Coïtus; und sich begnügen, einmal ⟨des Tags⟩, am Mittag, zu essen; Fische, Früchte und dickes Fleisch scheue er ganz besonders. Das Erbrechen, mag es auch nützen, durch Reinigung des Magens, ist doch ausnehmend schädlich in dem besonderen Fall des Stars.

Die Regeln der arzneilichen Behandlung haben wir schon auseinandergesetzt, im Kapitel von den Scheinbildern ⟨Kap. 11⟩; jetzt wollen wir ⟨nur noch einige⟩ erprobte Mittel anführen.

Z. B. nehme man von enthülsten Lorbeer-Körnern 10 Theile, Gummi 1 Theil, reibe es — mit dem Urin eines unschuldigen Knaben für den Star, für Sehschwäche mit reinem Wasser, — und wende es an. Ferner sagt Aëtius aus Amida[4]: es werde ⟨jenes⟩ geknetet mit Vipern-Galle und Honig, und streiche es ein; es ist sehr gut. Ich aber sage ⟨dazu⟩, dass wahrhaftige Menschen die Vipern-Galle erprobt haben, und sie hat überhaupt nicht die Wirkung eines Giftes hervorgerufen; ⟨also⟩ gehört der ⟨genannte⟩ Versuch zu denjenigen, die man nicht sonderlich zu scheuen hat.

Ebenso ist das folgende gut erprobt: Man nehme Saft der Beeren von der Insel Fanakdis[5] und vom Gamander und von Korallen je eine Drachme; dies werde mit Fenchelwasser zusammengekocht.

Aber der Durchführung der operativen Behandlung muss eine Reinigung des Körpers und besonders des Kopfes voraufgehen.[6] Man mache auch den Aderlass, wenn er nöthig sein sollte. Man achte auch darauf, dass der zu Operirende nicht Kopfschmerz habe, weil sonst Entzündung in den Häuten ⟨des Auges⟩ zu befürchten; oder von Husten geplagt oder mit heftiger Streitsucht und Jähzorn behaftet sei: denn Streitsucht und Jähzorn gehören zu den Umständen, welche das Wiederaufsteigen

---

[3] Aët. a. a. O.: *οἴνου δὲ ἀπέχεσθαι καὶ πάντων τῶν πληρωτικῶν τῆς κεφαλῆς* ...

[4] Aṭius al-Amidī. Nicht in VII, c. 53, vom Star, wohl aber im c. 99, von den Augen-Salben, finden sich ähnliche Recepte.

[5] Vgl. Fanaqdis im Arznei-Register.

[6] Auch die Griechen übten eine gewisse Vorbereitung vor der Star-Operation. Vgl. Cels., VII, 7, 13; Gesch. d. Augenheilk. im Alterth., S. 283.

des Stars begünstigen. Auch meide ⟨der Kranke vor der Operation⟩ den Wein und den Coïtus.

Ferner ist es nicht erspriesslich, dass die Operation eher angewendet werde, als bis das ⟨Star-⟩Wasser geronnen, und die ⟨ganze Menge⟩ desselben herabgestiegen, die herabsteigen will, und seine Substanz ein wenig eingedickt worden. Das nennt man die Vollendung (Reifung).[7] Dann schadet der Aderlass; und die Speise sei dann nur Erbsensuppe, damit ⟨der Star⟩ an dem Ort, zu welchem hin ihn die Nadel bewegt, im untern Theil des Auges, verbleibe; und zu diesem Behuf wird bisweilen die Operation aufgeschoben.[8]

Wenn nun der Entschluss feststeht, die Operation auszuführen, wird dem Kranken verordnet, mit frischen Fischen sich zu ernähren und mit Speisen, die anfeuchten und den Star eindicken: solche Dinge sollen jetzt gebraucht werden, welche das Uebel des Stars verstärken; danach mache man die Operation ⟨sofort⟩.

Ist nämlich am Ende ⟨der Vorbereitung⟩ der Star sehr dünn oder sehr dick, so folgt er nicht der Kur mit dem Instrument.

Steht nun der Entschluss fest, zu operiren[9], so befehle man

[7] Ueber die Reifung (maturatio bei Celsus, ὑποχύματα μετρίως πεπηγότα bei Paul. nach Galen) vgl. Gesch. d. Augenheilk. im Alterth., S. 288.

[8] Genau so, wie es in unsrem arabischen Text steht, hat Bellunensis es am Rande corrigirt. Ueber die Worte besteht kein Zweifel. Der Sinn ist seltsam. — Der gewöhnliche lateinische Text ist sinnlos.

[9] Wie in der gesammten Heilkunde, so auch besonders in der Technik der Star-Operation waren die Araber ebenso von den Indern wie von den Griechen abhängig. Leider lässt dieses Verhältniss sich nur annähernd ermitteln, da die Beschreibungen der Star-Operation bei den Alten zu ungenau sind. Kaum vermag man Sicherheit über die wichtigsten Fragen zu gewinnen: 1) Wo war der Einstichspunkt? 2) Wurde die Nadel hinter oder vor der Iris vorgeschoben? 3) Wie war die Beschaffenheit der Nadel? 4) Wurden ein oder zwei Instrumente verwendet? I. Die Beschreibung des Suçruta ist unverständlich, die Star-Operation bei Vāgbhaṭa (um 800 n. Chr.) ist ein Lederhaut-Stich hinter der Regenbogenhaut. Die modernen Starstecher in Hindostan stechen mit einer Lanzette etwa 2''' nach aussen-unten vom Hornhautrande in die Lederhaut und führen eine stumpfe Nadel in den Glaskörper, mit welcher sie die Linse niederlegen. Gelegentlich ist der Einstich näher zur Hornhaut, — ausnahmsweise auch in der Hornhaut selbst, so dass die Nadel vor der Iris eingeführt wird. II. Die Alexandriner haben, so

dem Kranken, dass er nach dem ⟨dem zu operirenden Auge⟩ zugehörigen Thränenwinkel hinblicke und nach der Nase zu und in dieser ⟨Blick-⟩Richtung verharre. Er befinde sich nicht gegenüber dem Fenster oder an einem sehr grell beleuchteten Ort. Darauf nehme ⟨der Künstler⟩ die Operation vor und durchbohre mit dem Stecher (minqaba oder mitqaba), d. h. mit der Star-Nadel (mïqdaḥa), und gehe vor zwischen den beiden Häuten, bis dass sie gegenüber ist dem Loch (ṯuqba). Hier

---

weit wir aus der mangelhaften Beschreibung von Celsus urtheilen, eine runde, dünne Nadel schläfenwärts, etwas vor dem Aequator des Auges, in den Glaskörper gestochen, dieselbe gegen den Star gerichtet und den letzteren niedergelegt. III. Die späteren Griechen haben, nach der Beschreibung des Paulos, schläfenwärts vom Hornhautrand die Breite eines Sondenknopfes abgemessen, (bei uns misst dieselbe 2 mm,) hier mit dem stumpfen Knopf-Ende der Starnadel den Einstichspunkt markirt und die Spitze der an ihrem vorderen Endstück abgerundeten Nadel kräftig eingestossen, — um die Iris-Breite; dann die wegen der Durchsichtigkeit der Hornhaut deutlich sichtbare Nadel zum Scheitel des Stars geführt und den letzteren in die Tiefe versenkt. — Obwohl es nicht ausdrücklich gesagt wird, unterliegt es für mich kaum einem Zweifel, dass die Nadel in die Vorderkammer eingeführt wurde. Wer diese Aenderung eingeführt hat, wissen wir nicht; wohl aber, warum. Nachdem in der Zeit zwischen den älteren Alexandrinern und Galen (schon mindestens zur Zeit des Celsus) die Meinung aufgekommen, die Krystall-Linse sei das Hauptwerkzeug des Sehens, durfte man nicht mehr am Aequator einstechen und durch die Linse hindurch zu dem in der Pupille angenommenen Star vordringen; man musste vor dem Krystall Galen's „weiten Raum" zur Niederlegung des Stars benutzen, obwohl ja die Operation bei dem vorderen Einstich schwieriger geworden. IV. Die Araber haben, wenn man die Urtexte genau prüft, nur wenig von Paulos sich entfernt, abgesehen davon, dass gelegentlich von zwei Instrumenten die Rede ist. Ibn Sina giebt den Einstichspunkt nicht an; der letztere muss aber nahe dem Hornhautrand liegen, da die Nadel zwischen den beiden Häuten, d. h. zwischen Hornhaut und Regenbogenhaut, eindringt. Die miqdaḥa ist die arabische Nadel mit pfeilförmiger Spitze, die mihatt ist das *παρακεντητήριον* des Paulos mit abgerundeter Spitze und mit einem stumpfen, sondenförmigen Ende (Iqlid, *κλειδίον*), das allerdings bei den Arabern vielleicht etwas länger und dünner geworden sein kann. Die Operation wird häufiger mit einer Nadel (miqdaḥa) aus- und zu Ende geführt; von Einigen aber (recht unpraktisch!) nach dem Stich erst eine stumpfe Nadel vorgeschoben, dann die runde, spitze Nadel (mihatt) eingeführt, — eine dreieckige würde dann gewiss nicht mehr leicht vorgeschoben werden können! — und der Star niedergelegt. (Vgl. unser Register II unter miqdaḥ.)

findet er wie einen Raum und Höhlung.[10] — Alsdann giebt es von den Künstlern einige, welche die Star-Nadel (miqdaḥa) herausziehen und hierin einführen den Schwanz der Nadel (mihatt), und das ist der Iqlid, bis er zum Loche gelangt, damit er für das spitze Ende der Nadel (mihatt) einen Durchgang vorbereite und den Kranken an Geduld gewöhne. — Darauf führt man die Nadel (mihatt) bis zu der abgegrenzten Grenze und überhöhe[11] damit den Star und höre nicht auf, ihn herunterzudrücken, bis das Auge klar ist und man den Star hinter der Hornhaut nach unten herabgedrückt hat.

Danach hafte die Nadel an ihrem Orte eine genügende Zeit, damit der Star an jener Stelle verbleibe. Hierauf werde die Nadel von dort entfernt, und ⟨der Arzt⟩ sehe zu, ob ⟨der Star⟩ wieder aufsteigt.[12] Wenn er wieder aufsteigt, wiederhole man die Behandlung, bis man Sicherheit hat.

Falls der Star nicht folgte, nach der Seite hin, wo man ihn hinabführen und gelangen lassen will, sondern nach einer andern Seite hin ⟨geht⟩; dann treibe ihn nach der Seite hin, nach welcher er sich neigt, und sperre ihn dort ein.

Wenn du nun siehst, dass er wieder aufsteigt in den Tagen, in welchen du die ⟨Nach-⟩Behandlung leitest, dann wiederhole die Nadel⟨-Operation⟩ in der nämlichen ⟨Eingangs-⟩Oeffnung. Denn diese bleibt ⟨zunächst⟩ und verwächst nicht fest.

Wenn Blut zu der Oeffnung fliesst, so muss man es ebenfalls herabsteigen und nicht drin bleiben und gerinnen lassen; denn sonst ist Heilung unmöglich.

Sowie du die Operation vollendet hast, lege auf das Auge Eidotter, zusammengerührt mit Veilchen-Oel, in Baumwolle.[13]

---

[10] Paul., a. a. O.: *ἄχρι κενεμβατήσεως.* Cels., VII, vii, 14: Neque timide demittenda est ⟨acus⟩ quia inani loco excipitur. Galen, vom Nutzen d. Th., X, c. 4: *διὰ πολλῆς εὐρυχωρίας.*

[11] Paul., a. a. O.: *ἄνωθεν οὖν κατὰ κορυφὴν τοῦ ὑποχύματος τὸ παρακεντητήριον ἄγοντες.* In der Venet. suspendit, am Rande deprimit. Die ganze Operations-Beschreibung ist in dem lat. Text absolut unverständlich.

[12] Paul., a. a. O.: *καὶ εἰ μὲν εὐθὺς κατενεχθείη, ἐπιμένομεν ἠρεμοῦντες ὀλίγον· εἰ δὲ ἀναπλεύσῃ, πάλιν αὐτὸ κατάγομεν.*

[13] Paul., a. a. O.: *ἐπιθέντες ἔξω ἔριον λεκίθῳ ὠοῦ σὺν ῥοδίνῳ δευθὲν ἐπιδήσομεν.* Der Grieche nimmt Wolle, der Araber Baumwolle, die er zur Verfügung hat und die besser, weil weicher, ist.

Es muss auch das gesunde Auge mit verbunden werden[14], damit es sich nicht bewege, und das kranke ihm folge.

Lass den Operirten auf dem Rücken schlafen, drei Tage lang, im Dunklen.[15] Bisweilen sind häufige Wiederholungen dieses Pflaster-Verbandes nothwendig und Bewahrung dieser Lage und der Rückenlagerung, für eine Woche: namentlich, wenn Entzündung erfolgt[16], oder Kopfschmerz, oder etwas andres ⟨der Art⟩. Entzündung macht jedoch Lösung des festen Verbandes nothwendig und Lockerung desselben.

Im Ganzen ist es am besten, wenn der Kranke seine Lagerung beibehält, bis der Schmerz aufhört, und wenn der Verband nur alle 3 Tage gelöst, und die Arznei erneuert wird. Es ist auch nöthig, zur Zeit dieser Lösung eine Bähung zu machen, mit Rosen-, Weiden-, oder Kürbiss-Wasser oder dem des Hirtenstäbchens und dgl.

Einige Leute haben abweichende Methoden in der Ausführung der Star-Operation: einige lösen ab, nämlich den unteren Theil der Hornhaut, und ziehen von ihm den Star aus.[17] Hierbei liegt das ⟨folgende⟩ Bedenken vor, dass mit dem Star, wenn er dick ist, auch die eiweissartige Feuchtigkeit austrete.

Einundzwanzigstes Kapitel.

Von der Vernichtung der Sehkraft.

Die Vernichtung der Sehkraft entsteht zuweilen aus den Ursachen, welche die der Sehschwäche sind, wenn sie nämlich überhand nehmen.[1] Darüber vergleiche die betreffende Stelle. ⟨Kap. 1.⟩ Aber wir wollen hier noch einmal davon sprechen

---

[14] Paul., a. a. O.: *συνεπιδέοντες καὶ τὸν ὑγιῆ ⟨ὀφθαλμὸν⟩ διὰ τὸ μὴ συγκινεῖσθαι.*

[15] Paul., a. a. O.: *καὶ κατακλίναντες ἐν οἰκίσκῳ κατωγείῳ τὸν κάμνοντα.*

[16] Paul.: *εἰ δὲ φλεγμονή τις κατεπείγοι, καὶ πρὸ τῆς ἑβδόμης λύσαντες . . .*

[17] Galen, System der Heilkunst, XIV, c. 13 (B. X, S. 986 flg.): *ἔνιοι καὶ ταῦτα ⟨τὰ ὑποχύματα⟩ κενοῦν ἐπεχείρησαν.* Vgl. Gesch. d. Augenheilk. im Alterth., S. 330.

K. 21. [1] Aus dem griechischen Kanon (Demosth. und Galen), bei Aët., c. 50: *τῆς μὲν οὖν κατὰ βραχὺ ἀμαυρώσεως αἰτίαι πλείους εἰσὶν αἱ ἐπὶ τῆς ἀμβλυωπίας προειρημέναι.*

und nur das übergehen, was auf den Zusammenhang mit dem Hirn und mit den andren Theilen sich bezieht, weil man dies dort schon verstanden hat.

So wisse, die Vernichtung der Sehkraft kann entweder eintreten, während die sichtbaren Theile in ihrer Substanz unversehrt geblieben[2]; oder sie kann auch eintreten, nachdem jenen eine Schädigung zugestossen ist, die sie ausgräbt oder ausfliessen macht, und dgl. Jetzt aber reden wir von der ersten Art. Wenn nämlich die sichtbaren Theile des Auges unversehrt sind, jedoch ihnen eine Schädigung zugestossen ist von einer andren Seite her, die den gewöhnlichen Menschen und dem Volk nicht offenkundig ist; dann ⟨sind zwei Fälle möglich⟩, entweder wird das ⟨Seh-⟩Loch im Zustande der Gesundheit sich befinden oder nicht so sich befinden.

Wenn nun das ⟨Seh-⟩Loch normal ist, dann wird entweder dort eine starige Verstopfung bestehen, oder die Verstopfung wird nicht dort sitzen, sondern vielmehr im hohlen ⟨Seh-⟩ Nerven: sei es, dass etwas in seinen Kanal eingedrungen ist, oder wegen einer Verschliessung des letzteren, die erfolgt aus Vertrocknung oder Erweichung oder Entzündung in seinen Muskeln; sei es, dass diese in sich selbst zusammengepresst sind, sei es, dass ⟨der Nerv selber⟩ einer Zusammenpressung nachgiebt, die dem Vorderhirn zustösst, wie wir das schon früher auseinander gesetzt. Oder es befällt ihn eine Zerreissung. Oder dem Krystall kann eine Lage-Verschiebung[3] zustossen, aus seinem Platze gegenüber der Pupille; oder eine Verderbniss seiner Mischung[4], so dass er nicht mehr geeignet ist zum Seh-Organ. Meist geschieht das letztere wegen der über ihn vor-

---

[2] Das ist die berühmte Definition der Amaurose in dem griechischen Kanon. (S. Gesch. d. Augenheilk. im Alterth., § 48 u. § 245.) So heisst es bei Aët., c. 50 (nach Demosth. u. Galen): *Ἀμαύρωσίς ἐστιν ὁ παντελὴς ὡς ἐπὶ τὸ πολὺ παρεμποδισμὸς τοῦ ὁρᾶν χωρὶς φανεροῦ πάθους περὶ τὸν ὀφθαλμόν.* Ebenso Paul., III, c. 22, § 38; Oreib., V, 454; Theoph. Nonn., I, 254; Ioann. Akt., II, 448. Vgl. noch Galen, XVI, 611 u. XIV, 776.

[3] Galen, von den Urs. d. Sympt., I, c. 2 (B. VII, S. 87): *μετάστασις τοῦ κρυσταλλοειδοῦς.*

[4] Galen, a. a. O. S. 87: *τὰ τοῦ κρυσταλλοειδοῦς νοσήματα κατὰ τὰς ὀκτὼ δυσκρασίας ἐστί . . .*

herrschenden Feuchtigkeit; oder auch wegen vorherrschender Trockenheit, wodurch er in sich zusammenschrumpft und sich runzelt. Glaucoma heisst diese letztere Krankheit; es giebt kein Mittel gegen dieselbe[5]; ihrethalben wird das Auge runzlig und verfärbt. Oder ⟨im zweiten Fall⟩ wird das ⟨Seh-⟩Loch verändert sein; dann hat die Erweiterung darin schon den höchsten Grad erreicht, oder die Verengerung ist bis zur Verschliessung gediehen.

Zweiundzwanzigstes Kapitel.

Von den Zeichen.

Die Zeichen des Stars und der ⟨Pupillen-⟩Erweiterung und der Verengerung u. dergl. sind bereits ⟨jedes⟩ in seinem Kapitel angegeben.

Die Thatsache der Zerstörung des hohlen ⟨Seh-⟩Nerven ist ja leicht zu erfassen aus dem Zeichen, das im Kapitel über den Star ⟨Kap. 19⟩ angegeben worden. Aber die Unterscheidung des ⟨in dem Nerven⟩ vorliegenden Zustands ist schwierig, und wird überhaupt kaum erkannt.[1]

Besteht dabei Pulsation und Röthe, so nimm an, dass in dem Nerven eine heisse Entzündung (Abscess) vorliegt. Besteht dabei aber Schwere mit wenig Wärme; so nimm an, dass dort eine kalte Entzündung vorliegt. Wenn die Schwere sehr ausgeprägt, und das Auge sehr feucht ist; so muss auch die betreffende Materie sehr feucht sein. Ist das Auge dabei trocken, dann ist die Materie schwarzgallig. Wenn ein Schlag auf den

---

[5] Obwohl Ibn Sina den mit Stockblindheit verbundenen Star oben (Kap. 19) ganz richtig bezeichnet hat, konnte er sich doch nicht entschliessen, das Glaucoma der spät-griechischen Lehre, welches eigentlich demselben Begriff entspricht, ganz fallen zu lassen; doch scheint er damit hauptsächlich die Schrumpfung des Augapfels zu bezeichnen, welche bei den Griechen *ἀτροφία* hiess. Vgl. Paul., III, c. 22, § 36 u. 37: *Γλαύκωμα καὶ ὑπόχυμα οἱ μὲν ἀρχαῖοι ἕν τι ἡγοῦντο εἶναι, οἱ δὲ ὕστερον τὰ μὲν γλαυκώματα τοῦ κρυσταλλοειδοῦς πάθη ἐνόμιζον ὑπὸ ξηρότητος μεταβαλλομένου ἐπὶ τὸ γλαυκόν . . . Ἔστι δὲ πάντα τὰ γλαυκώματα ἀνίατα.* Aehnlich Galen, B. III, S. 788.

[1] Eine feine Bemerkung, die bis zur Mitte des vorigen Jahrhunderts volkommene Geltung hat, aber eine gewisse Bedeutung noch heute besitzt.

Kopf erfolgte, oder ein Sturz, mit der Wirkung, dass zuerst das Auge heraustritt, später aber Zurücksinken desselben erfolgt, und Zerstörung der Sehkraft; dann nimm an, dass der ⟨Seh-⟩ Nerv des Auges bereits zerrissen sei.[2]

Dreiundzwanzigstes Kapitel.

Von der Lichtscheu.[1]

Diese gehört zu denjenigen Symptomen, welche eine Erhitzung des Sehgeistes anzeigen und ein Auflodern und eine Verflüchtigung desselben. Und vielfach zeigt sie Hirn-Entzündung an, — ausser in dem Falle, wo sie auf Lidrand-Krätze beruht. Ihre Behandlung kennst du bereits.

Vierundzwanzigstes Kapitel.

Ueber die Schnee-Blendung.[1]

Bisweilen erfolgt es aus dem überwältigenden Licht und der überwältigenden Weiss-Farbe[2], wenn der Blick im Schnee verharrt, dass der Kranke nur gar wenig sieht, und nur in der Nähe sieht, nicht aber in die Ferne, wegen der Schwächung des Sehgeistes. Und, wenn er Farben anblickt, kommt es ihm vor, dass Weiss darüber liegt.

---

[2] Galen, vom Nutzen der Theile, X, c. 8: *εἰ δ' ἐπὶ πληγῇ σφοδρᾷ συμβαίη προπετῆ γενέσθαι τὸν ὀφθαλμὸν, εἰ μὲν ἔτι βλέποι, ὁ μῦς αὐτὸς μόνος, εἰ δὲ μηκέτι, καὶ τὸ νεῦρον ἀπέρρωγεν.*

K. 23. [1] Wörtlich „von der Abneigung des Auges gegen die ⟨Licht-⟩ Strahlen.“ Vgl. Hippokr., Prognostik, c. 2 (Littré's Ausg., II, 114): *Ἢν γὰρ τὴν αὐγὴν φεύγωσι, . . . ταῦτα πάντα κακά.*

K. 24. [1] Galen, vom Nutzen der Theile, X, c. 7: *τοὺς μὲν δὴ διὰ πολλῆς χιόνος ὁδοιπορήσαντας στρατιώτας τοὺς τοῦ Ξενοφῶντος, εἰς ὅσον ἐβλάβησαν ⟨τὰς ὄψεις⟩, ἴσως ἀγνοεῖς.*

[2] Galen, B. VII, S. 118: *ὀδυνηρότατον ⟨τοῖς ὀφθαλμοῖς⟩ τό τε λαμπρὸν ἅμα καὶ λευκόν.*

Fünfundzwanzigstes Kapitel.

Behandlung.

Es werde vorgeschrieben, dass der Kranke lange auf grüne[1] und himmelblaue[2] Farben blicke, und schwarze vor sein Auge hänge. Wenn mit der Schädigung des Schnee's seitens der weissen Farbe diejenige seitens der Kälte vereinigt ist, so werde in's Auge Wasser geträufelt, in welchem Weizenkleie gekocht ist, und zwar lau, damit es nicht schade. Auch wird Abends eingerieben mit Honig und Knoblauch-Saft.[3] Zuweilen lässt man das Auge öffnen über dem Dunst von Dattel-Wein, der über einen erhitzten Mühlstein geträufelt ward. Oder man bähe das Auge mit starkem Wein, oder neige es über den Dampf von Wasser, in dem lösende verdünnende Kräuter gekocht sind, nämlich die bekannten, wie Ysop, Königskrone, Kamillen u. dergl.

---

[1] Aristot., Problem., XXXI, c. 9: *Διὰ τί τῇ ὄψει πρὸς μὲν τὰ ἄλλα ἀτενίζοντες χεῖρον διατιθέμεθα, πρὸς δὲ τὰ χλωρὰ καὶ ποώδη . . . βέλτιον;*

[2] Galen, VII, S. 118: *τοῖς ὀφθαλμοῖς ἥδιστον θέαμα τὸ κυανοῦν.*

[3] Oreibas., Hausmittel, IV, c. 21 (B. V, S. 712): *Πρὸς τὰς ἐκ χιόνος ὀφθαλμίας. Πυρῆνα μήλης καθέντες εἰς σκόροδον ὡς χρωσθῆναι, τῷ χυλῷ ἐγχρίομεν.*

I.

Register der anatomischen und pathologischen Namen.

Vorbemerkungen:

I. Die Zahlen ohne Namen eines Verfassers beziehen sich auf unsren Theil des Kanon, z. B. II, 28 = Kanon l. III, fan III, tract. II, c. 28. K = Kanon.

II. Die aus dem Griechischen übernommenen Namen sind in *Schrägdruck.*

III. Griechische Worte im arabischen Munde erfahren die folgenden Lautverschiebungen:

1. Doppel-Consonanten oder doppelte Consonanten im Anfang des Wortes bekommen einen Anlaut oder Zwischenlaut: staltikon wird zu istaltiqon; psorikon wird zu fasariqon.

2. Eine Umstellung zweier benachbarter Consonanten kommt gelegentlich vor: astir wird zu astri.

3. Das griechische π, das im Arabischen nicht vorkommt, wird zu b vor a, o, u; hingegen zu f vor e und i sowie vor Consonanten: Paulos wird zu Baulus; opion wird zu afiun; apsinthion wird zu afsantin. Doch bemerke: fankritis = panchrestos.

Bei einigen Worten ist der griechische Ursprung ganz klar, z. B. kiruti = κερωτή. Bei andren ist Entlehnung des griechischen Worts aus asiat. Sprachen wahrscheinlicher, z. B. ῥητίνη aus rātinaǵ. Bei noch andren ist die griechische Umformung eines semitischen Wortes wieder in das Arabische übernommen worden, vgl. ḫalbani.

Aǵfān, die Lider.

aḫīlūs = ἀγχίλωψ, Thränensackgeschwulst, rein arabisch ġarb.

aḥwāl (arabisch Plural!) = διάθεσις, dispositio, Zustand, Krankheitszustand.

ʿain, Auge. Seine Hauptteile sind:
- multaḥim, Bindehaut,
- qarnīja, Hornhaut,
- ʿinabīja, Traubenhaut (Regenbogenhaut),
- ḥadaqa, Pupille,
- mašimīja, Aderhaut,
- šabakīja, Netzhaut,
- baiḍīja, eiweissartige ⟨Feuchtigkeit⟩,
- ǵalidīja, krystall-artige,
- zuǵāǵīja, glasartige,
- al-muǵawwafa, der hohle ⟨Seh-⟩ Nerv,
- aǵfān, die Lider.

alḫāfī = ἀχλύς, Nebel, oberflächliches Hornhautgeschwür. (Al ist hier nicht der arabische Artikel.)

amuriasfis = μυδρίασις, Pupillen-Erweiterung. Man könnte das arabische Fremdwort wohl von ἀμαύρωσις, Blindheit, herleiten, zumal mit Rücksicht auf Def. med. (Galen X, 14, 435): *Μυδρίασίς ἐστιν ἀμαύρωσις.*

ʿašā, νυκτάλωψ, Nachtblindheit.

aš-šaʿr az-zāid, die hinzugefügten (falschen) Wimpern, τρίχωσις, τριχίασις.

Bajāḍ, das weisse, λεύκωμα, der Weissfleck der Hornhaut.

barada, Hagelkorn, χαλάζιον, grando.

baṯr, pl. buṯūr, φλυκτίς, pusula, Pustel.

Ḍam'a, ῥυάς, das Thränen.

ḍatra = el áin el arnabija, Hasen-Auge, Λαγώφθαλμος. (Unfähigkeit, die Lider vollständig zu schliessen.) Vgl. šitra.

ḍīq, μείωσις <κόρης>, <Pupillen->Verengerung.

Franitis = φρενῖτις, Hirn-Entzündung, II, c. 28 u. IV, c. 23. (Im arab. Text steht qranitis, wohl ein Schreibfehler, q für f. Es giebt kein griechisches Wort kranitis. In der lat. Uebersetzung steht karabitus?)

Ǵahar, Tagblindheit (ἡμεράλωψ).

ǵalidīja, al-ǵ., der gefrorene = κρυσταλλοειδὲς ὑγρόν, Krystall-Feuchtigkeit, Krystall-Linse.

ǵamām, Wolke, νεφέλιον, wolkiger Fleck der Hornhaut.

ǵarab, Krätze, ψωρίασις, ψωροφθαλμία.

ǵarb, αἰγίλωψ, Thränengeschwulst. Vgl. nāṣūr.

ǵasā al-aǵfān, Härte der Lider, σκληροφθαλμία.

ǵaur al-áin, das Einsinken des Auges (Enophthalmus der heutigen Aerzte). Es bildet den Gegensatz zu ǵuḥūz.

ǵilaz al-aǵfān, Verdickung der Augenlider.

glaucoma = γλαύκωμα, Vertrocknung des Krystalls mit Erblindung. IV, c. 21.

ǵuḥūz, Glotzäugigkeit, ἐκπιεσμός der Griechen, Exophthalmus der neueren Aerzte. Es bildet den Gegensatz zu ǵaur al-áin.

Ḥabb, Korn, = λῆμαι, gramiae, Schuppen und Krusten, Absonderung am Auge.

ḥadaqa, Pupille.

ḥaǵama, schröpfen.

ḫajālāt, φαντάσματα, Gesichts-Erscheinungen.

ḥawal, στραβισμός, das Schielen.

Hīmusis = χήμωσις (starke, entzündliche Bindehautschwellung, so dass das Auge kaum geschlossen werden kann,) rein arabisch al-wardinaǵ.

Jaraqān, ἴκτερος, Gelbsucht.

iǵǵāna est vas rotundum et locus apud extremitatam oculi (palpebrae!). Arab. nom. antiqua expositio, in der lat. Ausg. d. Kanon. Also Lidrand, ταρσός. Aggâna aramäisch, Plur. aganâti im Assyrischen bereits im 9. Jahrh. v. Chr. nachweisbar. Das Wort war den Arabern nicht sehr geläufig. Vgl. Tr. III, c. 32: „der iǵǵana genannte Ort, und das ist der Lid-Rand.

iltiṣāq al-ašfār, Verwachsung der Lidränder, σύμφυσις βλεφάρων.

iltiṣāq al-ǵafanain inda'l-mu'q, Verwachsung der Lidränder am Thränenwinkel.

'inabi, beerenartig, traubenartig, σταφύλωμα.

'inabīja, Traubenhaut, Beerenhaut, ῥαγοειδής, uvea.

inqilāb al-ǵafan, Umstülpung des Augenlids.

insān al-'ain, der Mensch im Auge = κόρη, γλήνη, εἴδωλον, das in der Pupille des betrachteten Menschen sichtbare Bild des Beschauers.

intifāḫ, ἐμφύσημα, Aufblähung <der Lider>.

intišār, Erweiterung <der Pupille>, μυδρίασις, IV, c. 12. Wie den heutigen Aerzten miosis (= μείωσις κόρης) für Pupillen-Verengerung, so genügt dem Araber intišār für Pupillen-Erweiterung.

jubūsat al-'ain, Trockenheit der Augen, ξηροφθαλμία.

Kaḥḥāl, Augenarzt, wörtlich στιμμίζων, der Schminker, von kuḥl, Augenpulver, Lidschminke.

Kranites s. Franites.

Laqṭ, das Zusammenlesen, aber II, c. 21 die Arterien-Zerschneidung. Nur zu erklären aus ἀγγειολογία, wörtl. <Blutgefäss->Auswahl, thatsächlich <Blutgefäss->Zerschneidung. Paul., VI, c. 5, <Pseudo-> Galen, XIV, S. 784.

litarges = ληθαργία, Schlafsucht.

Ma'q (Plur. mu'q), das Thränenwärzchen, caruncula.

māsika f'il asl, Augenhöhle.
mašīmī, nachgeburt-artig, χοριοειδὴς χιτών, Aderhaut.
mismārī, nagelförmig, = ἧλος, Nagel, vernarbtes Staphylom.
multaḥim, sich vereinigend, conjunctiva = ἐπιπεφυκώς, Bindehaut.

Nāṣūr, σῦριγξ, fistula, Fistel (Hohlgeschwür).
nimasun, Krätze ⟨der Lider⟩, Trachoma.
nuffāḫi, blasenartig, vertritt das griechische μῆλον, Apfel, grosses Staphylom.
nuqra, Höhlung, Nacken.
nuzūl al-mā', das Herabsteigen des Wassers, ὑπόχυσις, Star.

Qal qaṭāna, ὄνυξ, unguis, Nagel-Geschwür der Hornhaut.
qaml, Läuse ⟨der Lider⟩, φθειρίασις.
qarnija, die hornige, κερατοειδής, Hornhaut: von dem Uebersetzer des Kanon mit cornea wiedergegeben, was sich seitdem eingebürgert hat. Vielleicht hat Gerard von der Klang-Aehnlichkeit sich leiten lassen; doch hat arab. qarn mit lat. cornu nichts zu schaffen.
qatām, Hornhaut-Geschwür, ἀχλύς. Vgl. alḫāfī.
qīfāl, bei den Uebersetzern des K. vena cephalica: ein Name, der seitdem in der Anatomie heimisch blieb, sogar in der Nomenclatur der anat. Gesellsch. (His, Leipzig 1895). — Man hielt den Namen für griechisch: κεφαλικὴ φλέψ, ramus sup. venae axillaris, quia in capitis affectibus secari solet. (Castelli, lex. med. 1686, 1713, 1746, Blancardi, l. m., 1832.) Allerdings hiess sie bei den Griechen ὠμιαία oder ἐπωμιαία (Galen, B. II, S. 378 u. 792, Aët., S. 18). Dies wusste schon Gorraeus (Def. med. 1578, S. 520). Hyrtl (Onomat. anatom. S. 520) hat es wieder betont; aber dass al-qīfāl ein arabisches Wort sei, hat er nur behauptet, nicht beweisen können. Vielleicht ist es doch aus κεφαλικὴ späterer uns unbekannter Schriftsteller hervorgegangen. Ibn Sina hat mehr griechische Fremdworte aufgenommen, als Hyrtl ahnt. Vgl. basilica, saphena.

Ramad, ὀφθαλμία, lippitudo, Augen-Entzündung, besonders Bindehaut-Entzündung.
rifāda, Verband.

Sabal, pannus, Hornhaut-Fell. Das Hauptwort sabal bedeutet zunächst Regen, Thränen, Aehre u. a., „eine Augenkrankheit, in der man alles rauchig sieht". Das zugehörige Zeitwort bedeutet herunterfliessen ⟨lassen⟩, z. B. Regen, Thränen, ein langes Kleid. Wie ist die Bedeutung „Hornhaut-Fell" zu Stande gekommen? Weder die gedruckten Autoritäten (Freitag, Lane, Dozy), noch die lebenden, die wir befragt, geben Auskunft. Vielleicht hilft aber die ärztliche Literatur. In der Augenheilkunde des Ammâr ben Ali al Mušuli († 1020), die lateinisch gedruckt ist als Canamusali de oculis (Venet. 1500), heisst es I, c. 2: Sabel id est cataracta, et quatuor sunt secundum quatuor humores et super istas quatuor sunt adhuc XVIII infirmitates que descendunt ex fumositatibus cataractorum. (Den arabischen Text haben wir aus der Bibliothek des Escurial erbeten, aber leider noch nicht erhalten.) Danach wäre ursprünglich sabal ebenso gut, wie nuzūl al-mā', ein Erguss, ὑπόχυσις. Später trennte man die beiden Begriffe und brauchte sabal für die äussere, auf u. in der Hornhaut befindliche Trübung, nuzūl al-mā' für die innere, hinter der Hornhaut befindliche. (Vgl. auch Kanon III, III, II, c. 20.) Beide sah man nach ihrer Befestigung (Einwurzelung) als geronnene Häutchen an. (Hier liegt ein ähnlicher Process vor, wie bei den Griechen, die nach sicherem Zeugniss zuerst Glaucoma und Hypochysis für dasselbe hielten, später vollständig von einander trennten.) Das arabische Wort sabal (in der Aussprache sebel) erscheint in den französischen Texten nicht blos des Guy von Chauliac (1363), sondern auch des Pierre Franco (1561) und sogar noch des

Maître Jan (1722), ebenso in dem deutschen Text unsres George Bartisch (1583).

Šabakīja, die netzförmige, ἀμφιβληστροειδὴς χιτών. Gerard, der latein. Uebersetzer des Kanon, hat das Wort retina (Netzhaut) gebildet, das noch heute üblich ist. Hyrtl (Onom. anat. S. 453) behauptet, dass 1. rescheth arabisch und hebräisch = retiformis, und 2. Gerard dieses Wort im Kanon gefunden. Das letztere ist unrichtig; das erstere nur theilweise richtig, insofern hebräisch rescheth = rete. Der Ursprung von Hyrtl's Irrthum findet sich in Brunonis Mantissa nomenclat. medic. hexaglottae in Castell. Lex. med. 1682, 1713, 1746.

ṣāfin, al-safen, die Schenkel-Blutader. Hyrtl (Onom. anat. S. 459) bemerkt, dass 1. die Schenkel-Blutader bei den Griechen stets (?) σφυριτὴς φλέψ genannt werde, lateinisch vena ad malleolos; dass 2. das Wort vena saphena zuerst in den latein. Uebersetzungen des Ibn Sina auftaucht und fälschlich von σαφηνής = σαφής, deutlich, abgeleitet werde. Nach Hyrtl bedeutet safen „verborgen". Aehnlich finden wir schon bei Castelli (Lex. med. 1686): Saphena est nomen venae, quae desuper ad partem cruris inferiorem descendit et descendendo occultatur, donec partem super malleolum interiorem attingere incipiat. Marcel Devic (Dict. étym. de tous les mots d'orig. orient., Suppl. zu Littré's Dict. de la l. franç. V, 1892) meint ganz im Gegentheil, dass safin = σαφηνής sein könne, à cause de la situation de ces veines. Dies kann man gelten lassen. Dafür spricht auch Rases (ad Alm. I, c. 5): donec super cavillam interiorem apparere incipiat, et tunc ex ea fit vena, quae saphena vocatur. Die Hauptfrage bleibt immer: Ist ṣāfin ein arabischer Stamm? Dies muss verneint werden. Wir müssen zulassen, dass die Araber einige griechische Fremdworte aufgenommen haben, die in den uns erhaltenen Resten der griechischen Aerzte nicht vorkommen. (Vgl. kifal, baslik.) Vena saphena ist in die anatomische Nomenclatur (der anatom. Gesellsch., herausg. von His, Leipzig 1895) aufgenommen worden, deren Namen „lateinisch und sprachlich correct gebildet sein müssen"! — Galen (Anat. III, c. 12, B. II, S. 406) beschreibt die Schenkel-Vene ganz ausführlich als μεγάλη φλέψ τοῦ σκέλους. Bei Oreibas. (B. II, S. 31) finden wir ταῖς ἐπὶ ἰγνύας τε καὶ σφυρῶν <φλεψί>. Weitere Stellen vermochten wir überhaupt in der griechischen ärztlichen Literatur nicht aufzufinden. Thesaur. l. graec. verweist, wie in ärztl. Dingen immer, auf Gorraeus (Def. med., Francofurti 1578) unter σφυρίτις φλέψ. (Besser wäre wohl σφυρῖτις zu schreiben.) Gorr. führt keine Belegstellen an. Passow hat das Wort gar nicht.

ša'īra, Gerstenkorn, κριθή, hordeolus. Im Arabischen, Griechischen, Lateinischen, Deutschen bedeutet das Wort sowohl ein Korn von Gersten-Getreide als auch eine danach benannte entzündliche Lidgeschwulst.

ṣalba wa-ṣafīqa, σκληρὸς χιτών oder σκληρὰ μῆνιγξ, die harte Haut <des Augapfels>, dura bei den lat. Uebersetzern der Araber, Lederhaut.

ša'r, vgl. aš-šar az-zāid.

saraṭān, Krebs, das Thier und das krankhafte Gewächs, καρκίνος, καρκίνωμα, cancer.

šarnaq, ὑδατίς, Blase, III, c. 25.

šitra, ἐκτρόπιον, Ausstülpung des Lids. Vgl. ḍatra.

sudkanja, schlechte Haltung, καχεξία.

sulāq, πτίλωσις, Lidrand-Entzündung.

Taḥaǵǵur, λιθίασις, Steinbildung.

tahajjuǵ al-aǵfān, Aufblähung der Lider, ἐμφύσημα.

tarachsis = τάραξις, Reizung des Auges, arab. takaddur.

ṭarfa, ὑπόσφαγμα, Blutfleck <im Auge>.

ṯikal al-aǵfān, Schwere d. Augenlider.

tūta, Maulbeere. (Nach innen durchgebrochenes, wucherndes Hagelkorn im Lide, Polyp, Papillom.) Von den Griechen nicht als μόρον, sondern als πλαδαρότης bezeichnet. Wörterbuch d. Augenheilk., S. 58. Vgl. Castelli lex. med. 1688, S. 608.

Wardinağ, χήμωσις, Entzündung der Bindehaut mit starker Schwellung, so dass die Lider kaum geschlossen werden können.

Zafara, πτερύγιον, Flügelfell.

II.

Register der Arzneimittel und Instrumente.

Vorbemerkungen:

I. K. = Kanon. A.M. = Abu Mansur, vgl. Einleitung S. 1, Anm. 2. D. = Dragendorff, die Heilpflanzen, Stuttgart 1898. Die Zahlen bei A.M. und D. bedeuten die Seiten. L. = H. Lewy, die semit. Fremdwörter im Griechischen, Berlin 1895. Li. = Linné.

II. Diejenigen arabischen Worte, welche aus dem Griechischen übernommen worden, sind in *Schrägdruck*.

III. Arznei-Gewichte. (Am Schluss des Kanon findet sich eine Auseinandersetzung über diesen Gegenstand, die aber nicht als sonderlich klar bezeichnet werden kann.)

Ratl, ein Pfund, λίτρα, gleich 12 Unzen oder 360 Gramm.

ūqīja, οὐγγία, uncia, Unze, gleich 30 Gramm.

mitkāl, gleich $1^1/_2$ dirham oder 6 Gramm.

dirham, δραχμή, gleich 4 Gramm. Sie enthält 72 Körner.

dāniq, γράμμα, scrupulus, enthält 4 Kirat oder 16 Körner.

kirat, κεράτιον, Bohne (von Ceratonia siliqua) enthält 4 Körner.

habba, Korn, χαλκοῦς, granum.

Abār, Blei. (Es ist „verbranntes", dunkles Blei, also Blei-Oxyd. A. M. 315). — šijāf al-abār, Blei-Salbe, Blei-Collyr.

afsintin, ἀψίνθιον (Theophr., Dioskur. III, c. 23), Artemisia Absinthium, Absinth, Wermuth. A.M. 146, D. 677.

ahatis, ἀχάτης, Achat-Stein (Theophr., v. d. Steinen, 31: ὁ ἀπὸ τοῦ Ἀχάτου ποταμοῦ τοῦ ἐν Σικελίᾳ, Plin., 37, 54; Galen, XIX, 734, 753. Emplastrum δι' ἀχάτου, Aët., l. 15.)

akākiā, ἀκακία (Dioskur. I, c. 133), Acacia vera (Mimosa nilotica), Akazie. (Persisch asech.)

aliksirin (el-iksir) = ξηρὸν ⟨κολλύριον⟩. Doch bedeutet das Wort bei den Arabern nicht blos Pulver, sondern auch Flüssigkeit.

anzarūt, σαρκοκόλλα (Dioskur., Plin., Galen), ⟨persisches⟩ Gummi, von Penaea Sarcocolla und mucronata (Thymeliac.) oder von Astragalus Sarcocolla. A.M. 342, D. 323, 461. K. II, II, c. 599.

armanî, hağar al-armanî, Armenischer Stein, ähnlich dem Lasur-Stein (A. M. 189), auch von den Malern an seiner Stelle verwendet. (K. II, II, c. 417). Galen, XIX, S. 725: Ἀντὶ Ἀρμενίου μέλαν Ἰνδικόν.

asbāğ (Plur. von sibğ), βάμμα, tinctura, Färbung, Färbemittel.

asech s. akakia.

astrimachun = ἀστὴρ Μάγνου, die Sternsalbe des Magnus, aus Zink-Blume, Galmei, Bleiweiss, Blei, Stärke, Weihrauch, Stern-Erde, Myrrhe, Traganth, Gummi, Wasser. (Paul., VII, S. 282.)

atrigul, Rosen-Oel. A.M. 407.
'ausaǵ, λύκιον, Dornstrauch-Saft, gedeutet auf Lycium afrum u. Rhamnus paliurus oder auf Berberis Lycium. (D. 588 und A.M. 385.)

Babunaǵ, Matricaria Chamomilla, Kamille. A.M. 163.
Badruǵ, Ocimum Basilicum, Basilienkraut. (A.M. 347, K. II, ɪɪ, c. 105. Nach D. 587 entspricht es nicht dem ὤκιμον des Hippokr., Dioskur., Galen.)
banafsaǵ, ἴον, viola, Viola odorata, Veilchen. (A.M. 168, D. 449.)
banǵi, bauǵ, ὑοσκύαμος der Griechen, altercum des Scribon. Larg., Bilsenkraut. (A.M. 167, D. 569.)
baqlat al-ḥamqā, baqla el-hanicha, ἀνδράχνη des Hippokr., Dioskur., Galen, portulaca des Scribon. Larg., Portulaca oleracea, Portulak. A.M. 159, D. 205, K. II, ɪɪ, c. 542.
bāsilīkun (el-meliki) = βασιλικόν. (Est emplastrum quod et τετραφάρμακον dicitur a Galeno, Aëtio et Paulo; constat ex cera, resina colophon., pice, sevo taurino. Gorraei def. med., Francofurti a. M. 1578.)
baṭek, biṭṭīḫ, σίκυος πέπων und πέπων des Hippokr. und Galen, pepo und melo des Apic., Citrullus vulgaris und Cucumis melo, die Melone. A.M. 158, D. 650.
butm, Pistacia Terebinthus L., Terebinthe. (Aramäisch.)
bunduq, Corylus avellana, Haselnuss. A.M. 157, D. 168. (Aus Ποντικόν durch das aramäische punduq.)
buraq ist sowohl Armenischer Salpeter (auch künstlicher), als auch ägyptisches Natron, als auch gelegentlich Borax. Natürlich ist der letztgenannte Name von dem arabischen buraq abgeleitet. A.M. 316.
bussaḏ, Korallen. A.M. 166.

Dam-al-aḫawain, wörtlich Blut der beiden Brüder, bedeutet das als Drachenblut bekannte Harz von Daemonorops Draco (Calamus Draco). D. 96.
Dinarchun, ein Collyr, das häufig im K. genannt wird, aber schwer zu deuten ist. Es läge nahe, an διὰ νάρδου zu denken, wenn dies nicht gewöhnlich νάρδινον genannt würde. Ein Arzt Dinarchus ist nicht bekannt, auch nicht in Fabricii Bibliotheca gracca (I, S. 936), wo sämmtliche Schriftsteller dieses Namens erwähnt werden.

Fanaqdis, Körner von der Insel F., IV, c. 20. Quittenkerne? Fanaqdis = Παναχρίς, kretensisch. Vielleicht hat aber Ibn Sina etwas andres gemeint.
fanqritis = πάγχρηστος, eine Augensalbe, vgl. Gal. XII, S. 735.
filfil s. fulful.
filzahraǵ, Succus Lycii Indici, Kreuzdorn-Saft. A. M. 240. Vgl. huḏuḏ. Nach D. 588 bleibt bei f. zu fragen, was Lycium und was Rhamnus bedeutet.
frasijun = πράσιον Hipp., Diosk.; marrubium Plin.; Marrubium vulgare, Andorn. A. M. 387, K. II, ɪɪ, c. 561.
fūfal, Areca Catechu, Palmen-Catechu, A. M. 240.
fulful oder filfil, Pfeffer. A.M 239. Die Araber unterscheiden, wie schon Diosk., weissen u. schwarzen und langen Pfeffer. Von Piper nigrum Li. liefern die unreifen Früchte den schwarzen, die reifen den weissen; der lange ist der unreife Fruchtstand von Piper Chaba, Chavica offic. u. A. (D. 154.) — Das Wort entstammt aus dem Sanskrit (pippalī). Griech. πέπερι, lat. piper; von letzterem kommt das althochdeutsche pfëffar.

Ǵand bidastar, καστόριον, castoreum, Bibergeil. (A.M. 180.)

Ḥabb, Korn, Kern u. dergl. ḥabb von der Insel Fanaqdis, s. Fanaqdis.
ḥabb al-hulba bedeutet die Frucht von τῆλις, foenum Graecum, Trigonella foenum graecum, Bockshorn-Klee. D. 318.
hadaḍ s. huḏuḏ.
ḫalbani s. qinna.
halilši oder ihlīlaǵ, Terminalia Chebula (Myrobalanus Ch.), Myrobalane. A. M. 145, D. 479. — Die Mirabellen stammen von Prunus Armen., brig.
ḫamalāūn = χαμαιλέων.

hamāma, ἄμωμον des Galen und Scribon, Dionysia diapensiaefol. (Primulac.), D. 512; hingegen nach A. M. 362 Cissus vitiginea (Ampelid.), weinrebenartige Klimme. — Nach Lagarde ein semit. Wort, L. 37.

ḥanzal, κολοκύνθη ἀγρίη Hippokr., cucurbitula agrestis der Römer, Cucumis colocynthis Li., Citrullus Colocynthis Schrad., Coloquinthe. A. M. 200, D. 649.

ḥasak, τρίβολος χερσαῖος, Dioskur., IV, c. 15, Tribulus terrestris Li., Burzeldorn, Erdstachelnuss. A. M. 370, D. 344.

ḫilāf, Salix, Weide. (A. M. 195, 369; D. 163.) Aber auch Salvia officin., Salbei. (D. 576.)

hiltīt, entweder Gummi des Liebes-Stöckel (Levisticum) oder Assa foetida. (A. M. 336, D. 496.)

hindabā, Cichorium Endivia, Endivie; aber auch Cichorium Intybus, Wegwart, Cichorie, σερίς, Galen. (D. 694, A. M. 282, 404.)

hindī. Das indische Salz ist zwar nach Paul. Zucker (γεύσει μελιτώδης); aber A. M. 272 zählt es unter den Salzen auf; ebenso K. II, II, c. 624, wo es als schwärzlich beschrieben wird. Die luftfarbene indische Augensalbe ist κολλύριον Ἰνδικὸν ἀερινόν, Galen XII, S. 780.

ḫirwaʿ, κίκι, Ricinus communis, Wunderbaum. (A. M. 195, 368; D. 379.)

ḥiṣrim, unreife Trauben. (D. 415.)

ḫiṭmī, Malve, Althaea. (D. 422, A. M. 195.)

huḍuḍ, λύκιον, Lycium gallicum von Rhamnus infectorius, also Färberkreuzdorn-Saft. (A. M. 187, D. 413.) Vgl. filzaraǵ.

hulba, Bockshornklee. Vgl. habb al-hulba.

ḫutm, das Blatt von nil, Indigofera tinctoria. (A. M. 280, D. 318. — Ἰνδικὸν μέλαν, Indigo, Arrian.)

Ijerāǵ fikri (oder fikrā) = ἱερὰ πικρά, das heilige Bittermittel. Ἱερά est medicamenti compositio. Ἱερὰ Γαληνοῦ est ea, quam πικρὰν et δι' ἀλόης ἱερὰν appellant. (Gorr., Def. med., S. 190.) Vgl. Galen, Hygiene, V, c. 8 (B. VI, S. 354) und von d. örtl. Mitteln, VIII, c. 2 (B. XIII, S. 129), woselbst er unterscheidet ἱερὰ ἡ διὰ κολοκυνθίδος und ἱερὰ ἡ δι' ἀλόης und angiebt, dass die römischen Aerzte seiner Zeit die erstere als ἱερά, die zweite als πικρά zu bezeichnen pflegten.

ihlīlaǵ vgl. halilši.

iklīl al-malik, Melilotus offic. u. a., Steinklee. (D. 315.)

ikliti = κελτική <νάρδος>. Vgl. III, c. 31, Anm. 5.

iksir s. aliksirin.

ʿinab uṯ ṯaʿlab, wörtlich Fuchs-Traube, = στρύχνος Hippokr., Solanum Scribon. Larg., Solanum nigrum, Nachtschatten. (A. M. 236, D. 591.)

iqlid = κλειδίον, Schlüssel, Sonden-Ende. Vgl. miqdaḥ. (Der griechische Ursprung dieses Wortes war Wüstenfeld entgangen. Vgl. Levy, Wörterbuch.)

iqlimia = καδμεία, Galmei, Zink-Oxyd. (Ein ursprünglich ägyptisches Wort, chtm.) Die Araber unterschieden das goldfarbene (al deheb) und das silberfarbene (al fada). K. II, II, c. 168 u. 169. Vgl. Gesch. d. Augenheilk. im Alterth., S. 222.

isfīḏaǵ = ψιμύθιον, cerussa, Bleiweiss, kohlensaures Blei - Oxyd. (Doch entsteht nach der Vorschrift des Theophrast, von d. Steinen 56, und des Dioskur., V, c. 103, eher Blei-Zucker, d. i. essigsaures Blei-Oxyd.)

Iskutri, aus <aus der Insel> Sokotra. Vgl. Ṣabir.

isṭalṭiqon = σταλτικὸν <κολλύριον>, zusammenziehend. (στατικόν, hemmend.) I, c. 9, Anm. 37.

istiftīkān = στυπτικὸν <κολλύριον>, zusammenziehend. I, c. 9, Anm. 37.

iṯmid, Antimon, Spiessglanz. Aegyptisch stm, koptisch cтнм, griechisch στίμμι, daraus arabisch iṯmid oder aṯmud, und hieraus das barb.-lat. antimonium. Vgl. Gesch. d. Augenheilk. im Alterth., S. 24.

isfijūš, Flohkraut.

K vgl. Q.

kabar = κάππαρις bei Theophr., Dioskur., Galen; capparis der Römer, capparis spinosa Li., Kapern-Strauch, A. M. 247, D. 260. (Es ist nicht so einfach festzustellen,

sehr bekannt. Im biographischen Lexicon von Hirsch findet er sich nicht, wohl aber in Fabric. biblioth. graec. (Hamburg 1726, B. XIII, S. 309): M. Livius. In vet. inscript. . . . M. Livio Celso, tabulario scholae medicorum. M. Livius Eutychus archiatros. . . . Uebrigens mag ebenso, wie in den griechischen, so auch in den arabischen Handschriften Weihrauch- und Livius-Collyr gelegentlich mit einander verwechselt worden sein.

luffāḥ, *μανδραγόρας*, Diosk., Atropa Mandragora, Liebes-Apfel. (A. M. 402, D. 597.) Vgl. Gesch. d. Augenheilk. im Alterth., S. 227—232.

Magnatis, Magnet-Stein, K. II, II, c. 471 und III, III, II, c. 11. Bei den Griechen hiess er *Λίθος μαγνῆτις* oder *μαγνησία* oder auch *ὁ μάγνης*, auch *Ἡρακλεία λίθος*. *Μάγνης* bedeutete aber auch den silberfarbigen Magnesit, ein aus kohlensaurer Magnesia bestehendes Mineral, das bei den Arabern magnîsâ heisst. (A. M. 189, 274, 318.) Vgl. Gesch. d. Augenh. im Alterth., S. 48.

maiwisaǵ s. miwisaǵ.

malikīja, die königliche <Salbe>, *βασιλικὸν* <*κολλύριον*>.

māmīrān, *χελιδόνιον μέγα* Diosk. II, 211, Chelidonium majus, gemeines Schöllkraut. (A. M. 404, D. 248.) — *Μαμηρὲ, χελιδόνιον τὸ μικρόν*. Gloss. iatr. graecobarb., Ducange. *Μαμιράς*, Paul. Aeg. III, c. 22 und VII im alphabet. Register der Heilmittel. *Μαμηρά*, Leo, S. 129. Also hat der arabische Name bei den spätesten Griechen Eingang gefunden. Vgl. māmīṯā.

māmīṯā, Glaucium corniculatum, rother Hornmohn. (A. M. 272, D. 248.) — Mamiṯa und mamiran werden gelegentlich mit einander verwechselt. IV, c. 4 steht mamiran im Text, aber mamiṯa dafür am Rande der Baseler Ausgabe. Wir haben auch māmīṯā gewöhnlich mit Schöllkraut übersetzt, weil wir an den entsprechenden Stellen der Griechen öfters *χελιδόνιον* vorfanden. A. M. (S. 172) behauptet, dass das Wort mamiṯa von dem Namen einer römischen Nonne (?) herstamme, welche mit dieser Pflanze ihr krankes Auge kurirt habe.

marqašīṯā, *πυρίτης λίθος* Diosk. V, c. 142, pyrites Plin. 36, 19, 30; Pyrit, Feuerstein. K. II, II, 472 wird eine gold-, silber-, erz-, eisenartige Sorte unterschieden. Diosk. meint offenbar den Kupferkies, der aus Schwefel-Kupfer mit Schwefel-Eisen besteht. — Das arabische Wort ist bis auf unsre Tage gekommen, bezeichnet aber bei uns heutzutage den Grau-Eisenkies, Strahl-Kies, ein Mineral aus Schwefel-Eisen. (Auch das Wismuth hat man neuerdings als marcasita bezeichnet, Kühn, lex. med. S. 910; doch kommt dies für unsre arabischen Aerzte nicht in Betracht.) A. M. 323; Quenstedt, Mineralogie, S. 563.

maru (marw), *μᾶρον* Diosk. III, c. 42, Origanum Maru, Mairan (A. M. 404, D. 581).

marzanǵūš, *σάμψυχον* Diosk., Origanum Majorana, Mairan. (A. M. 273, D. 582.)

masakunia est spuma vitri liquefacti, quae, cum infrigidatur, fit sicut sal, ut scribit Alchuin. (Arabicorum nominum Bellunensis interpretatio).

māš, Phaseolus Mungo (Papilion.). (A. M. 402, D. 336.)

mastaki = *μαστίχη*, Mastix, Harz von Pistacia lentiscus. (A. M. 273.) — Mastix ist ein uraltes Produkt der Insel Chios (*Μαστιχοχώρα*), vgl. Flückiger, Pharmakognosie d. Pflanz., I, 105. Das Wort *μαστίχη* soll ursprünglich Kau-<Harz> bedeuten (von *μασάομαι*, *μάσταξ* u. s. w. Passow, gr. Wörterb., Prellwitz, etymol. Wörterb.). Somit können wir das arabische mastaki als Lehnwort betrachten, zumal es in der üblichen Weise gebildet erscheint.

mībaḥtaǵ, Weinbeer-muss.

midād, Tinte. (A. M. 275.)

mihatt s. miqdaḥ.

miqdaḥ. „Alcadah, magda, mucadahati, helmedech" sind Verstümmelungen eines und desselben Wortes: el miqdaḥ oder bei Ibn Sina mit der weiblichen Endung el miqdaḥa, das Instrument zum Durch-

qiqnos = κύκνος, Schwan⟨-Salbe⟩, Galen XII, S. 759.

qulqutar s. zaǵ. — qūqūja s. kukuja.

Ramād, Asche. (A. M. 211).

rasi, ad dawā ar-rasi, κεφαλικὰ φάρμακα, κεφαλική, Kopf-Mittel (adstringirend). Vgl. Gorr. def. med. S. 224.

rātīnaǵ, ῥητίνη, Resina pini, Fichtenharz. (A. M. 211.) Die Aehnlichkeit zwischen dem arabischen und dem griechischen Wort ist bemerkenswerth und gewiss nicht zufällig. Aber wahrscheinlich ist das griechische ein Lehnwort aus dem Persischen, obschon Fichtenharz für die Griechen keine fremde Waare gewesen ist. (Thes. l. gr. VI, 1847, S. 2377: Ῥητίνη. Vocabulum peregrinum esse ... monet Lobeck, Pathol. p. 219.) L. (42) und Prellwitz scheinen den griechischen Ursprung (von ῥαίνω, ῥέω) vorzuziehen.

razijānaǵ, μάραθρον Galen, foeniculum Scrib. Larg., Anethum foeniculum s. Foeniculum vulgare, Fenchel. (A. M. 210, D. 491.)

rummān, Punica Granatum Li., Granate. Die Griechen nannten den Baum ῥοιά, den Kelch κύτινος, die Blüthe βαλαύστιον, die Fruchtschale σίδιον. Bei den Römern hiess die letztere malicorium, die Frucht balaustium, malum punicum, m. granatum. Bei den Arabern heisst der Baum rummān, die Blüthe ǵulnār, der Same sadanaǵ. (D. 463, A. M. 206, 272, 180.)

rusaḫtaǵ, χαλκὸς κεκαυμένος, in manchen mittelalterlichen Uebersetzungen (z. B. der Augenh. des Isa ben Ali, Venet. 1500), calcecumeno, gebranntes (calcinirtes) Kupfer.

rušnaja (persisch), καλλιβλέφαρα, Lidschminken. (Sanguinetti, bei Dozy); rušan, glänzend.

Šabb, Alaun. (A. M. 225.) šabb i-jemani, Alaun aus Jemen.

Sabbut, ein Fisch, καλλιώνυμος, Uranoscopus?

ṣabir, ἀλόη Diosk. III, 22, aloë Scrib. Larg., Aloë. Ṣabir iskutri II, c. 27 = Aloë succotrina, Aloë aus Sokotra. (A. M. 127, D. 117.)

šadād al-asākifa, Augenbrauen-Schwärze.

sādaǵ, Cinnamomum, Zimmt. (A. M. 221, D. 239.)

sadanaǵ, Granatapfel-Samen. (D. 463.) Vgl. rummān. — Nicht zu verwechseln mit dem Folgenden!

šādinaǵ, λίθος αἱματίτης, Blut-Eisenstein. (A. M. 225.) Er enthält grossentheils Eisen-Oxyd. (Vgl. Gesch. d. Augenheilk. im Alterth., S. 226.)

safūf (suffuf) sunt pulverisata, quae in os projiciuntur, et postea aliquid bibitur. (Antiqua arab. nom. exposit. ad Avicennam.)

sakbīnaǵ, Sagapen-Harz, von Ferula Sçowitziana (D. 496) oder von F. persica. (A. M. 220.) Σαγαπηνόν (Hipp., Diosk. III, 81, 85; Galen XIII, 226 u. A.) dürfte ein mit der persischen Waare in Griechenland eingeführtes Fremdwort darstellen. Das Wort fehlt bei L. und wird bei Prellwitz nur mit einem Fragezeichen versehen.

šalǵam, γογγυλίς Diosk. u. Galen, rapa Scrib. Larg., Brassica rapa, Rübe. (A. M. 223, D. 255.)

ṣamǵ, ṣamǵ-i-arabi, Gummi, arabisches Gummi. (Altägypt. qmy, koptisch ΚΟΜΗ, griechisch κόμμι, lateinisch cummis, gummi bei mittelalterlichen Schriftstellern.)

šamus = Σάμος. (Erde aus Samos.)

saqmunīja vgl. sqamunia.

sausan, susan, Lilie.

ṣaʿtar, planta pulegium, Origani species, Thymus serpyllum, Dosten.

šijāf, in den lat. Uebersetzungen der arab. Aerzte meist sief, κολλύριον, insbes. ὑγροκολλύριον, Augen-salbe.

šibǵ, βάμμα, Färbung. Vgl. aṣbāǵ.

šibjar. Pilulae alsabiar sunt pilulae asariet et administrantur ad somnum. Alsabiar significat quod est amicum somno et est vocabulum persicum. (Arabic. nominum Bellunensis interpret.) In der That entspricht šib der indogermanischen Wurzel für Schlaf, griech. ὕπ-νος, wird aber weder bei Curtius (Etym. S. 289) noch bei Prellwitz (S. 334) angeführt.

šibit, ἄνηθον, anetum, Anethum graveolens, Dill. (A. M. 223, D. 498.) Auch aramäisch und assyrisch.

simsim, σήσαμον Hipp., Diosk. IV, 161, 194, Theophr., Sesamon

orientale, Sesam. (A. M. 217, D. 613.) Vielleicht ist das griechische ein Fremdwort. (Nach L. 28 das aram. šumšᵉma.) Assyr. šamaššamma.
šistus = σχιστός, ein Roh-Eisenstein, der Glaskopf. Diosk. V, 123, 145.
sqamunia, saqmunija = σκαμμωνία Galen, Oreib., Scrib. Larg., Convolvolus Scammonia, Skammonium. (A. M. 220, D. 553.) — Succus σκαμμώνιον dici solet . . . vel δακρύδιον (corrupto vocabulo diagrydion, diagredion). Gorr. def. med. — Es ist ein Produkt des griech. Kleinasiens u. Inselgebiets. (Nach L. 38 ist der Stamm semitisch.).
suffuf vgl. safūf.
summāq, ῥοῦς Hipp., Theophr., Galen, rhus Scrib. Larg., Marcell., Rhus coriaria, Sumach, Essigbaum. Reich an Gerbstoffen. (A. M. 378, D. 397.) Aram. sumoq = roth.
sunbul, Nardostachys Jatamansi, indische Narde, ind. Baldrian. Vgl. nardin.

Ṭalaḫšukuk, ṭaraḫšukuk, Taraxacum officinale, Löwenzahn. (D. 690.) K. II, II, c. 691: „Es ist eine Art Endivie." — Den Griechen u. Römern wahrscheinlich bekannt, aber bei ihren Schriftstellern nicht nachweisbar. — Die Ableitung des Worts Taraxacum von ταράσσω (Blancardi lex. med. Ed. Kühn, 1832) scheint verfehlt; es dürfte sich wohl um ein semitisches Wort handeln.
ṭalq, ἡ μαγνῆτις λίθος Theophr. (von den Steinen 41, A. v. Wimmer S. 346), magnetes lapis Plin. XXXVI, 26, 129); neulateinisch talcum, Talk. Das Mineral besteht aus kieselsaurer Magnesia mit etwas Eisen-Oxydul, sieht silberglänzend aus (Quenstedt, Mineral., 1855, S. 201) und wird noch heute zur Verdünnung von Augen-Pulvern gebraucht. K. II, II, c. 693. Das arabische Wort ist in die modernen europäischen Sprachen übergegangen.
ṭirjāq = θηριακόν, Theriak.
ṭraḫmatikon = τραχωματικὸν <κολλύριον>, tollendis oculorum (palpebrarum!) asperitatibus efficax. (Gorr. def. med.) — Aët. hat ein langes Kapitel darüber (110, l. VII); vgl. Galen X, 1018. — In der latein. Uebersetzung des K. steht öfters darcametilon, was sinnlos ist.
tūdāriġ, Erysimum officinale s. Sisymbrium offic., Wege-Senf. (A. M. 358, D. 259.)
turbad, Ipomoea Turpetum (Convolvulus T.), Abführ-Winde, in der Wirkung ähnlich der Jalappe. (Flückiger, Pharmakog. d. Pfl., II, S. 403; D. 555, A. M. 358.)
tūtiā, Zink-Asche, Zink-Blume, Zink-Oxyd, Nihilum album, πομφόλυξ Diosk. V, 85, Galen XII, 234, XIII, 568; Aët. VII, c. 10. Vgl. Gesch. d. Augenheilk. im Alterth., S. 222. Das arabische Wort tutia hat das Mittelalter überdauert und ist noch im 19. Jahrh. von unsren Aerzten gebraucht worden.

ʿUllaiq, Rosa canina, Hagebutte. (D. 282.)
umilaus, verdorben aus ὀξύμελι, Trank aus Essig und Honig, Hipp.
uqhuwān, Pyrethrum Parthenium, Chrysanthemum P., Mutterkraut. (A. M. 150, D. 676.)
ūqīja = οὐγγία, uncia, Unze = 30 Gramm. Uncia, von unus, bedeutet ein Zwölftel (des Pfundes). Vox Romana apud Graecos, ut scribit Galenus, recepta. (Gorr. def. med.) Die Unze hat 8 Drachmen oder 24 Scrupel, nach Diosk.; doch wird sie auch gleich $7^1/_2$ Drachmen gesetzt. Vgl. die Arznei-Gewichte am Anfang dieses Registers.
uššaq, gummi Ammoniacum, Ammoniak-Gummiharz, von Dorema Ammoniacum (Peucedanum A., A. M. 154, D. 497.) Ἀμμωνιακόν bei Diosk. u. A. — Hiervon zu unterscheiden ist Ammon'sches Salz, s. nūšadir.

Waġġ, κάλαμος ἀρωματικός Diosk., Galen, acorum Scrib. Larg., Acorus Calamus, Kalmus. Nach Andren Iris Pseudacorus, Schwert-Lilie. (D. 102, A. M. 281.)

Zabad al-baḥr, ἁλκυόνιον, spuma maris, Meeres-Schaum, — das sind Schwämme und Korallen. S. Gesch. d. Augenheilk. im Alterth., S. 84. Vgl. A. M. 215, K. II, II, c. 613 u. 190. Ein bimstein-artiger heisst qaišūri. K. III, III, III, c. 24. (hagar al qaišūr, Bimstein. A. M. 189.)

za'farān, κρόκος, Crocus sativus, Safran. (A. M. 212, D. 139.) Das arabische Wort ist in die modernen europäischen Sprachen eingedrungen.

zāǵ, μελαντηρία, atramentum, Beize, Vitriol. K. II, II, c. 48: „Es sind lösliche Substanzen, jedoch gemischt mit unlöslichen Steinen; eigentlich sind es geronnene Lösungen[1]: qulqutar ist gelb, qalqadis ist weiss, qalqant ist grün, suri (sory) ist roth. Galen hat schon beobachtet, dass das rothe Vitriol aus qulqutar erzeugt wird.“ Leider sind die griechischen Begriffe, von denen wir ausgehen müssen, auch nicht ganz klar, wenigstens in chemischer Hinsicht. Vgl. Gesch. d. Augenheilk. im Alterth., S. 224. Allerdings bedeutet χάλκανθος (blau) den Kupfer-Vitrol, d. h. schwefelsaures Kupfer-Oxyd; doch war er, nach seiner Entstehungs-Art, stets mit Eisen-Vitriol vermischt. Das wichtigste Kupfer-Erz der Alten war χαλκίτης, das verwittert χαλκῖτις hiess und ein Kupfer-Eisen-Vitriol darstellte. Somit bestand zwischen χάλκανθος und χαλκῖτις nur ein gradweiser Unterschied, indem ersteres mehr Kupfer enthielt. Deshalb können wir uns nicht wundern, dass Galen (XII, 238) berichtet, wie von einem Stück Chalkanth nach 30 Jahren die äusseren Schichten in Chalkitis übergegangen seien. Ebenso berichtet derselbe (XII, 229), dass Sory in Chalkitis und dieses in Misy übergehe, wenn man die Substanzen lange aufbewahrt. Danach wären auch Sory und Misy Kupfer-Eisen-Vitriole, wiewohl Diosk. (V, c. 18) behauptet, dass σῶρυ der μελαντηρία nur ähnlich sei. — Das ägyptische Wort se-ur heisst grosses Salz; es soll Blei-Vitriol bedeutet haben. Auch μίσυ ist für die Griechen ein Fremdwort (ξενικόν) gewesen. — In der Augenheilkunde unsres Ibn Sina wird suri weiter nicht erwähnt, wohl aber: 1. qalqant, 2. qalqadis, 3. qulqutar. *qalqant* ist offenbar χάλκανθος, obwohl Ibn Sina ihm die grüne Farbe, statt der blauen zuertheilt.[2] Eisen-Vitriol ist grün! K. II, II, c. 170 handelt vom qalqant und schreibt ihm genau dieselben Wirkungen zu, welche Diosk. V, c. 114 dem Chalkanthos nachrühmt. — *qalqadis* ist weiss und dürfte also wohl Zink-Vitriol bedeuten. Aber das arabische Wort scheint doch mit dem griechischen χαλκῖτις zusammen zu hängen. Auch das Wort *qulqutar* mag von χαλκῖτις oder χάλκανθος abhängen, dürfte aber doch Eisen-Vitriol bedeuten, obwohl Ibn Sina ihm die gelbe statt der grünen Farbe zuertheilt. Gelegentlich ist bei den Arabern von verbranntem qulqutar die Rede. Der Name Kolkothar ist bis auf unsre Tage gekommen und bedeutet (wohl seit Basilius, d. h. seit dem Ende des 16. Jahrh.) das rothe Eisen-Oxyd, welches bei der Bereitung der Schwefelsäure aus Eisen-Vitriol in der Retorte zurückbleibt, das sogenannte Caput mortuum. Den Namen vitriolum scheinen die Alchymisten des Mittelalters wegen der Aehnlichkeit des Aussehens erfunden zu haben. A. M. S. 214 kennt viele Arten des zāǵ; das beste ist ihm das ägyptische, das Zink-Vitriol.

zarnīḫ, ἀρσενικόν Theophr., Arsen. Das Wort ist semitisch. (L. 55.)

zūfā, Ysop. Nach D. 572 gleich Nepeta tuberosa, während ὕσσωπος des Diosk., Hyssopus offic. Li. gleich h'isl der arab.-pers. Autoren, aber nicht gleich dem Ysop (ezob) der Bibel. (D. 580.) Jedenfalls scheint das griechische Wort semitischen Ursprungs zu sein. (L. 38.)

zarārīh (oder ṣarārīḥ), κανθαρίδες Galen (XII, 363 u. a. a. O.), span. Fliegen. (A. M. 207.)

[1] Diosk. V, c. 114 bezeichet χάλκανθος als ὑγρὸν πεπηγός.

[2] Die Araber sind aber überhaupt etwas gleichgültig in der Unterscheidung zwischen grün und blau.

III.
Autoren-Register.

Vorbemerkungen.

Die folgenden Autoren werden in Ibn Sina's Darstellung der Augenkrankheiten erwähnt. Nach der Sitte der Zeit und dem Charakter des Werks sind es nur wenige.

Diejenigen, welche nur in der Augenheilmittel-Lehre des Kanon (V, II, II) vorkommen, sind mit einem Sternchen (*) versehen.

Aëtios aus Amida (in Mesopotamien, um 540 n. Chr.), Aṭius al-Āmidī, IV, c. 20, betreffs eines Recepts aus Vipern-Galle. Dies Citat berechtigt uns, auch für wichtigere Dinge Parallel-Stellen aus Aëtios zu suchen, zumal sein Werk über Heilkunde, in 16 Büchern, das vollständigste ist, das uns von der griechischen Literatur erhalten geblieben.

*Apollonios, Abulunius.

Empedokles (490 — 430 v. Chr.), Ambāduqlis, ist II, c. 34 bezüglich der feurigen Natur des Auges citirt, aber wohl nicht direct, sondern nach Aristoteles (von der Zeug. der Thiere, V, c. 1), der allerdings nicht genannt wird. Vgl. Anm. 9 zu Kap. 34 des II. Tract.

Erasistratos (um 280 v. Chr.), Arasistratos, wird mehrmals mit seiner Augensalbe citirt, welche bei Galen (v. d. örtlichen Mitteln IV, B. XII, S. 735) und bei Paulos (III, c. 22) uns überliefert ist. S. III, c. 6 (Anm. 7) und III, c. 25.

Galenos (131—201 n. Chr.), Ǵālīnūs, wird Tr. II, c. 1 erwähnt bezüglich der Zahl und Eintheilung der Hornhautgeschwüre und Tr. II, c. 21 bezüglich des Weingebrauchs bei Ophthalmie.

*Galen's Augensalbe s. Galen XII, S. 756.

*Hermes, vgl. Galen XII, S. 754.

*Kapiton, arabisch verschrieben zu Fakiton, s. Galen XII, S. 731.

*Kriton.

*Lucius, s. Galen XII, S. 767 u. 787.

*Mahur.

Mamun. II, c. 13, Collyr von M.

*Masīḥ.

Muḥammad ibn Zakarīja (al-Razi, gest. 923 n. Chr.), wird nur einmal, II, c. 15, erwähnt bezüglich eines Fistel-Collyrs, ist aber von Ibn Sina reichlich benutzt.

*Neilos, s. Galen XII, S. 785.

Oreibasios (360 n. Chr.), Uribasias. Tr. III, c. 15 und III, c. 17 wird die Salbe des O. gegen Gerstenkorn angeführt.

Paulos (aus Aegina, um 668 n. Chr.), Baulus, II, c. 11. Nur selten von Ibn Sina citirt, aber sehr reichlich benutzt. Er besass grossen Ruhm unter den Arabern. „Paulos, der an der Spitze steht in der Chirurgie“, nennt ihn Isa ben-Ali in seiner Sonderschrift über Augenheilkunde.

*Philoxenos (ein Alexandriner des letzten Jahrh. v. Chr.), Filuksanus, vgl. Galen XII, S. 731.

*Polusius (Pelusius?).

*Soranos, Surias?

*Tarentinos oder Terentios, vgl. Galen XII, S. 766. Wohl Herakleides aus Tarent.

*Theokrates.

Die ärztlichen und philosophischen Schriften der Griechen und Römer,

welche wir in unsren Anmerkungen angeführt haben, sind nach den folgenden Ausgaben citirt:

Hippokrates, Ausgabe von Littré, Paris 1839—1861.

Dioskurides, Ausgabe von K. Sprengel, Leipzig 1829, 1830.

Galenos, Ausgabe von Kühn, Leipzig 1821—1823, Galeni(?) de oculis, in der Ausgabe Basileae 1542.

Oreibasios, Ausgabe von Bussemaker u. Daremberg, Paris 1851 bis 1876.

Aëtios, Venet. 1534, u. lat. in Stephani medicae artis principes, hauptsächlich aber Hirschberg, die Augenheilk. d. Aët., Leipzig 1899.

Alexander aus Tralles, A. v. Puschmann, Wien 1878—1879. Ueber Augenkr. v. Alexander aus Tralles, h. v. Puschmann, Berlin 1886.

Theophilos, A. v. Greenhill, Oxford 1842.

Paulos von Aegina, Basilcae 1538, Chirurgie de Paul d'Égine v. R. Briau, Paris 1855. (Die Paragraphen nach Hirschberg, Gesch. der Augenheilk. im Alterth., 1889, S. 370 flg.)

Leo, A. v. Ermerins, Lugd. Bat. 1840.

Theophanes, A. v. Bernard, Gothae 1794 u. 1795. Joannes Akt. in Ideler, Physic. et med. graec. minores, Berolini 1841 u. 1842.

Aristoteles, graece ed. Acad. Reg. Boruss. Berolini 1831—1870.

A. Cornel. Celsus, A. v. Daremberg, Leipzig 1859.

Marcellus, A. v. Helmreich, 1879.

Zusätzliche Bemerkungen.

I. Der vorstehenden Uebersetzung der Augenheilkunde des Ibn Sīnā haben wir die in der Einleitung (S. 1, Anm. 1) bereits erwähnte Bulaqer Ausgabe des Qānūn zu Grunde gelegt, da diese einen von Druckfehlern ziemlich freien Text bietet; natürlich haben wir nicht verfehlt, für alle zweifelhaften Stellen die Ed. Romae 1593 heranzuziehen, leider nur in seltenen Fällen mit Erfolg, da diese Ausgabe, trotz ihres äusserlich prächtigen Druckes, von Druckfehlern namentlich hinsichtlich der Punktation geradezu strotzt und allein in keiner Weise eine brauchbare Unterlage für die Uebersetzung geboten hätte.[1] Auffallend ist, dass in einer ganzen Reihe von Fällen beide Editionen dieselben Textverderbnisse aufweisen. Hierzu gehören nicht blos die zahlreichen Einschiebsel in den ursprünglichen Text, die wir bei der Uebersetzung aus dem Texte entfernt und in den Anmerkungen in [ ] gegeben haben,[2] sondern auch fehlerhafte Lesarten. So haben gleich im ersten Kapitel über die Anatomie des Auges beide Ausgaben „al-ǵuz' al-musammā", während der Zusammenhang „al-mašīmī" nachgeburtartig verlangt. Im Kapitel über die Gesichtserscheinungen (Ed. Bul. II, 143, 6 u. Ed. Rom. 351, 18) lesen beide Editionen „jazīduhu au janquṣuhu"; wir haben das erste Wort in „juzīluhu", sowie einige Zeilen später das in beiden Ausgaben stehende „tanqijat" in „manfa'a" und einandermal (Ed. Bul. II, 116, 14 u. Ed. Rom. 337, 26) „aḥlā" in aǵlā" emendiren zu müssen geglaubt. In dem Kapitel über die Verwachsung

[1] Für die Liederlichkeit des Druckes legt schon der arabische Titel der Ausgabe Zeugnis ab, wo man liest „Kutub al-qānūn fi 'ṭ-ṭibb li-Abū (sic!) 'Alī etc." Doch haben auch manche Wortcorrecturen, die wir bei der Benutzung der Bulaqer Ausg. zu machen genöthigt waren, durch die röm. Ausg. ihre Bestätigung gefunden, so Ed. Bul. II, 141, 7, wo wir für „jaṣīra" „jubṣira" und ibid. Z. 21, wo wir für „maǵrīja" „muǵarraba" verbessert haben.

[2] Von den Einschiebseln sind uns im vorliegenden Kapitel zwei Gruppen besonders aufgefallen, einmal verschiedene auf die Netzhaut bezügliche Zusätze andrerseits Mittheilungen von Fällen aus der Praxis des Abschreibers.

der Lider (Ed. Bul. II, 133, 18 u. Ed. Rom. 346, 11) findet sich in beiden Ausgaben ein den Zusammenhang störender Einschub, der in das später folgende Kapitel von der Maulbeere hingehört. Diese Beispiele, die sich leicht durch analoge Fälle vermehren liessen, liefern den Beweis dafür, das alle diese Verderbnisse schon in sehr früher Zeit in eine grosse Handschriften-familie hineingerathen sein müssen.

Die Ibn Sina-Handschriften der hiesigen Königl. Bibliothek konnten für uns nicht in Betracht kommen, da sie sämmtlich das Kapitel über die Augenheilkunde nicht enthalten.

II. Die Augenheilmittel-Lehre, welche im V. Buch des Kanon sich findet, haben wir nicht in unsre Uebersetzung aufgenommen, weil erstlich die Recepte doch grossentheils griechischen Ursprungs sind, und zweitens eine solche Recept-Sammlung ziemlich langweilig scheint. Allerdings ist die gedruckt vorliegende deutsche Uebersetzung von Sontheimer (S. Anm. 2, S. 2) nur als mittelmässig zu bezeichnen.

III. Als Vorarbeit zu unsrer Veröffentlichung hatte der eine von uns die 4 Tractate des dritten Buchs vom Kanon, welche von der Augenheilkunde handeln, in 4 Dissertationen aus der lateinischen Uebersetzung in's Deutsche übertragen lassen. Die betreffenden Herren haben sich redlich abgemüht; aber aus den in der Einleitung angegebenen Gründen ein befriedigendes Werk nicht zu schaffen vermocht. Jedenfalls verdienen sie hier eine Erwähnung.

1. Die Augenheilk. des Avicenna, nach der lat. Uebersetzung des Kanon (III, III, I) ins Deutsche übertragen von Juan Cueva, approb. Arzt aus Piura (Peru), Berlin, d. 4. Aug. 1899.
2. Die Augenheilk. des Avicenna, nach dem liber Canonis (III, III, II) in's Deutsche übertragen von Paul Uspensky aus Russland, Berlin, d. 19. Juli 1900.
3. Die Augenheilk. des Avicenna, nach dem liber Canonis (III, III, III) in's Deutsche übertragen von Theodor Bernikow aus Tobolsk, Berlin, d. 4. Dec. 1900.
4. Die Augenheilk. des Avicenna (III, III, IV), von Elias Michailowsky aus Stretensk im transbaikal. Gebiet Sibiriens, Berlin, d. 10. Aug. 1900.

IV. Noch während der Drucklegung unsrer Uebersetzung erhielten wir durch die Güte des Herrn Dr. phil. C. Haeberlin, Bibliothekar an der Königlichen Univ.-Bibl. zu Göttingen, dem wir auch an dieser Stelle unsren ergebensten Dank aussprechen, eine lateinische, mit ausführlichen Commentaren versehene Ausgabe des Kanon von Ibn Sina in fünf mächtigen Folio-Bänden:

Avicenna. Praesens maximus codex est totius scientie medicine principis Alboali Abinense cum expositionibus omnium principal. et illustr. interpretum ejus (Gentilis[3] de Fuliginio, Jacob. de partibus etc.).

[3] † 1348 zu Perugia.

Das Werk enthält eine im barbarischen Latein[4] geschriebene, scholastische Erklärung des lateinischen Kanon. Kein Mensch des 20. Jahrhunderts wird es durchlesen. An den Stellen, wo man gern Belehrung hätte, findet man keine. Immerhin hat es uns an einigen Stellen durch Citate aus andren arabischen Aerzten Aufschlüsse gegeben, welche wir in den Anmerkungen zu unsrem Text angeführt haben. Unendliche Mühe ist von jenen Commentatoren vergeudet worden, um Text-Stellen zu erklären, die, wie ein Blick in den arabischen Kanon lehrt, ganz falsche lateinische Uebersetzungen darstellten.

V. Auf. S. 12 Anm. 6 ist hinzuzufügen: und c. 15.

VI. Hr. Privatdocent Dr. B. Meissner zu Berlin hat uns durch einige werthvolle Bemerkungen, die wir noch bei der Correctur unsrer Register benutzen konnten, zu besondrem Danke verpflichtet.

---

[4] I, 6 heisst es: nomen est graecum, et ideo nobis incognitum (Gentilis). Ferner sagt Jacob. d. p.: obtalmia dicitur ab 'ob = con, u. thalmus = oculus.

Verlag von VEIT & COMP. in Leipzig.

DIE

AUGENHEILKUNDE

DES

AËTIUS AUS AMIDA.

Griechisch und Deutsch

Herausgegeben von

J. Hirschberg.

gr. 8. 1899. geh. 8 *M*.

Druck von Metzger & Wittig in Leipzig.

FSC
www.fsc.org
MIX
Papier | Fördert
gute Waldnutzung
FSC® C083411

Zeitfracht Medien GmbH
Ferdinand-Jühlke-Straße 7
99095 Erfurt, Deutschland
produktsicherheit@kolibri360.de